肿瘤诊断治疗学

刘媛媛 主 编

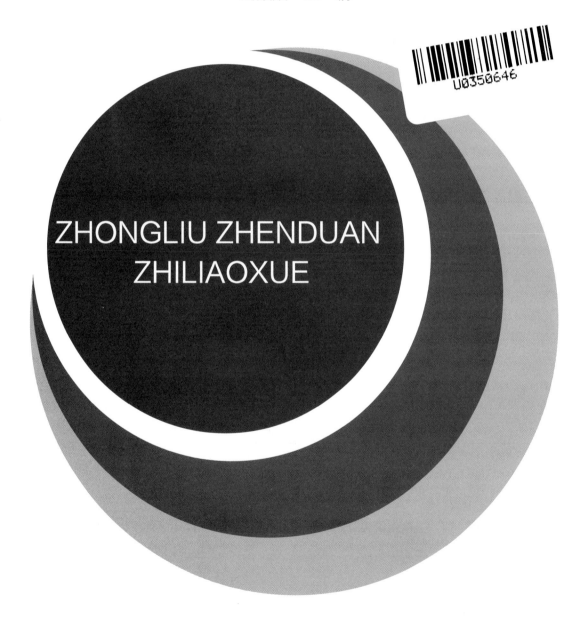

ZHONGLIU ZHENDUAN
ZHILIAOXUE

中国纺织出版社有限公司

图书在版编目（CIP）数据

肿瘤诊断治疗学 / 刘媛媛主编. -- 北京：中国纺织出版社有限公司, 2020.12

ISBN 978-7-5180-8255-1

Ⅰ.①肿… Ⅱ.①刘… Ⅲ.①肿瘤—诊疗 Ⅳ.①R73

中国版本图书馆CIP数据核字（2020）第240707号

责任编辑：樊雅莉　　　责任校对：高　涵　　　责任印制：王艳丽

中国纺织出版社有限公司出版发行

地址：北京市朝阳区百子湾东里A407号楼　邮政编码：100124

销售电话：010 — 67004422　传真：010 — 87155801

http://www.c-textilep.com

中国纺织出版社天猫旗舰店

官方微博 http://weibo.com/2119887771

北京玺诚印务有限公司印刷　各地新华书店经销

2020年12月第1版第1次印刷

开本：889×1194　1/16　印张：11

字数：329千字　定价：88.00元

凡购本书，如有缺页、倒页、脱页，由本社图书营销中心调换

编 委 会

前 言

　　恶性肿瘤是严重危害人类生命健康的疾病之一。据"世界卫生组织"的报告，近10年来全球癌症死亡人数逐渐增多，目前我国每年因癌症而死亡的人数占居民死亡人数的首位。由于肿瘤的病因及发病机制至今尚未明了，因此对肿瘤的不断研究和探索是每一位肿瘤工作者的不懈追求。随着近年来肿瘤基础研究、诊断与治疗的飞速发展，治疗效果也不断提高。肿瘤已由不治之症变为可治之症，有不少肿瘤患者可达到几年乃至数十年的健康生存。但肿瘤仍是难治之症，鉴于此，编者编写了这本《肿瘤诊断治疗学》，以期更好地服务于临床工作。

　　本书既注重临床诊断与处理，也注重实用性，突出"新概念、新技术"。书中首先介绍肿瘤基础内容，包括肿瘤的病因及发病机制、肿瘤常用治疗方法；然后针对不同部位常见肿瘤做详细阐述，具体包括病因病理、临床表现及分期、检查诊断、治疗及预后等方面。内容全面而又简明扼要，与临床结合紧密，突出以疾病为中心，适合各级医院肿瘤科的医师参阅。

　　本书内容丰富，涵盖面广，编者在编写过程中付出了很多努力，但由于知识水平、能力、精力和时间所限，书中疏漏之处在所难免，恳请专家和广大读者们予以批评指正，以期再版时修正。谢谢！

编　者

2020 年 11 月

目 录

第一章

肿瘤的病因及发病机制

肿瘤病因学研究引起肿瘤的始动因素，肿瘤发病学则研究肿瘤的发病机制与肿瘤发生的条件。要治愈肿瘤和预防肿瘤的发生，关键问题是查明肿瘤的病因及其发病机制。关于肿瘤的病因学和发病学，多年来进行了广泛的研究，虽然至今尚未完全阐明，但近年来由于分子生物学的迅速发展，特别是对癌基因和肿瘤抑制基因的研究，已经初步揭示了某些肿瘤的病因与发病机制，如伯基特（Burkitt′s）淋巴瘤和人类 T 细胞白血病/淋巴瘤等。目前的研究表明，肿瘤从本质上说是基因病。引起遗传物质 DNA 损害（突变）的各种环境与遗传的致癌因子可能以协同或者序贯的方式，激活癌基因和（或）灭活肿瘤的抑制基因，使细胞发生转化。被转化的细胞可先呈多克隆性增生，经过一个漫长的多阶段的演进过程，其中一个克隆可相对无限制地扩增，通过附加突变，选择性地形成具有不同特点的亚克隆（异质性），从而获得浸润和转移的能力（恶性转化），形成恶性肿瘤。图 1-1 为肿瘤的病因和发病机制模式。

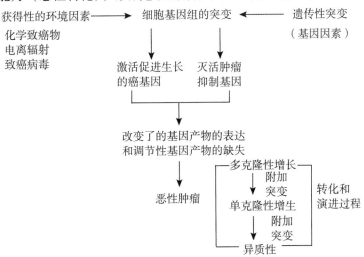

图 1-1　肿瘤的病因和发病机制模式图

第一节　肿瘤分子生物学基础

一、癌基因

1. 原癌基因、癌基因及其产物

现代分子生物学的重大成就之一是发现了原癌基因和原癌基因具有转化成致癌的癌基因的能力。Bishop 和 Varmus 因为在这方面的贡献而获得了 1989 年的诺贝尔奖。

癌基因首先是在反转录病毒（RNA 病毒）中发现的。含有病毒癌基因的反转录病毒能在动物体内迅速诱发肿瘤并能在体外转化细胞。后来在正常细胞的 DNA 中也发现了与病毒癌基因几乎完全相同的 DNA 序列，被称为细胞癌基因，如 ras、myc 等。由于细胞癌基因在正常细胞中以非激活的形式存在，故又称为原癌基因。原癌基因可以由于多种因素的作用使其结构发生改变，而被激活成为癌基因。

原癌基因编码的蛋白质大多是对正常细胞生长十分重要的细胞生长因子和生长因子受体，如血小板衍生生长因子（PDGF）、纤维母细胞生长因子（FGF）、表皮细胞生长因子受体（EGFR）、重要的信号转导蛋白质（如酪氨酸激酶、丝氨酶－苏氨酸激酶等）及核调节蛋白（如转录激活蛋白）等。表 1-1 是常见的癌基因及其产物。

表 1-1　几种常见的癌基因及其激活方式和相关的人类肿瘤

编码的蛋白质	原癌基因	激活机制	相关人类肿瘤
生长因子			
PDGF-β 链	*sis*	过度表达	星形细胞瘤，骨肉瘤
FGF	*csf*-1, *int*-2	过度表达	胃癌，膀胱癌，乳腺癌
生长因子受体			
EGF 受体	*erb*-B1	扩增	胶质瘤
EGF 样受体	*neu*（*erb*-B2）	扩增	乳腺癌，卵巢癌，肾癌
信号转导蛋白			
三磷酸鸟苷（GTP）结合蛋白	*ras*	点突变	多种人体肿瘤，包括肺、结肠、胰、血液系统肿瘤
酪氨酸激酶	*abl*	易位	慢性粒细胞性白血病，急性淋巴细胞性白血病
核调节蛋白			
转录激活蛋白	*myc*	易位	Burkitt's 淋巴瘤
	N-*myc*	扩增	神经母细胞瘤，小细胞肺癌
线粒体蛋白	*bcl*-2	易位	滤泡性 B 细胞淋巴瘤

2. 原癌基因的激活

原癌基因在各种环境因素或遗传因素作用下，可发生结构改变（突变）而变为癌基因；也可以是原癌基因本身结构没有改变，而是由于调节原癌基因表达的基因发生改变使原癌基因过度表达。以上基因水平的改变可导致细胞生长刺激信号的过度或持续出现，使细胞发生转化。引起原癌基因突变的 DNA 结构改变包括点突变（如 90% 的胰腺癌有 *ras* 基因的点突变）、染色体易位〔如 Burkitt's 淋巴瘤的 t（8；14），慢性粒细胞白血病的 Ph1 染色体〕、插入诱变、基因缺失和基因扩增（如神经母细胞瘤的 *N*-*myc* 原癌基因可复制成多达几百个拷贝，在细胞遗传学上表现为染色体出现双微小体和均染区）。癌基因编码的蛋白质（癌蛋白）与原癌基因的正常产物相似，但有质或量的不同。通过生长因子或生长因子受体增加、产生突变的信号转导蛋白与 DNA 结合的转录因子等机制，癌蛋白调节其靶细胞的代谢，促使该细胞逐步转化，成为肿瘤细胞。

二、肿瘤抑制基因

与原癌基因编码的蛋白质促进细胞生长相反，在正常情况下存在于细胞内的另一类基因——肿瘤抑制基因的产物能抑制细胞的生长。若其功能丧失则可能促进细胞的恶性转化。由此看来，肿瘤的发生可能是癌基因的激活与肿瘤抑制基因的失活共同作用的结果。目前了解最多的两种肿瘤抑制基因是 *Rb* 基因和 *p*53 基因。它们的产物都是以转录调节因子的方式控制细胞生长的核蛋白。其他肿瘤抑制基因还有神经纤维瘤病-1 基因、结肠腺瘤性息肉基因、结肠癌丢失基因和 Wilms 瘤等。

1. *Rb* 基因

Rb 基因是随着对一种少见的儿童肿瘤——视网膜母细胞瘤的研究而最早发现的一种肿瘤抑制基因。*Rb* 基因的纯合子性的丢失见于所有的视网膜母细胞瘤及部分骨肉瘤、乳腺癌和小细胞肺癌等。*Rb* 基因定位于染色体 13q14，编码一种核结合蛋白质（p105-Rb）。它在细胞核中以活化的脱磷酸化和失活的磷酸化的形式存在。

2. *p*53 基因

*p*53 基因定位于 17 号染色体。正常的 P53 蛋白（野生型）存在于核内，在脱磷酸化时活化，有阻

碍细胞进入细胞周期的作用。在部分结肠癌、肺癌、乳腺癌和胰腺癌等均发现有 $p53$ 基因的点突变或丢失，从而引起异常的 P53 蛋白表达，而丧失其生长抑制功能，从而导致细胞增生和恶变。

三、多步癌变的分子基础

恶性肿瘤的发生是一个长期、多因素造成的分阶段过程，这已由流行病学、遗传学和化学致癌的动物模式所证明。近年来的分子遗传学研究从癌基因和肿瘤抑制基因的角度为此提供了更加有力的证明。单个基因的改变不能造成细胞的完全恶性转化，而是需要多基因的改变，包括几个癌基因的激活和两个或更多肿瘤抑制基因的丧失。以结肠癌的发生为例，在从结肠上皮过度增生到结肠癌的演进过程中，关键性的步骤是癌基因的活化及肿瘤抑制基因的丧失或突变。这些阶梯性积累起来的不同基因分子水平的改变，可以在形态学的改变上反映出来（图 1-2）。

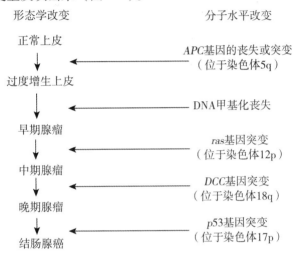

图 1-2　结直肠癌通过上皮增生—腺瘤—癌的阶梯性演进的分子生物学和形态学改变的关系

第二节　外源性致癌因素

一、化学致癌因素

最早观察到化学因素与人类肿瘤的关系可以追溯到 1775 年，Percivall Pott 发现童年时当过烟囱清扫工的男性患阴囊癌的比率增高，提示职业暴露可能与某种特定类型肿瘤的发病有关。1875 年，Volkman 和 Bell 观察到长期与液状石蜡和焦油接触的工人易患皮肤癌；此外，德国的科学家 Rehn 报道接触苯胺的工人易发生泌尿道及膀胱肿瘤。这些早期的观察结果促使研究人员通过进行化学诱导癌发生的动物试验来验证各种化学物质的致癌性。1915 年 Yamagiwa 和 Ichikawa 反复用煤焦油涂擦兔耳成功地诱发了皮肤癌，后来研究证实煤焦油中的致癌物为多环芳烃。

随着现代工业的迅速发展，新的化学物质与日俱增。目前认为凡能引起人或动物肿瘤形成的化学物质，即为化学致癌物。近几年，通过肿瘤流行病学与病因学研究证实，对动物有致癌作用的化学物质已达 2 000 余种，其中有些可能和人类肿瘤的形成有关。

（一）化学致癌物的分类

根据化学致癌物的作用方式可将其分为直接致癌物、间接致癌物、促癌物 3 大类。

所谓直接致癌物，是指这类化学物质进入体内后能与体内细胞直接作用，不需代谢就能诱导正常细胞癌变的化学致癌物。这类化学致癌物的致癌力较强、致癌作用快速，常用于体外细胞的恶性转化研究，如各种致癌性烷化剂、亚硝酸胺类致癌物等。

所谓间接致癌物，是指这类化学物质进入体内后须经体内微粒体混合功能氧化酶活化，变成化学性质活泼的物质方具有致癌作用的化学致癌物。这类化学致癌物广泛存在于外环境，常见的有致癌性多环芳烃、芳香胺类、亚硝胺及黄曲霉毒素等。根据间接致癌物代谢活化的程度，一般将未经代谢活化的、不活泼的间接致癌物，称为前致癌物；经过体内代谢转变为化学性质活泼、寿命极短的致癌物称为近致癌物；近致癌物进一步转变成带正电荷的亲电子物质，称为终致癌物。终致癌物与DNA、RNA、蛋白质等生物大分子共价结合而导致它们的损伤，从而引起细胞癌变。

促癌物又称为肿瘤促进剂。促癌物单独作用于机体无致癌作用，但它能促进其他致癌物诱发肿瘤形成。常见的促癌物有巴豆油（佛波醇二酯）、糖精及苯巴比妥等。

致癌物引发初始变化称为激发作用，而促癌物的协同作用称为促进作用。据此，Berenblum（1942）提出致癌过程的第二阶段学说，即激发和促进两个过程。现在认为激发过程是由致癌物引起的不可逆的过程，使得一种原癌基因（如 ras 基因）突变性活化，这种突变可遗传给子代细胞。目前研究表明，在促进过程中，可能是由于促癌剂（如巴豆油）是细胞内信号转导通道的关键性成分——蛋白激酶C的活化剂，并且能使某些细胞分泌生长因子所致。因此促进作用能促使突变的细胞克隆性生长，抑制其正常分化，最后在附加突变的影响下形成恶性肿瘤。此学说对预防恶性肿瘤具有现实意义，因为激发过程是很短暂的，大多不可逆转，而促进过程则很长，一般需10~20年。因此，如能减少环境中的促癌因子，也可有效地预防恶性肿瘤的发生。

根据化学致癌物与人类肿瘤的关系又可将其分为肯定致癌物、可疑致癌物及潜在致癌物。

肯定致癌物是指经流行病学调查确定，并且临床医师和科学工作者都承认其对人和动物有致癌作用，且致癌作用具有剂量反应关系的化学致癌物；可疑致癌物具有体外转化能力，而且接触时间与癌症发病率相关，动物致癌实验阳性，但结果不恒定；此外，这类致癌物缺乏流行病学方面的证据；潜在致癌物一般在动物实验中可获某些阳性结果，但在人群中尚无资料证明对人具有致癌性（表1-2）。

表1-2　与人类肿瘤有关的部分致癌物

肯定致癌物	可疑致癌物	潜在致癌物
砷及砷化物	丙烯腈	氯仿
联苯胺	碱性品红	双对氯苯基三氯乙烷（DDT）
苯	黄曲霉毒素	亚硝基脲
石棉	二甲基硫酸盐	镉及镉化合物
铬及铬的化合物	镍及某些镍化合物	四氯化碳
2-萘胺	氮芥	二甲基肼
氯乙烯	铍及铍化合物	钴、硒、铅、汞
4-氨基联苯	非那西丁	肼

根据致癌物是否引起基因序列的改变分为遗传毒性致癌物和非遗传毒性致癌物。遗传毒性致癌物是指具有使DNA核酸序列编码信息发生改变的化学物质。遗传毒性致癌物能够引起癌基因的活化或者抑癌基因的功能丢失导致肿瘤发生。非遗传毒性致癌物不引起DNA序列的改变，可能通过修饰组蛋白、干扰DNA甲基化、染色质重塑等表观遗传学机制引起细胞癌变，或者通过促进细胞有丝分裂，影响细胞周期等机制促进肿瘤发生。

（二）化学致癌物的代谢

大部分化学致癌物是间接致癌物，通过口腔、呼吸道、皮肤和药物注射等途径进入体内，然后经过代谢分布到各种组织中，被体内的酶催化转换为直接致癌物。肝脏含有丰富的细胞色素P450酶系统，能将间接致癌物活化成为强效的亲电子物质，成为直接致癌物。同时机体内还存在谷胱甘肽、N-乙酰转移酶等能结合并灭活致癌物的酶系统，能通过生物转化将致癌物质变成无毒的亲水代谢产物排出体外。酶的作用是相对的，一些酶能活化某种致癌物，也能够灭活另一种致癌物，这主要取决于致癌物的化学结构。一般情况下，机体能够及时灭活吸收进体内和代谢产生的致癌物，保持致癌物代谢的相对平衡。但由于环境污染加重，生活饮食方式改变，人们在日常生活中接触致癌物的机会明显增多，多种致癌物进入机体后产生的累积作用和协同作用，以及进入机体的致癌物剂量超出机体代谢转化能力等各种因素导致肿瘤的发病率上升。

（三）常见的化学致癌物

1. 亚硝胺类

亚硝胺是近 30 年最受人关注的致癌物质之一，致癌谱很广。亚硝胺类化合物可分为亚硝酸胺和亚硝胺两类。亚硝酸胺为直接致癌物，如甲基亚硝基脲、甲基硝基亚硝基胍，这些物质的物理性质不稳定，体外试验可使细胞恶性转化，体内实验可诱发动物多种器官的肿瘤。亚硝胺类为间接致癌物，需经体内代谢后才具有致癌性。亚硝胺类又可分为脂肪族和环状亚硝胺。较常见的脂肪族亚硝胺有二甲基亚硝胺、二乙基亚硝胺等；环状亚硝胺有亚硝基哌嗪、亚硝基吗啉等。我国河南林县的流行病学调查表明，该地食管癌发病率很高与食物中的亚硝胺高含量有关。亚硝胺在体内经过羟化作用而活化，形成有很强反应性的烷化碳离子而致癌。

亚硝胺类化合物在环境中存在的方式有两个显著的特征：一是广泛存在于空气、水、香烟烟雾、熏烤肉类、咸鱼、油煎食品、酸菜中；二是环境中存在很多可以合成致癌性亚硝胺的前身物质。这些物质如亚硝酸盐、硝酸盐、二级胺等普遍存在于肉类、蔬菜、谷物、烟草、酒类及鱼类中。亚硝胺前身物质在酸性环境中易于合成亚硝胺。人胃液的 pH 为 $1.3 \sim 3.0$，是亚硝胺合成的理想场所。人类接触亚硝基化合物是不可避免的。亚硝胺能通过烷化 DNA 诱发突变，也能活化许多原癌基因导致癌变。

2. 真菌毒素

目前已知的真菌毒素有 200 余种，相当一部分是致癌的，称为致癌性真菌毒素，常见的有黄曲霉毒素、杂色曲毒素、灰黄霉素等。同一真菌毒素可由一种或数种真菌产生，一种真菌也可产生数种真菌毒素。真菌毒素主要诱发肝癌、肾癌，也可诱发皮肤癌、骨癌、直肠癌、乳腺癌、卵巢癌、淋巴肉瘤等。

黄曲霉毒素是一类结构类似、致癌性极强的化合物，其毒性为氰化钾的 10 倍，为砒霜的 68 倍，其基本结构中都含有二呋喃环。黄曲霉毒素有 10 多种，毒性和致癌性最强的代表化合物为黄曲霉毒素 B_1，据估计其致癌强度比奶油黄大 900 倍，比二甲基亚硝胺大 75 倍，而且化学性质很稳定，不易被加热分解，煮熟后食入仍有活性。黄曲霉毒素进入体内可形成环氧化合物，然后再水解，最终与 DNA 等大分子结合诱发肿瘤。

我国和南非肝癌高发区的调查都显示黄曲霉毒素 B_1 在食物中的污染水平与肝癌的发病率有关。但这些地区同时也是乙型肝炎病毒（HBV）感染的高发区。在 HBV 感染与黄曲霉毒素 B_1 污染之间的关系方面，分子生物学的研究表明，黄曲霉毒素 B_1 的致突变作用使肿瘤抑制基因 *p53* 发生点突变而失去活性，而 HBV 感染所致的肝细胞慢性损伤和由此引起的肝细胞持续再生为黄曲霉毒素 B_1 的致突变作用提供了有利的条件。因此 HBV 感染与黄曲霉毒素 B_1 的协同作用是我国肝癌高发地区的主要致癌因素。此外，也已证明，在我国食管癌高发地区居民食用的酸菜中分离出的白地真菌，其培养物有促癌或致癌作用。

3. 多环芳烃类

多环芳烃化合物是一类含苯环的化学致癌物，又名多环碳氢化合物。这类化合物可形成三环、四环或五环的结构，致癌作用强，小剂量应用就能引起局部组织细胞的恶变。例如，3，4-苯并芘（BaP）、1，2，5，6-双苯并芘、甲基胆蒽（3-MC）、二甲基胆蒽（9，10-DMBA）等都是具有强致癌作用的多环芳烃类致癌物。这些化学物质广泛存在于外环境中，主要来源于工业废气、汽车废气及家庭烟道气等，烧烤肉、鱼食品中，以及烟草燃烧后的烟雾中也有含量较高的多环芳烃。石油及其衍生物燃烧后的分解产物也含有稠环芳烃类化合物。此类致癌物主要诱发肺癌和皮肤癌。

4. 芳香胺和偶氮染料类

芳香胺及偶氮染料是一类含有苯环与氮原子的化学致癌物，主要存在于各种着色剂、除草剂、防氧化剂、人工合成染料中，如 β-萘胺、联苯胺、品红、苋菜红、奶油黄等化合物均是印染工业的基本原料，可导致膀胱癌、肝癌等。另外，烟草燃烧后的烟雾中也含芳香胺。

早就有人发现从事染料工业的工人易患膀胱癌，后经流行病学研究与动物试验证实苯胺染料工人容易发生膀胱癌的原因可能是长期接触染料中的 2-萘胺。

芳香胺类化合物在动物体内常在远隔部位诱发癌瘤（肝、膀胱、乳腺或结肠等部位），2-乙酰氨基芴（AAF）及其有关化合物引起大鼠肝癌时，其代谢过程主要在肝内进行。芳香胺类变成直接致癌物依赖两类酶的激活，产生的 N-羟基-乙酰氨基芴硫酸酯（或乙酯），有强烈致癌性。此类活性酯与鸟嘌呤 C-8 连接，使该两链区变性或框移突变。

偶氮染料分子结构中含有可致癌的偶氮基（—N≡N—）。这类化合物的代表是奶油黄，氯乙烯的代谢物氧化氯乙烯可引发大鼠或小鼠肝血管肉瘤。

5. 苯类

苯的致白血病作用比较肯定。自 1908 年首例报道苯致急性白血病以来，至 1974 年至少有 150 例相同报道。国内至 1982 年文献共报道苯中毒白血病 6 例。早年文献报道制鞋、凹版印刷和喷漆工中白血病发病率高于一般人群近 20 倍。1974 年土耳其调查制鞋工人中苯接触者急性白血病的发病率为 13/10 万人，较一般人群高 2~3 倍。40 例因苯致白血病的类型包括急性粒细胞白血病（15 例）、红白血病（7 例）、白血病前期（7 例）、急性淋巴细胞白血病（4 例）、急性单核细胞白血病和急性粒单核细胞白血病（4 例）、慢性粒细胞白血病（2 例）、急性早幼粒细胞白血病及不能分类白血病各 1 例，未见慢性淋巴细胞白血病。苯致急性白血病以急性粒细胞白血病和红白血病为主。

6. 其他化学致癌物

（1）有致癌性的药物、农药：某些抗癌药物对人类的致癌作用也已证明。例如，氮芥、环磷酰胺可诱发膀胱癌；白消安可致肺癌和乳腺癌，氯霉素、环磷酰胺、沙可来新、氨甲蝶呤等可诱发白血病，非那西丁可诱发肾盂癌。

致癌药物中最主要的一类为具有烷化作用的抗癌药，在理论上烷化作用能够引起基因及染色体突变。因使用该药物而导致第二种癌症，最常见的是白血病后的膀胱癌。

农药应用日益广泛，其致癌性问题已被引起注意。狄氏剂、艾氏剂、毒杀芬、灭蚊灵等有机氯杀虫剂对动物有致癌作用。

（2）内源性致癌物：是指人和动物体内某些具有致癌性的正常成分或代谢产物，这些化合物在结构上多与外源性致癌物相类似。雌激素、肾上腺皮质激素还参与或促进 AAF 等致癌物的致癌作用。色氨酸的一些代谢产物，如 3-羟-犬尿酸原、3-羟-2-氨基苯甲酸、3-羟-2-氨基苯乙酮等可能作为内源性致癌物。研究发现给雄性小鼠注射雌激素可诱发乳腺癌及其他靶组织的肿瘤。

（3）植物致癌成分。

1）双稠吡咯啶生物碱：此类物质经分子内电荷重排，形成一个游离基，即正碳离子或类似的亲电剂，呈强致癌性。

2）苏铁素：在肠道被啮齿类动物肠道细菌丛的酶水解，释放出的非糖部分甲基偶氮氧甲醇，此化合物可使 DNA 烷化，其烷化性质和二甲基亚硝胺十分相似。

3）黄樟素：其结构已明确能在大鼠、小鼠肝内可形成最终致癌代谢物。

（4）微量元素及其他：铬（Cr）、镍（Ni）、砷（As）、镉（Cd）、铍（Be）、钼（Mo）、铅（Pb）、汞（Hg）等对人类有致癌作用。铁负荷过大的人易患肝癌，而明显缺乏者对致癌物的敏感性增加。

（5）石棉：石棉暴露可导致肺癌和间皮瘤发生。动物实验各种石棉注入胸膜腔几乎全部发生间皮瘤。不仅石棉作业人员，甚至石棉工业附近的居民也会发生间皮瘤。据调查吸烟与石棉在肺癌发生中有协同作用。肺癌死亡率在石棉作业人员比一般居民高 5~7 倍；吸烟者比不吸烟者高 7.84 倍；接触石棉并吸烟者比不接触石棉也不吸烟者高 92 倍之多。

（四）化学致癌物的鉴定

随着科学技术的发展，越来越多的新型化学物质被人工合成，并应用到日常生活的方方面面，如何灵敏、快速、准确地评价新化合物对人体的致癌性十分迫切。目前化学致癌物鉴定的方法包括体外致突变筛选、体内致癌性鉴定和人群流行病学调查 3 种方式。目前有 100 多种体外致突变筛选方法，其基本原理是通过在体外检测化学物质作用后的前核细菌或者真核细胞 DNA 是否出现突变，来判断该化学物质的致癌性。Ames 试验利用沙门菌作为研究对象，是经典的致突变筛选方法，能检测出 70% ~ 90% 的已知化学致癌物。DNA 损伤诱导基因或 DNA 加合物检测技术、单细胞凝胶电泳（SCGE）技术是新发展的快速体外致突变筛选方法。然而体外筛选方法存在假阴性，无法筛选出非遗传毒性致癌物，而且体外培养的细胞不能真实反映其在体内的生物活性，因此，化学致癌物的鉴定必须进行动物体内致癌试验。一般的动物体内致癌试验至少需要 2 年时间，甚至 5 ~ 7 年，如果试验组动物肿瘤的发病率比对照组高 10% 以上，则认为该化学物质具有致癌性。由于普通的动物致癌试验耗时长、费用高，目前国外开始应用转移基因小鼠模型，通过转基因技术使小鼠对致癌物的敏感性增强，能够快速评价致癌物在动物体内的致癌能力。然而动物致癌试验的结论不能直接套用在人身上。人群流行病学调查是化学物致癌鉴定方法的重要组成部分，有很多已知致癌物是通过人群流行病学调查发现的。人群流行病学调查一般采用回顾性调查，而且很多肿瘤的发生是环境中多种致癌物质共同作用的结果，很难对具体某一种化学物质的致癌性进行客观评价，这些是人群流行病学调查的不足。可见，要对某种化学物质的致癌性进行鉴定，需要结合不同层次的鉴定方法，尽量做到灵敏、准确、快速，才能够满足现实的需要，并对肿瘤的防治起到指导作用。

二、物理致癌因素

物理致癌因素主要包括电离辐射和紫外线两种，其致癌效应的潜伏期很长。要揭示其对肿瘤发生率的影响，需收集大量受作用人群的流行病学资料，进行终生观察，有时甚至观察几代才有结果。物理因素可以使各种组织、体细胞对外源性和内源性致癌因子和辅助致癌因子的敏感性发生变化而致癌，也可以损伤遗传细胞在后代引起肿瘤。另外，异物、慢性炎性刺激和创伤亦可能与促癌有关。

1. 电离辐射

电离辐射是最主要的物理性致癌因素，主要包括以短波和高频为特征的电磁波的辐射，以及电子、质子、中子、α 粒子等的辐射。大量事实证明，长期接触镭、铀、氡、钴、锶等放射性核素可引起不同的恶性肿瘤。辐射能使染色体断裂、易位和发生点突变，因而激活癌基因或者灭活肿瘤抑制基因。由于与辐射有关的肿瘤的潜伏期较长，因此肿瘤最终可能当辐射所损伤的细胞的后代又受其他环境因素（如化学致癌剂、病毒等）所致的附加突变之后，才会出现。

电离辐射对生物靶损伤的机制主要是产生电离，形成自由基。自由基的性质非常活泼，可以破坏正常分子结构而使生物靶受伤。DNA 是电离辐射的重要生物靶，电离辐射对 DNA 的损伤主要是单链断裂及碱基结构改变。电离辐射引起的 DNA 断裂，在细胞水平以染色体断裂形式表现出来，表现为多种染色体畸变方式，如重复、缺失、倒位、易位等。染色体畸变的形成直接影响结构基因在基因组内的正常排列，或造成基因片段的丢失或重排，甚至可能改变基因的调控机制。

目前日常生活中常用的手机、电脑等产生的电磁波是否对人体具有致癌性已经引起广泛关注，目前对手机辐射能否引起脑部肿瘤的研究结果不尽一致，还存在争议。另外，随着医疗技术的进步，X 线、CT、介入手术、放射治疗（简称"放疗"）等医疗性放射线对患者和医疗工作者的致癌风险也值得重视。

与电离辐射有关的肿瘤包括以下几种。

（1）皮肤癌：放射性皮肤恶性肿瘤的临床特征是均发生在受照部位。早期放射工作者在尚未懂得防护的情况下经常暴露在 X 线照射范围中，引起皮肤暴露处癌变，病变多见于手部，尤以手指为多。这多为放射工作者慢性放射损伤的结果。临床特征为局部皮肤萎缩变薄、粗糙、疣状增生、角质突起，或反复破裂形成溃疡，经久不愈。潜伏期较长，平均 20 ~ 29 年。捷克铀矿工人由于 α 辐射体剂量达到 1 ~ 2 Gy，面部原发性皮肤基底细胞癌增多。

（2）白血病：受照人群中白血病的发病率随造血细胞受照剂量增加而增加，剂量愈大，潜伏期愈短，尤其与骨髓受照剂量有关，范围是 3 ~ 4 Gy。国际放射防护委员会估计，成年人群每年全身照射 1 cGy，则将在 10 万人口中诱发 2 例白血病和 2 例其他恶性肿瘤。此外，发生率还与受照年龄、性别有关，20 岁以下与 35 ~ 49 岁者发生率高，男性略高于女性。

（3）甲状腺癌：甲状腺不论经内照射或外照射，接受 0.2 Gy 照射量均可能导致肿瘤，病理学为滤泡性腺癌，而甲状腺髓样癌在受照对象中发生率未见增加。受照女性的甲状腺癌发生率较男性为高。年龄在 5 岁以下者较其他年龄组有更高的危险性。成年人的发生率仅为儿童的一半。

（4）肺癌：辐射诱发肺癌可由外照射或内照射引起。辐射导致肺癌的资料主要来自日本广岛、长崎的原子弹爆炸幸存者，接受 X 线照射治疗的强直性脊髓炎患者，以及接受氡照射的铀矿工的流行病学调查。在气管、支气管和肺剂量达到 1 Gy 时 14 年后可检出肺癌。

（5）乳腺癌：在辐射所致乳腺癌中激素起着重要作用，其发生率与剂量呈线性关系。育龄妇女对辐射的敏感性最高，40 岁以上敏感性差。受照者多在 15～20 年后发生乳腺癌。

（6）骨肿瘤：在低 LET 即 γ 射线或 X 线辐射的情况下，如日本原子弹爆炸的幸存者中，其辐射剂量达 4 Gy 未见骨肿瘤。在医疗照射大剂量情况下，如用 X 线治疗强直性脊柱炎的患者可致骨肿瘤，但未发现剂量与反应之间的关系。内照射如 α 辐射体的 ^{224}Ra 和 ^{226}Ra 引起的骨肉瘤与剂量有线性关系。

（7）多发性骨髓瘤和淋巴瘤：1990 年美国电离辐射生物效应委员会的报告收集了日本原子弹爆炸幸存者的资料（≤100 cGy）、X 线治疗后患者的随访资料、放射工作者及有内照射影响的工人等的各种资料，共发现 50 例多发性骨髓瘤，发生率有所增加。淋巴瘤死亡率的增加仅发现于美国 1920－1930 年从事放射工作的人员，因当时防护条件较差，接受辐射剂量较高。当今美国和中国的 X 线工作者中均未见淋巴瘤发病率增加。

（8）其他肿瘤：在 X 线治疗头癣的儿童中调查 2 215 例，随访 25 年，估计照射脑部剂量达 1.4 Gy 者，出现 8 例肿瘤（恶性 3 例），对照组 1 413 例无 1 例脑肿瘤。国内徐秀凤对 300 例 X 线治疗头癣患者调查，模拟计算脑部的吸收剂量为 64.5～281.5 cGy，发现颅内肿瘤 2 例。

2. 紫外线

紫外线对人和动物的皮肤有致癌作用。研究发现紫外线的平均年照射量和皮肤癌发病率相关，紫外线照射的时间长短和频率是其致癌性的重要因素。流行病学调查显示，受紫外线照射后皮肤基底细胞癌发病率为正常对照组的 10 倍，还有研究发现皮肤基底细胞癌和鳞状细胞癌的发病率与地球纬度有关，居住在赤道较近人群的发病率明显高于距赤道较远人群，提示皮肤癌与紫外线照射强度相关。紫外线与黑色素瘤也有关系，有资料认为白人的黑素细胞受紫外线作用而易致恶变，而黑人的黑色皮肤保护了黑素细胞，使其免受紫外线照射，因而可减少其发病。另外，多个流行病学调查研究证实日常的紫外线照射防护能够明显降低皮肤癌发病率，从反面证实紫外线是皮肤癌的重要致癌因素。

紫外线（UV）包括 3 种不同的波段：UVA（320～400 nm）、UVB（280～320 nm）和 UVC（200～280 nm），通过大气层到达地球表面 90%～99% 是 UVA，1%～10% 是 UVB。UVB 能直接引起 DNA 断裂、交联，UVA 主要通过产生氧化物间接损伤 DNA，虽然照射皮肤的紫外线主要是 UVA，但 UVB 的致癌能力是 UVA 的 1 000～10 000 倍。紫外线照射导致 DNA 形成环丁烷嘧啶二聚体（CPD）和 6-4 光产物。正常情况下，机体能够通过光修复和核苷酸切除修复机制修复这两种 DNA 损伤，部分不能及时修复损伤的细胞则出现生长停滞或者凋亡，阻止细胞癌变。着色性干皮病患者由于缺乏切除嘧啶二聚体的修复酶类，从而无法有效清除这种二聚体，导致基因结构改变、DNA 复制错误，很容易患皮肤肿瘤。

研究发现 UVA 能够激活细胞丝裂原活化蛋白激酶（MAPK）信号传导通路，引起 AP-1 转录和 COX-2 表达增加，认为紫外线可能通过此途径促进皮肤肿瘤的发生。动物实验发现紫外线照射能够抑制皮肤迟发型超敏反应，诱导调节性 T 细胞和 IL-10 的产生，抑制机体的免疫功能，这可能是导致皮肤肿瘤发生的原因之一。

3. 热辐射

克什米尔人冬季习惯用怀炉取暖，有时在腹部引起"怀炉癌"；我国西北地区居民冬季烧火取暖，有时臀部皮肤发生癌变形成所谓"炕癌"。这些说明长期的热辐射可能有一定的促癌作用。在烧伤瘢痕的基础上易发生"马乔林溃疡"，有人在烧伤瘢痕中发现了化学致癌物。

三、致瘤性病毒

病毒在肿瘤病因学方面的作用已有 90 多年的研究历史。尽管病毒与人类恶性肿瘤的病因学关系仍未完全阐明，但有实验证据表明某些病毒确实与人类某些恶性肿瘤有关。1908 年 Ellermann 和 Bang 首先证明白血病鸡的无细胞滤液可于健康鸡中诱发白血病，为病毒致癌的实验性研究奠定了基础。随后 1911 年，Rous 将患有肉瘤的鸡除去肿瘤细胞的肿瘤滤液进行移植试验，也成功地诱发健康鸡发生肉瘤。1933 年 Shope 将病毒所致的野兔乳头状瘤进行皮下移植试验，发生浸润性鳞癌；随后 1934 年 Luck′e 观察到可以通过冻干的无细胞提取物传播蛙肾癌；1936 年 Bittner 首次证明含有致瘤病毒的乳汁可将鼠乳腺癌传给子代。到 20 世纪 50 年代，科学家已发现鼠白血病是由病毒引起的，20 世纪 60 年代初在电子显微镜下证实了这种病毒的形态。1962 年 Burkitt 发现病毒可以引起淋巴瘤。1964 年 Epstein 和 Barr 在 Burkitt′s 淋巴瘤细胞培养液中发现该病毒，命名为 EB 病毒（EBV），后证实该病毒与鼻咽癌密切相关，这是最早发现与人肿瘤存在明显病因学关系的病毒。20 世纪以来随着分子生物学的蓬勃发展，病毒瘤基因相继被克隆，功能被阐明。在此基础上，从信号转导与细胞周期的角度进一步探索致瘤病毒导致肿瘤发生的分子机制，已获得环境因素如何与宿主基因相互作用的一些实验依据，这些进展极大地丰富了人们对病毒致瘤分子机制的认识。

肿瘤病毒是指能引起机体发生肿瘤，或使细胞恶性转化的一类病毒。肿瘤病毒与宿主细胞的相互作用引起细胞恶性转化，关键在于有致癌作用的病毒基因与细胞 DNA 发生整合，这样，病毒基因就成为细胞 DNA 的一个组成部分，可干扰宿主细胞分化、分裂和生长的控制，从而导致恶性转化。

1. 致瘤性病毒分类

病毒根据所含核酸类型分致瘤性 RNA 病毒和致瘤性 DNA 病毒两大类与人类相关的致瘤性病毒（表 1-3）。

表 1-3　致瘤性病毒分类主要特征

致瘤性 RNA 病毒	致瘤性 DNA 病毒
既有病毒增殖，又可转化细胞	只有转化细胞作用，无病毒增殖（EBV 除外）
转化细胞效果很高，有时一个病毒分子即可转化	转化效果很差，可能需要 10 ~ 100 个病毒分子才能转化
有反转录酶存在	无反转录酶存在
有包膜	不一定有包膜

与动物或人类肿瘤有关的致瘤性 DNA 病毒有 5 大类：乳多空病毒类、腺病毒类、疱疹病毒类、乙型肝炎病毒类及痘病毒类。致瘤性 DNA 病毒的共同特征为：病毒的致癌作用发生在病毒进入细胞后复制的早期阶段，相关的瘤基因多整合到宿主细胞 DNA 上。此外，DNA 病毒一般没有细胞内同源物，其编码的蛋白质主要为核蛋白，直接调节细胞周期，并与抑癌基因相互作用，从而使细胞周期紊乱。

与禽类、哺乳类动物和人类肿瘤有关的致瘤性 RNA 病毒主要是反转录病毒。由于病毒类型的不同，它们是通过转导或插入突变这两种机制将其遗传物质整合到宿主细胞 DNA 中，并使宿主细胞分生转化的。①急性转化病毒：这类病毒含有从细胞的原癌基因转导的病毒癌基因，如 *src*、*abl*、*myc* 等，这些病毒感染细胞后，将以其病毒 RNA 为模板通过反转录酶合成的 DNA 片段整合到宿主的 DNA 链中并表达，导致细胞的转化。②慢性转化病毒：这类病毒（如鼠乳腺癌病毒）本身并不含有癌基因，但是有促进基因，当感染宿主细胞后促进基因也可由于反转录酶的作用而插入到宿主细胞 DNA 链中的原癌基因附近，引起正常或突变的原癌基因激活并且过度表达，使宿主细胞转化。

2. 致瘤性病毒感染宿主细胞的方式与细胞转化

病毒感染细胞后，细胞的表现或是死亡，或是增殖，病毒的遗传基因可存在于增殖细胞之中。病毒是分子生物，病毒影响细胞的生命活动，细胞被感染后病毒的变化有两种。

（1）增殖性感染或裂解性感染：病毒能在细胞中繁殖复制，导致细胞裂解、死亡，这种细胞称为允许性细胞。在增殖性感染中，全部病毒复制所需的基因充分表达。但病毒繁殖引起细胞裂解死亡，病毒失去寄生场所。

（2）非增殖性感染或顿挫性感染：病毒在细胞内完全不能复制，或复制率很低。宿主感染后，细胞可存活，病毒复制在细胞周期的某阶段，并非所有病毒基因均能表达，实质是病毒使细胞发生遗传性改变，这种细胞称为非允许性细胞。病毒核酸整合于细胞核酸中，使细胞发生细胞遗传信息改变即发生转化。

综上所述，致瘤性病毒感染肯定与某些人类肿瘤发病有关，但是单独病毒感染尚不足以引起肿瘤，还需要其他一些因素参与，如细胞类型特异的丝裂原刺激、免疫抑制及遗传因素等，还包括某些化学因素的协同作用。

除了病毒之外，某些细菌引起的慢性炎症也可导致肿瘤的发生，如幽门螺杆菌是癌前病变（萎缩性胃炎、肠上皮化生）的重要病因和促成因素，与胃腺癌和胃黏膜相关淋巴瘤的发生、发展有密切关系。某些寄生虫也可以引起人类肿瘤，如华支睾吸虫与肝癌、麝猫后睾吸虫与胆囊癌、埃及裂体吸虫与膀胱癌等。

第三节　肿瘤发生的机体因素

肿瘤发生和发展是一个十分复杂的问题，除了外界致癌因素的作用外，机体的内在因素也起着重要作用，后者包括宿主对肿瘤的反应，以及肿瘤对宿主的影响。这些内在因素是复杂的，许多问题至今尚未明了，还有待进一步研究。机体的内在因素可分为以下几方面。

一、遗传与肿瘤

肿瘤流行病学、肿瘤临床统计学资料提示，肿瘤的发生与宿主遗传因素有一定关系。例如，在中国人中，广东人的鼻咽癌发生率最高。在新加坡的中国人、马来西亚人和印度人，其鼻咽癌的发病率之比为 13.3 ∶ 3.2 ∶ 0.4；又如日本人患松果体癌的概率比其他国家人群高 11 ~ 12 倍，提示肿瘤的发生与遗传背景相关。胃癌、膀胱癌、肝癌、男性乳腺癌、白血病和霍奇金病等均有家族聚集现象，法国报道一家系中连续五代 24 个女性成员中有 10 人患乳腺癌。遗传性肿瘤综合征家族中常有多个成员早年就患有肿瘤，存在成对的器官同时发生肿瘤，或者同一个体出现多种原发肿瘤的特点。

近年来，根据一些高癌家族系谱的分析，遗传因素与肿瘤发生的关系有以下几种不同情况。

1. 呈常染色体显性遗传的肿瘤

如视网膜母细胞瘤、肾母细胞瘤、肾上腺或神经节的神经母细胞瘤等。一些癌前疾病，如结肠多发性腺瘤性息肉症、神经纤维瘤病等本身不是恶性肿瘤，但恶变率极高，有 100% 的结肠家族性多发性腺瘤性息肉病的病例在 50 岁以前发生恶变，成为多发性结肠腺癌。这些肿瘤和癌前疾病都属单基因遗传，以常染色体显性遗传的规律出现。其特点为早年（儿童期）发病，肿瘤呈多发性，常累及双侧器官。

2. 呈常染色体隐性遗传的遗传综合征

如患先天性毛细血管扩张性红斑及生长发育障碍（Bloom 综合征）时易发生白血病及其他恶性肿瘤；毛细血管扩张性共济失调者多发生急性白血病和淋巴瘤；着色性干皮病患者经紫外线照射后易患皮肤基底细胞癌、鳞状细胞癌或黑色素瘤。这些肿瘤易感性高的人常伴有某种遗传缺陷，如免疫缺陷、染色体缺陷和内切酶等的缺陷。

3. 遗传因素与环境因素在肿瘤发生中起协同作用

环境因素更为重要，决定这类肿瘤的遗传因素属于多基因。目前发现不少常见肿瘤有家族史，如乳腺癌、胃肠癌、食管癌、肝癌、鼻咽癌、白血病、子宫内膜癌、前列腺癌、黑色素瘤等。

总的说来，不同肿瘤可能有不同的遗传传递方式，真正直接遗传的只是少数不常见的肿瘤。遗传因素在大多数肿瘤发生中的作用是对致癌因子的易感性或倾向性。

近年来，单核苷酸多态性（SNP）与肿瘤关系的研究进展，让遗传和肿瘤的关系更加清晰。在正常人群中基因组存在多样性，当基因组 DNA 一个位点上有两个可互相替换的碱基出现的频率均大于 1/100 时，该位点即称为单核苷酸多态性位点。SNP 位点具有高密度和高保守的特点，能够比以往的遗传标记提供更多的遗传信息和更准确的基因定位。通过分析基因组中不同 SNP 位点与肿瘤易感性的关系，能够定位肿瘤易感基因，确定患某肿瘤的高危人群，这将有助于阐明肿瘤发生的分子机制，使肿瘤的预防更有针对性，甚至实现肿瘤的个体化预防。

二、免疫与肿瘤

肿瘤恶性转化是由于遗传基因的改变引起的。有些异常基因表达的蛋白可引起免疫系统的反应，从而使机体能消灭这些"非己"的转化细胞。如果没有这种免疫监视机制，则肿瘤的发生要比实际上出现的多得多。关于肿瘤免疫的研究不仅对肿瘤的发生有重要的意义，而且为肿瘤的免疫治疗指明了方向。

1. 肿瘤抗原

引起机体免疫反应的肿瘤抗原可分为两类：①只存在于肿瘤细胞而不存在于正常细胞的肿瘤特异性抗原。②存在于肿瘤细胞和某些正常细胞的肿瘤相关抗原。

尽管在肿瘤特异性抗原的研究上花费了大量的时间和精力，企图寻找某种肿瘤的特异性抗原。但是现已在化学致癌的动物模型中发现，肿瘤特异性抗原是个体独特的，即不同个体中同一种致癌物诱发的同一组织学类型的肿瘤有不同的特异性抗原。因此用检测某种肿瘤特异性抗原来诊断或用某抗体来治疗某些肿瘤的可能性目前尚不存在。肿瘤特异性抗原的个体独特性的原因是，癌变时癌基因发生突变的随机性引起异常蛋白的随机出现，因而无法产生特定的针对某一类肿瘤的抗原。

肿瘤相关抗原在肿瘤中的表达，推测与遗传因素的改变有关。它们又可分为两类：肿瘤胚胎抗原和肿瘤分化抗原。前者在正常情况下出现在发育中的胚胎组织而不见于成熟组织，但可见于癌变组织。例如，在胚胎肝细胞和肝细胞性肝癌中出现的甲胎蛋白，以及在胚胎组织和结肠癌中出现的癌胚抗原。后者是指肿瘤细胞具有的与分化程度有关的某些抗原。例如，前列腺特异性抗原见于正常前列腺上皮和前列腺癌细胞。肿瘤相关抗原在有关肿瘤的诊断上是有用的标记，也可用此制备抗体，用于肿瘤的免疫治疗。

2. 抗肿瘤的免疫效应机制

肿瘤免疫反应以细胞免疫为主，体液免疫为辅。参加细胞免疫的效应细胞主要有细胞毒性T细胞（CTL）、自然杀伤细胞（NK）和巨噬细胞。CTL被白细胞介素-2（IL-2）激活后可以通过其T细胞受体识别瘤细胞上的人类主要组织相容性复合体（MHC）Ⅰ型分子而释放某些溶解酶将瘤细胞杀灭。CTL的保护作用在对抗病毒所致的肿瘤（如EBV引起的Burkitt's淋巴瘤和HPV导致的肿瘤）时特别明显。NK细胞是不需要预先致敏的，其能杀伤肿瘤细胞的淋巴细胞。由IL-2激活后，NK细胞可以溶解多种人体肿瘤细胞，其中有些并不引起T细胞的免疫反应，因此NK细胞是抗肿瘤免疫的第一线抵抗力量。NK细胞识别靶细胞的机制可能是通过NK细胞受体和抗体介导的细胞毒作用（ADCC）。巨噬细胞在抗肿瘤反应中是与T细胞协同作用的，T细胞产生的α干扰素可激活巨噬细胞，而巨噬细胞产生的肿瘤坏死因子（TNF-α）和活性氧化代谢产物在溶解瘤细胞中起主要作用。此外巨噬细胞的Fc受体还可与肿瘤细胞表面的IgG结合，通过ADCC杀伤肿瘤细胞。体液免疫参加抗肿瘤反应的机制主要是激活补体和介导NK细胞参加的ADCC。

3. 免疫监视

免疫监视机制在抗肿瘤中作用中最有力的证据是，在免疫缺陷病患者和接受免疫抑制治疗的患者中，恶性肿瘤的发病率明显增加。先天性免疫缺陷病（如X性联无γ球蛋白血症）的患者有5%发生恶性肿瘤，比对照组高出200倍。在器官移植的受者和AIDS患者中发生淋巴瘤的可能也大大增加。恶性肿瘤患者随着病程的发展和病情恶化常伴有免疫功能普遍下降，这在晚期患者尤为突出。相反，有些肿瘤，如神经母细胞瘤、恶性黑色素瘤和绒毛膜上皮癌等肿瘤患者，由于机体免疫功能增强，肿瘤可自发消退。但大多数恶性肿瘤乃发生于免疫功能正常的人群，这些肿瘤能逃脱免疫系统的监视并破坏机体的免疫系统，其机制还不清楚。

三、年龄与肿瘤

肿瘤和年龄的关系密切，儿童、青年和成人的肿瘤谱存在明显的区别。儿童较多见母细胞瘤，如肾母细胞瘤、肝母细胞瘤、神经母细胞瘤、视网膜母细胞瘤；还多见来自间叶组织的肉瘤，尤其是快速生长的间叶组织（淋巴造血组织等）肿瘤，如急性粒细胞白血病、急性淋巴细胞白血病、淋巴瘤等。青年除多见淋巴造血组织肿瘤外，骨和软组织的恶性肿瘤也甚常见，如骨肉瘤、纤维肉瘤、横纹肌肉瘤等。成人则多发生上皮来源的肿瘤。

造成上述差别的原因尚不清楚，可能包括多方面的因素，如组织的分化与成熟程度、致癌物质的作用环节、剂量效应关系和宿主反应性、随年龄增长的物质代谢差异、激素水平及特殊刺激物质的作用等。

一般随着年龄的增长，癌的发生率上升，原因可能包括以下几个方面：①致癌刺激物引起细胞损伤、转化、恶变和肿瘤形成需要有一个较长的发展过程，可能青年时代接受致癌物刺激，但到老年才出现癌症。②老年人免疫力降低，对突变细胞的免疫监视作用减弱，以致癌的发生率增高。③随着人类平均年龄增长，肿瘤的相对发病率也增高，老年人中癌症也更多见到。

四、性别与肿瘤

除了性器官及与性激素有密切关系的器官（如乳房、前列腺）的肿瘤外，女性肿瘤的发病率为男性的40%~70%。就肿瘤类别而言，女性的胆管、甲状腺肿瘤较为常见，而男性多见肺、鼻咽、胃肠道肿瘤。除了不同性激素可以影响不同性器官的肿瘤发生外，主要可能与男女性染色体的不同和某一性别较多地接受某种致癌因子的作用有关，另外，工作和生活环境的不同及某些癌前病变也可能参与这种差异的形成。

性器官（卵巢、子宫、睾丸）和与性激素密切相关的器官（如乳房、前列腺）是性激素的靶器官，这些器官的细胞上都有特异的性激素受体，导致所谓激素依赖性肿瘤的发生。职业和工作环境污染对肿瘤在男女性别上的不同发病率也有影响。一般来说，男性从事某些职业及接触工作环境的污染机会比较多，因而某些肿瘤在男性中的发病率比较高。例如，染料工厂中接触大量苯胺所导致的膀胱癌，接触氯乙烯导致的肝血管肉瘤，石棉工人中的间皮瘤，硅沉着病患者并发肺癌和放射线工作者中多见的手部皮肤癌等都多见于从事这类工作又未注意防护的男性。另外，女性胆管结石和慢性炎症较为多见，作为一种癌前病变，导致胆管肿瘤的发病率增高。

五、肥胖症与肿瘤

体重指数（BMI）在25~30kg/m^{2}为超重，大于30kg/m^{2}为肥胖症。世界卫生组织（WHO）2005年报告全球约有4亿人患有肥胖症，预计2015年将达到7亿人。肥胖症与糖尿病、原发性高血压、心脑血管疾病关系密切，已经成为影响人类健康的全球化问题。研究认为肥胖增加患乳腺癌、子宫内膜癌、食管癌、结肠癌、肾癌、前列腺癌的风险，这可能与脂肪组织影响体内类固醇激素、胰岛素代谢，释放生长因子和炎症因子等因素有关。也有研究认为是由于脂肪组织能够储存二噁英、有机氯杀虫剂等多种脂溶性致癌物质，逐渐积蓄的致癌物在脂肪水解或脂肪细胞凋亡时，从脂肪组织释放出来，达到足以致癌的浓度，导致细胞出现恶变。体重明显下降，脂肪水解过多将使释放到外周的致癌物质浓度更高。虽然目前已有不少流行病学和实验数据证明肥胖症与多种肿瘤有密切关系，但具体的致癌机制还不十分清楚。

六、炎症与肿瘤

在150多年前，Rudolph Virchow发现肿瘤组织中浸润有炎症细胞，并且肿瘤容易发生在有慢性炎症的部位，开始揭开炎症与肿瘤之间关系的神秘面纱。炎症是机体对内、外源性损伤因子的一种生理性防御反应，涉及多种炎症细胞和炎症因子。炎症与肿瘤存在联系已经成为一种共识，这是基于来源于流行病学、分子生物学和转基因动物实验多方面的证据：炎性疾病增加膀胱癌、宫颈癌、胃、肠癌等肿瘤发生的风险；非甾体类消炎药物能够降低患结肠癌、乳腺癌的风险和死亡率；大多数肿瘤组织中存在炎症细胞、趋化因子、细胞因子；针对炎症细胞、炎症介质和细胞因子（TNF-α、IL-1β、COX-2）、炎症相关转录因子（NF-κB、STAT3）的治疗措施能够降低肿瘤的发病率，减缓肿瘤的扩散。

炎症是肿瘤微环境中的一个关键组分。最近的研究进一步揭示了炎症和肿瘤之间在分子和细胞水平是相互联系的两种途径。①内源性途径：不同种类的原癌基因的激活促进炎症相关因子的表达和炎性环境的形成。②外源性途径：炎性状态促进肿瘤转移，炎症介导肿瘤转移过程中的关键因素包括转录因子、细胞因子、趋化因子和白细胞浸润。但是炎症能否直接导致肿瘤发生？炎症是否是肿瘤发生发展过程中的必然因素？这些问题还有待进一步的研究来解答。

七、种族和地理因素

某些肿瘤在不同种族或地区中的发生率有相当大的差别，如欧美国家的乳腺癌年死亡率是日本的4~5倍，而日本的胃癌年死亡率比美国高7倍。在我国广东、四川和香港，新加坡等地的广东人中，鼻咽癌相当常见而且发病年龄较轻，这说明肿瘤与种族有一定的关系。但是也有移民材料说明移居美国的华侨和日侨中，胃癌的发生率在第3代已有明显下降。因此，地理和生活习惯可能也起到一定的作用。

总之，机体从各个方面影响肿瘤的生成，肿瘤的发生是各种因素综合作用的结果。

第四节　肿瘤干细胞学说

虽然对各种致癌因素的研究日益深入，不少致癌因素引起基因改变的机制已经了解得比较清楚，然而在各种致癌因素作用下，发生改变的基因是如何促使正常细胞最终形成肿瘤呢？近年来提出的肿瘤干细胞学说让我们对肿瘤病因有了全新的认识。

肿瘤干细胞学说认为肿瘤细胞中有一群具有干细胞特征的细胞群，能够自我更新和分化为普通的肿瘤细胞，是维持肿瘤生长和复发转移的根源。1994年John Dick等首次证实白血病干细胞的存在。2003年Al-Hajj等首次证明实体肿瘤中干细胞的存在。目前研究表明肿瘤干细胞存在于白血病、乳腺癌、黑色素瘤、骨肉瘤、软骨肉瘤、前列腺癌、卵巢癌、胃癌、神经系统肿瘤、结肠癌、肝癌等多种肿瘤中。

肿瘤干细胞具有如下几个重要特征：①肿瘤干细胞能够通过不对称分裂进行自我更新和分化，形成和肿瘤干细胞来源肿瘤特征相似的异质性肿瘤。②肿瘤干细胞在肿瘤组织中所占的比例小，一般仅占0.2%~5%，但具有很强的成瘤能力。③肿瘤干细胞表达特定的表面标记。④对化学药物治疗（简称"化疗"）耐药，对放疗不敏感。

关于肿瘤干细胞的来源有不同的观点。第一种观点认为肿瘤干细胞来源于正常组织干细胞，正常干细胞由于基因突变导致自我更新和分化的调节失控，转化为肿瘤干细胞。第二种观点认为肿瘤干细胞是由正常的体细胞突变后获得自我更新能力而来。最近的研究将肿瘤干细胞样特征的获得与上皮细胞间质样转化（EMT）过程联系在一起。EMT是胚胎发育过程中的关键程序，在肿瘤的侵袭和转移过程中，这一程序通常被激活，并且与肿瘤的抗凋亡、远处播散等特性也有关。虽然对于肿瘤干细胞的起源问题尚无定论，但肿瘤干细胞这一概念的提出已经为肿瘤病因学研究提供了一个新的内容，同时也为肿瘤的治疗策略提供了一种新的选择。

综上所述，随着分子生物学的发展，近年来对于肿瘤的病因与发病机制的研究有了很大进展。但是肿瘤的发生发展非常复杂，目前了解的只是一小部分，还有许多未知的领域。但以下几点是迄今比较肯定的：①肿瘤从遗传学上的角度来说是一种基因病。②肿瘤的形成是瘤细胞单克隆性扩增的结果。③环境和遗传的致癌因素引起细胞遗传物质（DNA）改变的主要靶基因是原癌基因和肿瘤抑制基因。原癌基因的激活和（或）肿瘤抑制基因的失活可导致细胞的恶性转化。④肿瘤的发生不只是单个基因突变的结果，而是一个长期、分阶段、多种基因突变积累的过程。⑤机体的免疫监视体系在防止肿瘤发生上起重要作用，当免疫监视功能受到不同因素的影响而削弱时便为肿瘤的发生提供了条件。

第二章

肿瘤的化学药物治疗

第一节 肿瘤化疗的原则

一、化疗的应用原则

临床中常采用单药、两药或多药联合组成化疗方案的形式进行抗肿瘤治疗，只有在了解药物作用机制、药动学、肿瘤生物学特点及患者临床特点的基础上，针对不同治疗目的，把握好用药时机，合理选择药物的组合、剂量和疗程等，才能达到最佳疗效。

（一）联合化疗

联合化疗是肿瘤内科治疗最重要的原则之一，目前大多数肿瘤的标准化疗方案中都包括两种或两种以上的抗肿瘤药。

肿瘤具有异质性，并且肿瘤细胞在组织中分别处于不同周期时相，对药物敏感性各异，单用一种药物很难完全杀灭。如将不同作用机制的药物联合应用，有助于更快速地杀灭不同类型、不同时相的肿瘤细胞，减少耐药的发生，提高疗效。细胞动力学研究表明，肿瘤是由处于细胞周期不同时相的肿瘤细胞组成，各类抗癌药物由于作用机制不同，有些仅对处于增殖状态的细胞有作用，有些对 G_0 期细胞也有作用。多数肿瘤都包含对化疗药物敏感不同的细胞，因此联合应用作用于不同细胞周期时相的抗癌药物，有助于提高化疗的效果。联合化疗的药物通常需要兼顾不同的细胞周期，规避相同的毒性，而且应该是由单独应用有效的药物组成，以获得最好的疗效，同时使不良反应得到最大限度的控制。理想状况下，联合给药应出现协同效应。联合用药的另一个关键因素是不良反应是否会叠加。遗憾的是多数细胞毒类药物的不良反应类似，主要为骨髓抑制，这就需要在联合给药时予以减量。而且两次给药的间隔也是无法避免的，主要就是为了能有足够的时间从严重的不良反应中得到恢复。抗肿瘤化疗，最为重要的是提高疗效，同时不良反应可以接受，但不影响患者的生活质量。

联合化疗并非随意选择几种药物进行简单相加拼凑，在设计方案时需要遵循一定的原则，包括：①选用的药物一般应为单独应用有效的药物，只有在已知有增效作用、并且不增加毒性的情况下，方可选择单用无效的药物。②选择不同作用机制的药物或作用于不同细胞周期的药物。③各种药物之间有或可能有互相增效的作用。④毒性作用的靶器官不同，或者虽然作用于同一靶器官，但是作用的时间不同。⑤各种药物之间无交叉耐药性。⑥合适的剂量和方案，根据药动学及作用机制安排给药顺序，避免拮抗。需要注意的是，在进行合理思考和设计后，联合方案的疗效和安全性仍然必须经临床研究证实，特别是考虑替代现有的标准治疗时，更需要进行严谨的比较。

联合化疗对于提高疗效的重要性已经在临床实践中得到了广泛证实。例如，急性淋巴细胞白血病单药化疗时，完全缓解率不足40%，治愈率为0，而目前的标准联合化疗方案完全缓解率超过95%，治愈率可达到80%。大多数细胞毒类药物的毒性较大，临床上使用患者所能耐受的最大剂量时，单一药物的疗效仍不够满意，联合使用多种药物是进一步提高疗效的必要手段。

（二）多周期化疗

根据对数杀伤理论，化疗药物按比例杀伤肿瘤细胞，鉴于目前化疗药物的有效率，即使对于较小的肿瘤，单周期化疗也难以将肿瘤细胞减少到可治愈的数量级。多周期治疗即通过定期给予的多次用药，实现肿瘤细胞数目的持续逐级递减，从而提高疗效。

（三）合适的用药剂量、时间和顺序

多数化疗药物的治疗窗狭窄，在组成联合方案时尤其需要谨慎确定剂量。通过临床研究进行剂量爬坡确定各种药物的推荐剂量，并根据患者的体表面积计算具体用量，目前描述剂量使用情况的度量单位仍为剂量强度，是指化疗周期内单位时间内给予的药物剂量，单位为 mg/m^2。虽然临床研究确定了化疗方案中各种药物推荐的标准剂量，但是在治疗前和治疗过程中还需根据患者的耐受性进行调整，在患者能耐受的前提下，应给予充足剂量的治疗，随意减低剂量会降低疗效。

药物给药的持续时间、间隔时间和顺序都可能影响其疗效和毒性，其设定需依据所选药物的作用机制。如化疗药物主要作用于增殖旺盛的细胞，因此剂量限制性毒性往往为骨髓毒性和消化道等其他系统或器官的毒性反应，一定的给药间隔是保证正常组织及时修复所必须的，在不良反应消失或减低至 I 度前不宜给予同种药物或具有相同毒性的其他药物。细胞周期非特异性药物的剂量反应曲线接近直线，药物峰浓度是决定疗效的关键因素，对于细胞周期特异性药物，其剂量反应曲线是一条渐近线，达到一定剂量后，疗效不再提高，而延长药物的作用时间，可以让更大比例的细胞进入细胞周期中对药物敏感的时相，以提高疗效。因此，细胞周期非特异性药物常常一次性静脉注射，在短时间内一次给予本周期内全部剂量，而细胞周期特异性药物则通过缓慢静脉滴注、肌内注射或口服来延长药物的作用时间。

药物的给药间隔时间可能影响其疗效和毒性。细胞毒类药物对正常细胞也会产生毒性，常见的如骨髓毒性和胃肠道反应，这些毒性需要一定时间恢复，在毒性恢复前不宜给予同种药物或具有相同毒性的其他药物。考虑到不同药物对细胞周期和其他药物代谢的影响，合适的间隔时间是重要的。

出于细胞周期和药动学的考虑，一些化疗方案中规定了给药顺序。联合化疗中常用的策略之一为先使用细胞周期非特异性药物，以减小肿瘤负荷，待更多 G_0 期细胞进入增殖周期后，再使用细胞周期特异性药物，以杀灭增殖活跃的肿瘤细胞。

（四）合适的给药途径

化疗药物的给药途径可分为静脉给药、口服给药和局部给药等方式。各种方式分别具有不同的优缺点，治疗时应根据治疗的目的，选择合适的给药途径。

1. 静脉给药

静脉给药可以减小药物吸收过程中的差异，便于准确给予剂量，同时也可避免刺激性药物对胃肠道、皮肤和肌肉的毒性，因此是最常用的给药途径。但是静脉给药多为一次性或短时间内几次给予，一旦给药后发生严重的不良反应，可能会持续一段时间或者出现后延加重，恢复过程受制于肝肾功能及药物本身的代谢清除特点。

2. 口服给药

口服药物治疗具有药物作用持久、平缓、用药方便和毒性低的特点，并且易于随时调整或撤除药物，但也受到药物生物利用度等的影响，部分药物胃肠道吸收不完全，可能会影响疗效。

3. 局部给药

在一些特殊情况下，需要通过局部给药以达到最佳治疗效果。局部给药包括腔内化疗、鞘内化疗和动脉内化疗。腔内化疗又分为胸膜腔内化疗、腹膜腔内化疗、心包内化疗和膀胱灌注。这种治疗模式是通过药物直接与局部肿瘤细胞接触，杀死局部肿瘤细胞，而对全身正常组织影响较少，能够减轻全身的毒性反应。胸膜腔内化疗还能产生局部化学性炎症，导致胸膜腔闭塞而起到控制胸腔积液的作用。腔内给药，药物仅能渗透到肿瘤大约 1 mm 的深度，对治疗体积较大的肿瘤效果并不理想，但对于弥漫性肿瘤引起的体腔积液有较好的效果。腔内给药既可给予单药，也可根据肿瘤类型联合应用几种药物，一般选择局部刺激性小的药物，以免引起剧烈胸痛或腹痛。由于多数药物不能透过血—脑脊液屏障，在中枢神经系统受侵或受侵风险大时，需要鞘内注射药物。对于浓度依赖性的抗肿瘤药物，局部药物浓度对于疗效是至关重要的，而动脉内给药化疗既可提高肿瘤局部浓度，又不增加全身毒性。药动学表明，动脉

内药物的灌注术，药物首先进入靶器官，使靶器官的药物分布量不受血液分布的影响，同时靶器官的首过效应使其成为全身药物分布最多的部位。动脉内给药对于某些实质性器官肿瘤的治疗具有优越性，如原发性肝癌的动脉内化疗可以使肿瘤缩小，从而达到可手术的目的，并能够最大限度地减少对肝功能的损害。

（五）不同化疗方案的合理安排

避免肿瘤细胞发生耐药的最佳策略是尽早给予足够强度的多药联合治疗，最大限度地杀灭肿瘤细胞。因此，选取最有效且毒性不相重叠的药物组成联合化疗方案，多周期给药，是临床上最常用的方法。但这种方法也存在不足，多种药物存在相同的毒性时，毒性叠加会限制药物剂量。此外药物间的作用可能存在竞争性的干扰，这些都限制了联合治疗方案的疗效、化疗的周期数及在一个方案中能联合应用的有效药物的数量。为克服以上不足，人们对化疗方案的使用策略进行了调整，提出了序贯化疗、交替化疗、维持化疗和巩固治疗等一些治疗方法。交替化疗是将非交叉耐药的药物或联合化疗方案交替使用，更易于使药物达到最适治疗剂量，与序贯化疗相比，更能保障尽早使用多种非交叉耐药的药物，并且与同时使用多种药物相比，其毒性较低。序贯化疗是指先后给予一定周期数的非交叉耐药的药物或化疗方案，然后再序贯给予另一药物或化疗方案，通过序贯化疗，药物易于达到较高的剂量，并且可以避免单一化疗方案对耐药细胞的选择作用。此外，当序贯治疗采用联合方案时，也易于实现整个治疗过程中使用更多种类的药物，从而减少发生耐药的可能性。序贯化疗在乳腺癌的辅助治疗中显示出了一定的优势。序贯化疗模式的优势可能归功于剂量密度的增加，而交替治疗与序贯化疗相比，可能会降低某些优势药物的剂量密度，从而影响疗效。维持治疗和巩固治疗都是在完成初始化疗既定的周期数并达到最大的肿瘤缓解疗效后，继续进行的延续性治疗，其中维持治疗采用初始治疗中包括的药物，而巩固治疗采用与初始治疗不同的药物。如前所述，当肿瘤负荷减小时，细胞增殖加快，如果此时不继续治疗，不仅肿瘤增长加速，而且可能产生继发耐药，给今后的治疗带来困难。维持治疗前的初始治疗可以作为体内药敏试验，为维持治疗选择合适的药物，而巩固治疗则设想在肿瘤负荷较小时尽早使用非交叉耐药的药物以防止耐药发生。并且，在初始治疗后肿瘤进展时，部分患者由于耐受下降等原因难以接受二线治疗，维持治疗和巩固治疗可以为更多的患者争取到接受后续治疗的机会，以期提高疗效。维持治疗和巩固治疗的疗效已经在淋巴细胞白血病和非小细胞肺癌取得了一定的疗效，但在多数肿瘤中的地位尚未确立。

二、化疗的临床应用分类

随着新机制及新剂型药物的不断研发，化疗也从单纯的姑息性治疗向根治性治疗过渡，在肿瘤治疗中发挥着日益重要的作用。但是单纯通过药物即能够治愈的肿瘤依旧较少，多数仍需要配合放疗、手术等局部治疗手段进行多学科综合治疗，以最终达到提高疗效及延长生存期的目的。根据化疗的目的，化疗可分为以下几类。

（一）根治性化疗

有些肿瘤经积极化疗后有望治愈，如急性白血病（特别是小儿急性淋巴细胞白血病）、绒癌、恶性葡萄胎、霍奇金淋巴瘤、非霍奇金淋巴瘤及睾丸癌等。一旦确诊，应尽早给予正规化疗，强调足剂量、足疗程的标准化疗；应积极给予强力止吐药物、集落刺激因子等对症支持治疗，以保证治疗的安全性、患者的耐受性和依从性。尽量避免减低剂量及延长化疗后间隙期，不可在取得临床完全缓解后即终止治疗，应要求患者完成根治性的全程治疗方案，治疗不正规或半途而废将会使患者失去宝贵的治愈机会。

（二）辅助化疗

辅助化疗是指恶性肿瘤在局部有效治疗（手术或放疗）后所给予的化疗。目前辅助化疗越来越受到广泛的重视，这是因为近年来对肿瘤开始转移时间的看法较过去有显著改变，而且通过辅助化疗使许多肿瘤患者获得了生存的益处。过去普遍认为肿瘤开始时仅是局部疾病，以后才向周围侵犯，并由淋巴结和血液向全身转移，因此，治疗肿瘤的步骤是早期将肿瘤彻底切除，手术范围力求广泛，如根治术、扩大根治术等。但是，近年来已认识到肿瘤自发生后，肿瘤细胞就不断自瘤体脱落并进入血液循环，其中的大部分虽能被自身的免疫防御机制所消灭，但有少数未被消灭的肿瘤细胞却会成为复发和转移的根源。因此，当临床发现肿瘤并进行手术时，大部分患者事实上已有远处转移。是否需要辅助化疗是根据疾病的复发概率、病理变化（浸润和细胞分化程度）、疾病分期（侵犯程度和淋巴结转移状态）来确定的，而且要参考所用的化疗方案带来的不良反应。对化疗敏感或复发危险性较大的患者，辅助化疗的意义更大。早期肿瘤，局部治疗即可治愈，复发的概率很小，相对于化疗的不良反应，其给患者带来的收益不大，不需要辅助化疗，如ⅠA期非小细胞肺癌、低危的Ⅱ期结肠癌等。事实上，是否需要辅助化疗及采用什么方案用于辅助化疗，是基于大样本随机对照研究的结果来确定的。只有那些能够显著降低术后复发并带来生存优势的方案才会被推荐应用于辅助化疗。一般认为，辅助化疗应在术后1个月内进行，单一疗程不足以杀灭所有残留的肿瘤细胞，需要多疗程化疗。目前，辅助化疗主要用于乳腺癌、结直肠癌、骨肉瘤、胃癌、非小细胞肺癌等。

（三）新辅助化疗

新辅助化疗是指局限性肿瘤在手术或放疗前给予的化疗。对于未发生远处转移的局部进展期肿瘤患者，在接受手术或放疗前，先进行化疗，主要作用在于：缩小肿瘤体积，降低临床分期，提高手术切除率；在不影响治愈率的前提下，提高乳腺癌、骨肉瘤、头颈部鳞癌和直肠癌的器官保全率和患者的生活质量；可清除或抑制可能存在的微转移灶；作为体内药敏试验，为进一步药物治疗提供重要指导。新辅助化疗策略已应用于局部晚期乳腺癌、骨肉瘤、头颈部鳞癌、直肠癌和胃癌等的治疗。根据新辅助化疗的目的，可以看到，追求肿瘤体积缩小、降期是其特点。因此，在选择药物时强调高效药物的强强联合，针对可能发生的不良反应，提早预防积极处理，避免因此而影响疗效；在决定治疗方案和时限时既要考虑疗效又要兼顾安全性，不能增加围术期并发症；同姑息性化疗仅依赖于影像学判断疗效不同，新辅助化疗后可以获得手术标本，因此病理学观察肿瘤退缩分级也将提供重要的参考价值，决定后续治疗。

（四）姑息性化疗

晚期肿瘤多已全身扩散，不再适合手术或放疗等局部治疗手段，化疗往往是主要的治疗手段，大多数实体肿瘤是无法通过单纯药物治疗来治愈的。晚期肿瘤通过药物治疗，可使部分患者的肿瘤体积缩小，症状减轻，疾病得以控制，延长生存期。尽管不能治愈肿瘤，但通过姑息性化疗可以延长患者的中位生存期（MST）。更重要的是，伴随着肿瘤体积的缩小，肿瘤所导致的相关症状缓解，肿瘤负荷所导致系统反应综合征减轻，患者营养状况改善、生活质量提高。总之，姑息性化疗的主要目的为提高患者生活质量和延长生存期。

三、化疗的适应证和禁忌证

恶性肿瘤化疗前应获得病理或细胞学诊断，个别确实难以取得组织学或细胞学材料的病例，也应通过临床物理学及实验室检查获取比较确切的诊断依据，并结合临床征象及体检，充分了解肿瘤的侵犯范围，在经验丰富的专家指导下，获取充分的临床证据以支持诊断，并考虑到化疗可能给患者带来的益处远远超过其害处时，再酌情使用化疗。接受化疗的患者体质状况应比较好，生活基本能自理。无伴发其他严重的疾病，血常规、肝肾功能及心电图均正常。凡骨髓或肝肾功能有轻度损伤时，可参照有关标准调整化疗药物的用量。

化疗必须在肿瘤专业医生指导下进行，应该让患者熟悉有关药物的常见不良反应，加强临床观察和生化及血细胞分析等检查，详细了解药物不良反应的发生情况，做好各项指标的监测，以便及时发现情况，做出相应的处理，尽可能减轻不良反应，提高治疗效果。应根据肿瘤病理类型和分期，是否存在高危复发因素，按初治或复治等情况，制定合适的策略，选择合理、最佳的化疗方案。化疗方案应选择经实践检验过的、疗效肯定的、国内外通用的"标准"联合化疗方案，必要时可邀请有关专科（如肿瘤外科、放疗科）医生共同研究制订综合治疗计划。对有望治愈的患者，应争取首次治疗取得完全缓解，此后再予巩固强化治疗，争取达到根治的目的。化疗期间应加强化疗药物过敏，粒细胞减少及并发感染、恶心、呕吐等常见不良反应的观察和处理。应帮助患者树立战胜肿瘤的信心，消除对化疗的恐惧心理，对可能出现的消化道反应及脱发要有足够的思想和心理准备，及早采取预防措施，尽量减轻化疗的不良反应。治疗期间应注意卧床休息，进清淡、富于营养、易消化吸收的饮食，也要补充适量的新鲜水果及液体，以便促进药物的代谢物从尿中排泄。此外，必须注意保持口腔清洁，防止黏膜损伤，减少并发感染的机会。

（一）适应证

（1）对化疗敏感的恶性肿瘤，化疗为首选治疗。对于这类肿瘤，部分患者可通过化疗治愈，如白血病、精原细胞瘤等。

（2）化疗是综合治疗的重要组成部分，可以控制远处转移，提高局部缓解率，如恶性淋巴瘤、肾母细胞瘤等。

（3）辅助化疗用于以手术为主要治疗方式的肿瘤，可消除微小残留病灶，有利于降低术后复发率。

（4）为了局限肿瘤，在应用局部治疗手段前先使用新辅助化疗，可促使局部肿瘤缩小，清除或抑制可能存在的微小转移灶，达到降低分期、缩小手术和放疗范围、增加手术切除率的目的，有利于最大限度地保持机体功能，防止转移，延长患者的生存时间。

（5）无手术或无放疗指征的播散性晚期肿瘤患者，或术后、放疗后复发转移的患者。

（6）因病情需要，选择经胸腔、腹腔、骨髓、椎管内及动脉内插管，给予局部区域化疗。

（二）禁忌证

化疗药物一般都有明显的不良反应，不宜用于预防性、诊断性治疗，或作为安慰剂使用，使用时需要权衡利弊得失。有下列情况之一者，应禁用或慎用。

（1）一般情况较差，年老体弱、恶病质等无法耐受化疗者。

（2）骨髓功能差，严重贫血，白细胞和血小板低于正常范围而无法满足正常化疗要求者（治疗前中性粒细胞计数 $< 1.5 \times 10^9 / L$，血小板计数 $< 80 \times 10^9 / L$ 者）。

（3）伴有心、肝、肾、肺功能异常，肾上腺功能不全，有出血倾向者，慎用化疗，并禁用对有关器官功能有严重不良反应的药物。

（4）以往做过多程化疗、骨髓转移者慎行化疗；进行重大手术及大面积放疗者，应避免同时进行化疗。

（5）过敏体质，尤其对化疗药物过敏者，应慎用化疗。

（6）严重感染、高热、出血、失水、电解质紊乱、酸碱平衡失调等并发症及有其他严重内科疾病的患者忌用化疗。

（7）精神病未能控制及无法自控的患者；由于依从性差，无法对化疗不良反应进行及时全面的观察和处理者，慎用化疗。

（8）食管、胃肠道有穿孔倾向或肠梗阻患者。

（三）化疗过程中的药物调整

在化疗中如出现以下情况应考虑减药、停药或换药。

（1）判断化疗无效者，如化疗 1 个周期后在间歇期发生病情恶化，或治疗 2 个周期后病变评价为进展者。

（2）出现 3 ~ 4 级血液学毒性或非血液学毒性，如骨髓抑制，心、肝、肾功能损害，化学性肺炎等，应根据情况决定是否要在下个周期调整用药或停药。

（3）出现严重的相关并发症，如胃肠道出血、穿孔，大咯血等。

（4）出现较为严重的化疗药物过敏反应。

（5）因患者无法耐受或经济等原因，拒绝进一步化疗者。

（四）注意事项

（1）化疗必须在有经验医师的指导下进行，治疗中应根据病情变化和药物不良反应随时调整治疗用药，以及进行必要的处理。

（2）治疗过程中密切观察血常规、肝肾功能和心电图变化，定期检查血常规（包括血红蛋白、白细胞和血小板计数），一般每周检查 1~2 次，当白细胞和血小板降低时每周检查 2~3 次，直到化疗疗程结束后血常规恢复正常为止；肝肾功能于每周期前检查 1 次，疗程结束时检查 1 次，如有异常应进行相应的治疗，并增加复查的次数；心电图根据情况复查。

（3）年龄 65 岁以上或一般状况较差者应酌情减量用药。

（4）有骨髓转移者应密切注意观察。

（5）既往化疗、放疗后骨髓抑制严重者用药应注意。

（6）全骨盆放疗后应注意患者血常规，并根据情况调整用药。

（7）严重贫血的患者应先纠正贫血。

第二节　抗肿瘤药物

一、药物分类

（一）根据药物的化学结构、来源及作用机制分类

1. 烷化剂

主要有氮芥（HN_2），环磷酰胺（CTX），异环磷酰胺（IFO），硝卡芥（AT-1258），苯丁酸氮芥（CB-1348），美法仑（LPAM），N-氮甲（N-甲），卡莫司汀（BCNU），洛莫司汀（CCNU），司莫司汀（Me-CCNU），白消安（BUS），噻替哌（TSPA），二溴甘露醇（DBM）等。

作用机制：这类化合物具有活泼的烷化基因，能与生物细胞中的核酸、蛋白质及肽的亲核基团作用（如羧基、氨基、巯基、羟基、磷酸基团的氢原子等），以烷基取代亲核基团的氢原子。烷化剂的主要作用部位在 DNA，结果使 DNA 分子的双螺旋链发生交叉联结反应，还可形成异常的碱基配对，导致细胞的变异；也可引起核酸脱失或 DNA 断裂，从而造成细胞的严重损伤，导致细胞死亡。

2. 抗代谢类

叶酸拮抗剂类，主要有氨甲蝶呤（MTX）；嘧啶拮抗剂类，有氟尿嘧啶（5-Fu）、替加氟（FT207）、阿糖胞苷（Ara-C）、羟基脲（HU）、卡莫氟（HCFU）、优氟啶（UFT）。嘌呤拮抗剂类，主要有 6-巯基嘌呤（6-MP），6-巯鸟嘌呤（6-TG）等。

作用机制：此类药物为细胞生理代谢药物的结构类似物，能干扰细胞正常代谢物的生成和作用发挥，抑制细胞增殖，进而导致细胞死亡。抗代谢类药物的作用机制各不相同，但均作用于细胞增殖周期中的某一特定时相，故属于细胞周期特异性药物。

3. 抗生素类

醌类（蒽环类），主要有阿霉素（ADM），柔红霉素（DNR），表柔比星（EPI），吡柔比星（THP-ADM），米托蒽醌（MTT）；糖肽类，如博来霉素（BLM），平阳霉素（PYM）；放线菌素类，如放线菌素 D（ACTD）；丝裂霉素类，如丝裂霉素 C（MMC）；糖苷类，如普卡霉素（MTM）；亚硝脲类，如链佐星（STZ）。

作用机制：抗肿瘤抗生素主要抑制 DNA、RNA 及蛋白质的合成。直接作用于 DNA，如丝裂霉素、博来霉素、链佐星，它们可直接与 DNA 结合而干扰 DNA 的复制；抑制 RNA 的合成，如放线菌素 D、柔红霉素、阿霉素、普卡霉素等，这些化合物可与 DNA 发生嵌入作用，阻断依赖 DNA 的 RNA 产生，抑制转录过程，从而抑制蛋白质的合成；嘌呤霉素类，它们作用于核糖体水平，干扰遗传信息的翻译，从而抑制蛋白质的合成。

4. 植物类

（1）生物碱类：长春新碱（VCR），长春碱（VLB），长春地辛（长春碱酰胺，VDS），长春瑞滨（去甲长春碱，NVB），秋水仙碱（COLC），羟喜树碱（HCPT），三尖杉碱（HRT）。

（2）木脂体类：依托泊苷（鬼臼乙叉苷，VP-16），替尼泊苷（VM-26）。

（3）紫杉醇类：紫杉醇（PTX），紫杉特尔（Taxotere）。

作用机制：植物类药物可抑制 RNA 合成，与细胞微管蛋白结合，阻止微小管的蛋白装配，干扰增殖细胞纺锤体的生成，从而抑制有丝分裂，导致细胞死亡。

5. 激素类

（1）雌激素类：己烯雌酚（DES），溴醋己烷雌酚（HL-286）。

（2）雌激素受体阻断剂及抑制雌激素合成药物：三苯氧胺（TMX），托瑞米芬。

（3）雄激素类：苯丙酸睾酮，甲基酮，氟羟甲睾酮。

（4）抗雄激素类：氟他胺。

（5）黄体酮类：甲羟黄体酮（MPA），甲地黄体酮（MA）。

（6）芳香化酶抑制剂：氨鲁米特（AG），福美坦（FMT），瑞宁得。

（7）肾上腺皮质激素：泼尼松，地塞米松。

（8）甲状腺素类：甲状腺素。

作用机制：肿瘤的生长与某种激素水平相关，通过应用某种激素或抗激素与某一受体竞争性结合，从而阻断激素作用；另外，通过抑制激素的合成来改变肿瘤生长所依赖的内分泌环境，从而达到抑制肿瘤生长之目的。

6. 杂类

（1）金属类：抗癌锑（Sb-71），顺铂（顺氯氨铂，DDP），卡铂（CBP）。

（2）酶类：L-门冬酰胺酶（L-ASP）。

（3）抗转移类：雷佐生（ICRF-159）。

（4）其他：丙卡巴肼（甲基苄肼，PCZ），达卡巴嗪（氮烯咪胺，DTIC），羟基脲（HU），去甲斑蝥素等。

作用机制：这类药物来源、化学结构及作用机制均不相同。①铂类，主要具有烷化剂样作用，与细胞亲核基因结合，引起 DNA 的交叉联结，导致 DNA 复制障碍，从而抑制癌细胞的分裂，为细胞周期非特异性药物。②酶类，L-门冬酰胺酶，能将肿瘤组织周围的门冬酰胺水解为门冬氨酸及氨，造成门冬酰胺减少，而肿瘤组织中无门冬酰胺合成酶，完全依赖外源性门冬酰胺供应，干扰了肿瘤细胞蛋白质的合成，肿瘤细胞生长受到抑制，导致肿瘤死亡。③雷佐生，其双内酰亚胺键在体内可解开核酸、蛋白质中的氨基、巯基等发生酰化反应，从而抑制 DNA、RNA 和蛋白质合成。

（二）按抗肿瘤药物对各期肿瘤细胞的敏感性不同分类

1. 细胞周期非特异性药物（CCNSA）

CCNSA 能杀死增殖周期中各时相的肿瘤细胞甚至包括 G_0 期细胞，这类药物可直接作用于 DNA，或与 DNA 形成复合物，影响 DNA 的功能，从而杀死癌细胞。这类药物包括全部的烷化剂、大部分抗癌抗生素及铂类药物。

2. 细胞周期特异性药物（CCSA）

CCSA 主要杀伤处于增殖周期的某一时相细胞，G_0 期细胞对其不敏感，S 期和 M 期细胞对其敏感。这类药物包括抗代谢药（S 期）和植物药（M 期）。

抗代谢药中的阿糖胞苷（Ara-C）和羟基脲（HU），主要干扰 DNA 的合成，而不抑制 RNA 和蛋白质的合成，因此是典型的 S 期药物，有的称之为 S 期时相特异性药物。抗代谢药中的 6-巯基嘌呤、氟尿嘧啶和氨甲蝶呤在干扰生物大分子 DNA 合成的同时，也抑制 RNA 和蛋白质的合成，使细胞分裂速度减慢，因而使处于 S 期的细胞减少，故不是典型的 S 期药物。

植物药中的 VCR、VLB 等能干扰微管蛋白的装配，从而阻断纺锤丝的形成，使恶性细胞处于中期而不继续增殖，称为 M 期时相特异性药物。

二、细胞周期非特异性药物和细胞周期特异性药物与疗效的关系

1. CCNSA

对肿瘤细胞的作用较强而快，能迅速杀灭癌细胞，其作用特点呈剂量依赖性。其杀伤肿瘤细胞的疗效和剂量成正比，即增加剂量，疗效也增强，其剂量—反应曲线接近直线。这提示，在使用 CCNSA 时，只要机体能耐受，应大剂量给药，但考虑大剂量给药时毒性也增加，因此大剂量间歇给药是最佳选择。

2. CCSA

药效作用缓慢且较弱，其剂量—反应曲线是一条渐近线，即在开始小剂量类似于直线，达到一定剂量后不再升高，而形成一个坪，即使再增加剂量也无济于事，除 S 期或 M 期细胞外，其他细胞时相对其不敏感，在治疗策略上应小剂量持续给药。

第三节 化疗常见不良反应及处理

一、骨髓抑制

绝大多数细胞毒类药物都有骨髓抑制性。由于血细胞的半衰期不同，化疗药物对其影响也不同。对化疗药物最敏感的是白细胞，其次是血小板，多疗程化疗也会引起血红蛋白降低。不同化疗药物导致骨髓抑制发生的时间、持续时间、严重程度均不相同。影响骨髓抑制的因素除药物外，还与患者个体骨髓储备能力密切相关。而肝病、脾功能亢进、曾接受过抗肿瘤治疗者更易引起明显的骨髓抑制。

（一）中性粒细胞减少

化疗引起的白细胞减少以中性粒细胞减少为主。中性粒细胞减少时，感染的机会明显增加。感染发生的危险与中性粒细胞减少的程度和持续时间有关。中性粒细胞减少至 0.5×10^9/L 以下并持续 $10 \sim 14$d 时，感染的危险性将明显增加。对中性粒细胞抑制较明显的药物有亚硝脲类、蒽环类、紫杉类、NVB、VLB、MMC、VP-16、IFO 等。大部分的细胞毒类药物出现中性粒细胞减少的时间为 $7 \sim 14$d，一般于 21d 恢复正常。部分药物表现为延迟性骨髓抑制（如亚硝脲类），中性粒细胞减少发生于化疗后 $28 \sim 35$d，$42 \sim 60$d 才得以恢复。临床上，粒细胞集落刺激因子（G-CSF）可缩短与细胞毒化疗有关的严重中性粒细胞缺乏持续的时间，使感染的机会减少。

接受普通剂量化疗时，G-CSF 的用法有 3 种：第 1 个周期化疗后预防性地给予 G-CSF；化疗导致发热性的中性粒细胞减少，下周期化疗后预防性地给予 G-CSF；化疗后出现发热性的中性粒细胞减少时给予 G-CSF 治疗。

化疗导致发热性的中性粒细胞减少后，下一疗程可以考虑减量，延长休息时间或预防性地应用 G-CSF。如果减量将影响患者的疗效和生存期（如恶性淋巴瘤，化疗缓解率和生存率与剂量强度有关），则需要预防性地应用 G-CSF。如果化疗以姑息性治疗为目的，应考虑减量。

G-CSF 推荐剂量为每天 5 μg/kg，用于外周血干细胞动员时为每天 10 μg/kg，皮下注射。预防性应用时，在化疗后 $24 \sim 48$h 给予 G-CSF。G-CSF 应持续给药至中性粒细胞绝对计数达（$2 \sim 3$）$\times 10^9$/L。近年来，长效 G-CSF 已经被批准用于临床。每疗程化疗仅需要应用长效 G-CSF 一次，疗效和普通剂量 G-CSF 相当。

（二）血小板减少

血小板减少是临床常见化疗药物剂量限制性毒性反应。对血小板影响较明显的细胞毒类药物有 MMC、CBP、GEM、亚硝脲类等。严重的血小板下降会引起凝血功能障碍，可伴有出血并危及生命。对血小板减少的患者应密切注意出血倾向，防止重要器官出血的发生，同时避免使用有抗凝作用的药物。

对于化疗引起的血小板减少，输注血小板仍然是最主要的预防和治疗措施。在药物筛选中，已发现

多种具有促进血小板生长潜能的因子，如 IL-1、IL-3、IL-6、IL-11、巨核细胞生长和发育因子（MG-DF）、血小板生成素（TPO）等。其中，重组人 IL-11（rhIL-11）较常用于治疗化疗引起的血小板减少症。临床试验结果表明，化疗后给予 IL-11 可减少需要输注血小板的机会。IL-11 推荐剂量为每天 50 μg/kg，皮下注射，主要不良反应为发热、水肿、心动过速、结膜充血等。TPO 的主要临床作用就是作为血小板减少症的治疗药物，特别是因放化疗而导致的血小板减少症。重组人 TPO（rhTPO）具有刺激巨核细胞生成的作用，其临床应用致使更低的血小板输注率，出血风险减少且不良反应较少。

（三）贫血

癌性贫血的原因包括癌症本身、放化疗引起的骨髓抑制、肿瘤侵犯骨髓、溶血、脾肿大、失血、铁生成障碍和促红细胞生成素（EPO）缺乏。DDP 是最容易引起贫血的化疗药物，因 DDP 对肾小管损伤而使 EPO 产生减少，是导致贫血的原因之一。其他化疗药物多疗程治疗后也会导致贫血。脊髓和盆腔放疗，因照射范围包括主要的造血部位，因此也会导致贫血。包括治疗因素在内的各种原因引起的癌性贫血，使患者的生活质量受到影响。

内源性 EPO 产生于肾脏，对红细胞的生成起调节作用。当发生缺氧或红细胞携带氧的能力下降时，EPO 生成增加并促进红细胞生长。基因重组 EPO 最早被批准用于治疗慢性肾衰竭导致的贫血。EPO 可缓解癌性贫血，减少输血需要，改善患者的一般状况。化疗后血红蛋白（Hb）≤100 g/L 可治疗性给予 EPO；当 Hb <120 g/L 时，可根据临床情况决定是否使用 EPO。EPO 剂量为 150 U/kg，每周 3 次，连续 4 周。EPO 治疗超过 6～8 周仍然无效的患者应停药，继续治疗将无临床获益。应检查患者是否存在缺铁。

除此之外，输血也是一种可选择的治疗措施。癌性贫血是一种慢性过程，患者对贫血的耐受性明显好于急性失血者。因此，Hb >100 g/L 很少考虑输血。当 Hb <70 g/L 时可考虑输注红细胞。Hb 为 70～100 g/L 时应根据患者的具体情况决定是否输血。一般老年患者耐受性较差，如伴有其他心、肺疾病者，输注红细胞改善贫血症状可使患者获益。

二、恶心、呕吐

恶心、呕吐是化疗最常见的不良反应之一，总体发生率为 70%～80%。接受不同的化疗药物或不同的药物剂量强度会发生不同程度的恶心、呕吐。化疗引起的恶心、呕吐是严重影响患者治疗耐受性和依从性的不良反应。严重的恶心、呕吐不仅明显影响患者的生活质量，而且将使患者对于今后的治疗失去信心。化疗前给予预防性使用抗呕吐药物可全部或部分缓解急性呕吐。

（一）化疗致呕吐的机制

化疗引起恶心、呕吐最常见的机制是化疗药物间接或直接地激活了大脑化学受体触发区（CTZ）。其一，导致呕吐的化学物质通过脑脊液或血液直接送达 CTZ，化疗药物和 CTZ 相互作用后释放多种神经递质，这些物质激活了呕吐中枢，引起呕吐。CTZ 释放的神经递质包括多巴胺、5-羟色胺（5-HT）、组胺、去甲肾上腺素、阿扑吗啡、血管紧张素 II、肠多肽、胃泌素、抗利尿激素、促甲状腺素释放激素、亮氨酸、脑啡肽和 P 物质等。其中，5-HT 是引起急性呕吐的重要因素。其次，化疗药物损伤消化道黏膜（特别是回肠黏膜），导致肠上皮嗜铬细胞释放 5-HT，刺激传入迷走神经的 5-HT3 受体，从而使呕吐中枢兴奋而引起呕吐。P 物质是另一种与化疗引起呕吐有关的重要神经递质。P 物质通过中枢机制，与位于脑干的神经激肽 1（NK1）受体结合导致呕吐。NK1 受体的激活与后期的急性呕吐及延迟性呕吐有关。动物实验和临床研究表明，NK1 受体的抑制剂可缓解 DDP 所致的急性和延迟性呕吐。

其他相关的机制包括前庭机制及味觉损伤。化疗药物存在于血液或唾液腺中，影响口腔黏膜和味蕾，使口中产生异味和味觉改变。化疗后味觉损伤，口中的异味、苦味会引起呕吐。化疗药物直接或间接作用于大脑皮质而引起呕吐。

（二）化疗所致呕吐的类型

1. 急性呕吐

发生于化疗后24h内，通常在给药后1～2h内出现，给药后4～6h最严重。

2. 延迟性呕吐

发生于化疗24h后，可持续48～72h。常见于接受了明显致吐的化疗药物后，如DDP、CBP、CTX和ADM。虽然延迟性呕吐的严重程度不如急性呕吐，但对患者营养与进食影响很大，可导致脱水和电解质紊乱。

3. 预期性呕吐

可发生于化疗给药前、给药中和给药后。主要原因是以往化疗过程中未能很好地控制呕吐，不愉快的经历导致以后化疗的预期性呕吐。因此，在首次化疗时如能有效地给予止吐药物控制呕吐，有助于减少预期性呕吐的发生。治疗预期性呕吐可用镇静药物，如苯二氮䓬类药物。不同的化疗药物引起呕吐的发生率和强度明显不同，相同的化疗药物也因所给予的剂量不同而导致呕吐的程度不同。其中，DDP是引起呕吐最严重的药物。

（三）治疗

1. 5-HT3受体拮抗剂

5-HT3受体拮抗剂可同时作用于中枢和外周的5-HT3受体，对于化疗药物引起的急性呕吐具有明显的抑制作用。对于中度致吐药物引起呕吐的完全控制率达50%～90%，对于重度致吐药物（如DDP）引起呕吐的完全控制率也可达50%～70%。5-HT3受体拮抗剂与地塞米松合用可提高呕吐的完全控制率。但5-HT3受体拮抗剂对于延迟性呕吐的控制率在50%以下。5-HT3受体拮抗剂的同类药物有多种，各种药物的半衰期和与受体的亲和力有所差别，但这类药物的疗效和不良反应相似，均可选用。剂型包括口服和静脉给药，两者疗效相当。给药方案为：使用最低有效剂量，化疗前单剂给药，联合地塞米松可增加止吐效果。5-HT3受体拮抗剂对于延迟性呕吐的效果有限，和单用地塞米松相比，加5-HT3受体拮抗剂不增加疗效。常用的药物有昂丹司琼、格雷司琼、托烷司琼、阿扎司琼、帕洛诺司琼等。

2. NK1受体拮抗剂

如前所述，NK1受体的激活与后期的急性呕吐及延迟性呕吐有关。阿瑞吡坦是NK1受体拮抗剂。临床研究表明，与5-HT3受体拮抗剂加地塞米松的两药联合方案相比，阿瑞吡坦加5-HT3受体拮抗剂加地塞米松的三药联合方案对于预防高致吐性化疗的急性呕吐效果更明显，化疗第1天呕吐的完全缓解率分别为89%和78%。在预防延迟性呕吐的两项双盲试验中比较了阿瑞吡坦加地塞米松和单用地塞米松的疗效，完全缓解率分别是75%和68%，阿瑞吡坦加地塞米松的疗效优于单用地塞米松。因此对于延迟性呕吐，推荐阿瑞吡坦80 mg口服加地塞米松，DDP用药后第2～第3天给药。

三、口腔黏膜炎

口腔黏膜上皮是更新较快的组织。在生理状态下，口腔黏膜上皮每7～14d更新一次，以修复因化学和机械等原因造成的损伤。因此，口腔黏膜也是对化疗和放疗损伤敏感的组织。化疗或放疗后短期内，上皮组织释放细胞因子产生炎性反应，进而造成组织损伤。化疗4～5d后，上皮细胞增生修复低下，上皮萎缩。化疗后1周左右，口腔黏膜产生溃疡。而此时恰好是化疗后粒细胞缺乏时期，黏膜溃疡可伴有细菌或真菌等感染。患者出现明显的症状，如口腔疼痛、吞咽困难、进食减少。一些化疗药物，如氟尿嘧啶，引起口腔黏膜炎的同时可能伴有腹泻，导致患者水、电解质平衡紊乱。一般情况下，2～3周后黏膜溃疡修复，口腔疼痛缓解。

约40%的患者化疗后将发生口腔黏膜炎，其中一半的患者因症状明显需要治疗和止痛。黏膜炎的发生因化疗药物、剂量及给药方案的不同而发生率及严重程度均不相同。在普通剂量下，MEL、TSPA、ADM、EADM、NVT、PTX、VP-16、MTX、5-Fu及衍生物、Ara-C等均有不同程度的致口腔黏膜炎。部分细胞毒类药物，当提高给药剂量后，黏膜炎便成为剂量限制性毒性。例如，大剂量EADM（120～

150 mg/m^2）、大剂量 VP-16、MTX 和 Ara-C 等化疗后口腔溃疡的发生率可高达 80%。48% 的多发性骨髓瘤接受含大剂量 MEL 动员方案加自体外周血干细胞移植的患者，可发生溃疡性口腔黏膜炎。给药方法也与黏膜炎的发生有关。PTX 24h 静脉滴注时黏膜炎加重，而每周给药时黏膜炎是剂量限制性毒性。5-Fu 持续静脉滴注时，黏膜炎是剂量限制性毒性，而 5-Fu 静脉注射时黏膜炎较轻。卡培他滨口服后，其有效血药浓度时间延长，黏膜炎的发生也相应增加，严重黏膜炎约占 3%。ADM 脂质体的黏膜炎发生较 ADM 多见，发生率为 30%，其中Ⅲ~Ⅳ度黏膜炎发生率为 9%。

将要进行化疗的患者在治疗 2 周前应接受口腔科医师的全面检查和相应治疗。如需拔牙或治疗口腔炎症，均应在 2 周前完成，使放化疗前伤口得以愈合，以免存在潜在的感染灶。同时，要教育患者注意口腔清洁和养成良好的口腔卫生习惯，进食后勤漱口、刷牙，如已经发生黏膜炎要避免使用质地较硬的牙刷，可使用纱布或棉签清洁。

硫糖铝治疗消化性胃肠溃疡的疗效已得到了临床肯定。硫糖铝悬液漱口用以预防和治疗化疗引起的口腔溃疡也有一系列的研究。

Palifermin 是重组人角化细胞生长因子，已被美国和欧盟批准用于需造血干细胞移植或骨髓移植的造血系统恶性肿瘤患者，以减少严重口腔溃疡的发生率和持续时间。接受 Palifermin 的患者报告，日常活动功能如吞咽、进食、谈话和睡眠均有显著改善，阿片类镇痛药物的使用明显减少。

四、心脏毒性

化疗引起的心脏毒性中，对蒽环类药物的研究最多。蒽环类药物引起的心脏毒性包括 3 种临床表现：急性、亚急性和迟发性。①急性心脏毒性表现为室上性心动过速、室性异位搏动、心内膜下心肌炎、明显的心电图改变、心肌病，甚至死亡。严重急性心脏毒性的发生率低，大多为轻度的可逆反应。②亚急性心脏毒性出现在末次给药的 1 年内，高峰通常在给药后的第 3 个月。③迟发性心脏毒性一般在给药 5 年后出现。急性心脏毒性的发生与蒽环类药物的剂量无关，而迟发性心脏毒性与蒽环类药物的累积剂量有关。迟发性心脏毒性是不可逆的，严重者表现为充血性心力衰竭（CHF），是蒽环类药物主要的剂量限制性毒性。

CHF 的发生率和蒽环类药物的累积剂量显著相关。ADM 剂量 >450~550 mg/m^2，EADM >900~1 000 mg/m^2 时，发生 CHF 的危险性明显增加。ADM 的累积剂量为 550 mg/m^2、600 mg/m^2 和 1 000 mg/m^2 时，CHF 的发生率分别为 1%~5%、30% 和 50%。其他相关危险因素包括高血压、既往心脏病史、老年人、纵隔放疗、女性和体质指数（BMI）明显超过正常。与其他抗肿瘤药物联合可能增加蒽环类药物的心脏毒性，如曲妥珠单抗、紫杉类等。蒽环类药物相关的心脏毒性一旦发生应积极给予药物治疗，包括联合应用利尿剂、血管紧张素转换酶抑制剂、β 受体阻滞剂和洋地黄。肿瘤稳定患者可考虑行心脏移植术。

蒽环类药物的心脏毒性与其累积剂量相关，但仍有少数患者在较少累积剂量时已发生明显的心脏毒性，而有各种危险因素的患者只能接受较低的累积剂量。心电图对于蒽环类药物引起心脏毒性的预测没有肯定的价值。虽然应用超声心动图或放射性核素的方法测定左室射血分数（LVEF）也不能很好地预测 CHF，但目前仍然是临床应用最多的方法。对于有危险因素的患者，应每 1~2 个疗程随访 LVEF。对于无危险因素的患者，当 ADM 的累积剂量 >300 mg/m^2 时也应随访 LVEF。心内膜下心肌活检可发现心肌损害，但创伤性的方法使其难以被广泛接受。近年来的研究发现，血浆肌钙蛋白是心肌受损的标志物，测定肌钙蛋白可早期预测 CHF。研究显示，肌钙蛋白 T 水平和蒽环类药物相关的心肌损害有关，对预测 CHF 的发生有一定的价值。

ADM 脂质体是在 ADM 周围包裹脂质体。ADM 脂质体无法通过连接紧密的心肌细胞，使药物在心肌的峰浓度降低。但 ADM 脂质体可通过炎症和肿瘤区的血管，使药物在肿瘤部位的暴露不受影响。Batist 等的临床研究比较了 ADM 脂质体或传统多柔比星加 CTX 治疗晚期乳腺癌患者的心脏毒性和疗效。心脏毒性发生率有明显差别，分别为 ADM 脂质体组 6%，传统 ADM 组 21%。两组的肿瘤疗效和生存率相似。

抗代谢药 5-Fu 引起心脏毒性的报道最早见于 1975 年。以后的研究发现，5-Fu 所致心脏毒性的发生率为 3%。5-Fu 持续静脉滴注时心脏毒性的发生率可增加到 7.6%，无症状性心电图改变可高达 68%。5-Fu 持续滴注时少数患者出现心前区疼痛，心电图可出现类似心肌梗死的图形，但心肌酶谱没有异常改变，提示冠状动脉痉挛是可能的原因。

曲妥珠单抗是人源化的人表皮生长因子受体-2（HER-2）单抗，已被批准用于治疗 HER-2 过度表达的乳腺癌。在早期的临床试验中，曲妥珠单抗的心脏毒性就已经被认识到了，主要为 LVEF 下降和 CHF。曲妥珠单抗联合 ADM 的心脏毒性发生率最高为 27%，曲妥珠单抗联合 PTX 心脏毒性的发生率也会增加为 13%，而曲妥珠单抗单药心脏毒性的发生率较低，为 2%~8%。曲妥珠单抗引起的心脏毒性和其剂量无关，停药后及给予抗心力衰竭治疗可使 80% 的患者症状改善。临床使用曲妥珠单抗时建议定期复查 LVEF，当 LVEF 值较基础值下降超过 15% 时，建议暂停使用曲妥珠单抗。

五、肺毒性

多种化疗药物可引起肺毒性，除 BLM 外，大部分化疗药物引起肺毒性的机制并不清楚。可引起肺毒性的细胞毒类药物包括 BLM、BU、BCNU、CLB、CTX、Ara-C、TXT、VP-16、氟达拉滨、GEM、MTX、MMC、PTX、丙卡巴肼、VLB。靶向治疗药物吉非替尼、利妥昔单抗和硼替佐米也有肺毒性的报道。

BLM 是化疗药物中引起肺毒性研究最多的药物，主要用于霍奇金淋巴瘤或生殖细胞肿瘤患者的化疗。霍奇金淋巴瘤患者接受 ABVD 方案（ADM、BLM、VLB、氮烯唑胺）化疗后急性肺毒性的发生率为 25%~31%，但约 10% 的患者同时接受了放疗。BLM 是多肽类抗癌抗生素，早在 20 世纪 60 年代已被认知其可引起肺毒性。其发生机制为：肿瘤坏死因子诱导的免疫反应；与 Fe^{3+} 形成复合物激活氧自由基。BLM 引起的肺毒性主要表现为肺纤维化，少数为对 BLM 超过敏，后者较纤维化易于控制。临床表现为呼吸困难、干咳、乏力，可伴有发热。激素治疗可使部分患者缓解，但发生肺纤维化者难以逆转。BLM 引起肺毒性的危险因素包括：BLM 的累积剂量、肾功能减退、年龄、吸烟、纵隔放疗和高氧。当博来霉素的累积剂量 >300 000 IU 时，肺毒性的发生率可明显增加；累积剂量 <450 000 IU 时肺毒性的发生率约 5%，而累积剂量达 550 000 IU 时，其致死性肺毒性高达 10%。BLM 进入人体后，50%~70% 以原型从肾脏清除。正常肾功能者半衰期为 2~5h，肾小球滤过率下降者半衰期可延长到 30h。肾功能减退者，BLM 的暴露时间延长，肺毒性的危险增加。因此，对于肾功能减退患者，或同时应用 DDP 等具有肾毒性的药物时，应密切监测并调整 BLM 的剂量。

吉非替尼是小分子酪氨酸激酶抑制剂，作用于 EGFR 阻断信号转导，抑制肿瘤细胞增殖。临床研究表明，吉非替尼对于东方人种的非小细胞肺癌具有肯定的疗效，特别是女性、不吸烟者、腺癌患者。美国和欧洲的研究发现，吉非替尼可导致间质性肺炎，发生率为 1.1%。但日本患者的发生率较高。部分患者接受了肺活检，病理检查显示肺间质性炎症和纤维化。吸烟男性比不吸烟女性发生间质性肺炎的危险明显增加（*OR* 值为 20.5），女性不吸烟者的发生率仅 0.4%。治疗以激素为主，同时用抗生素治疗未增加疗效。

六、肾和膀胱毒性

（一）化疗引起的肾毒性

1. 顺铂（DDP）

化疗引起的肾毒性，以 DDP 为著。DDP 已在临床应用多年，至今仍然广泛应用于多种恶性肿瘤的治疗，对其肾毒性的产生和预防也有比较充分的研究。DDP 以代谢产物的形式从肾脏清除。DDP 引起的肾毒性主要是对近端肾小管的损害，可能累及集合管，但对肾小球无影响。DDP 对肾小管的破坏不仅有重金属直接损伤的原因，也可能是 DDP 和肾小管上皮细胞 DNA 产生交叉联结所致。

DDP 肾毒性的产生和其剂量有关，单次剂量 <50 mg/m² 时发生肾功能损害的机会很小。单次剂量 >50 mg/m² 时必须同时给予水化，不然将造成不可逆的肾功能损害。水化是预防 DDP 引起肾毒性的有效方法。水化可以使顺铂接触肾小管的药物浓度降低，接触时间缩短。因此，DDP 用药前后应给予大量生理盐水,使尿量保持在 100 mL/h 以上。如 DDP 剂量 >75 mg/m^2,则水化还要加强。水化的同时经常给予甘露醇或利尿剂,但是否能够进一步减少肾损害并不十分肯定。同时应用其他肾毒性药物将加重顺铂肾毒性的危险,如氨基糖苷类抗生素、长期应用非甾体解热镇痛药等。

除使用水化方法减少 DDP 引起的肾毒性外,尚有一些研究致力于寻找具有减少肾毒性的药物,其中比较成功的是氨磷汀。氨磷汀在体外没有活性,在体内经碱性磷酸酶水解脱磷酸后成为含自由巯基的活性代谢产物 WR-1065。自由巯基能直接与烷化剂和铂类药物的活性基团结合,减少烷化剂和铂类药物对 DNA 的破坏;另外,自由巯基可清除化疗药物产生的氧自由基,减少自由基对细胞膜及 DNA 的损伤。氨磷汀对正常细胞具有选择性的保护作用,与细胞毒类药物同时应用不减少其抗肿瘤作用。临床研究显示,卵巢癌患者接受含 DDP 方案化疗,加或不加氨磷汀保护,两组患者疗效相当,加氨磷汀组的肾毒性明显降低。

2. 氨甲蝶呤(MTX)

MTX 给药后主要从肾脏排泄,通过肾小球滤过和肾小管主动分泌,很快从尿液中清除。普通剂量的 MTX 很少引起肾毒性。当排泄至肾小管的 MTX 和其代谢产物浓度很高时,药物即在肾小管上沉积,导致急性肾衰竭。尿液在正常生理 pH 时,药物处于充分离子化状态,不易在肾小管产生沉积。但当尿液呈酸性(pH <5.7)时,药物易沉积于肾小管。大剂量 MTX 治疗时,水化和碱化尿液是有效防止其肾毒性的方法。水化可使尿液中的药物浓度减低,同时给予碳酸氢钠可使尿液呈碱性(pH >8),从而减少药物在肾小管上的沉积。尿液的排泄量应保持在 100 mL/h 以上。大剂量 MTX 治疗时必须进行血药浓度监测,同时给予四氢叶酸解救。

3. 异环磷酰胺(IFO)

IFO 和 CTX 是同分异构体,两者具有相似的抗肿瘤活性和毒性。但 CTX 并无肾毒性,而 IFO 却可能产生不同程度的肾毒性,甚至为不可逆的肾衰竭,需血液透析或肾移植,严重者可威胁生命。IFO 引起肾毒性的机制可能是其代谢产物中有较多的氯乙醛,并且 IFO 对近端肾小管有直接影响。肾小管损伤后可表现为氨基酸尿、蛋白尿、肾小管酸毒症和低钾血症等。IFO 肾毒性的发生率为 5% ~30%。儿童对 IFO 特别易感,可导致肾性软骨病和生长迟缓。危险因素包括累积药物剂量,患者年龄较轻(特别是 <5 岁的儿童)、单侧肾切除、肾脏接受过放疗、后腹膜肿块、既往或同时接受 DDP 或其他具有肾毒性的药物。药物剂量是 IFO 导致肾毒性的重要相关因素。早期临床研究发现,单次大剂量给予 IFO 将造成肾小管急性坏死,几天内即出现肾衰竭。IFO 分次给药可明显降低肾毒性。因此,IFO 一般为 3~5d 分次给药,也有医生采用持续静脉滴注给药。美司钠对 IFO 引起的出血性膀胱炎有预防作用,但不能减轻其肾毒性。

(二)出血性膀胱炎

大剂量环磷酰胺(CTX)和 IFO 都有明显的尿路毒性。大剂量 CTX 引起出血性膀胱炎的发生率为 5% ~35%。IFO 导致的严重出血性膀胱炎的发生率为 40%,而接受过盆腔放疗的患者发生率高达 70%。CTX 和 IFO 两者均产生代谢产物丙烯醛,后者经肾脏排泄至膀胱,是引起尿路毒性的主要物质。动物实验显示,丙烯醛使尿路上皮出现溃疡、炎性反应和水肿。临床上,出血性膀胱炎表现为血尿和下尿路刺激症状。预防出血性膀胱炎传统的治疗方法为给予大量液体水化和利尿,或同时进行膀胱冲洗。

美司钠是一种含有巯基的化合物,对大剂量 CTX 和 IFO 引起的出血性膀胱炎具有预防作用,并比其他巯基化合物具有更好的尿路保护作用。静脉给药后,美司钠完全由肾脏排泄。美司钠在血液中没有活性,经肾脏排泄至尿液后重新被激活。在尿液中,美司钠中的巯基和丙烯醛结合,形成无活性的物质而排出,对尿路不再具有刺激损伤作用。

美司钠应在 CTX 和 IFO 给药前、给药后 4h 及 8h 分别给予,每次用量为 CTX、IFO 剂量的 20%。当应用大剂量 CTX 进行骨髓移植前化疗时,美司钠的剂量可相应地提高到相当于 CTX 剂量的 120% 和 160%。以持续静脉滴注的方式给予 IFO 时,美司钠可以在给药前先给予相当于 IFO 20% 的剂量,然后再按照 IFO 剂量的 100% 与其同步输注。IFO 输注结束后,还应继续输注美司钠(相当于 IFO 剂量的 50%)6~12h,以便能更好地保护泌尿系统。

七、神经毒性

（一）长春花生物碱的神经毒性

长春花生物碱是一类具有神经毒性的细胞毒类药物，包括 VCR、VLB、VDS 和 NVB。长春花生物碱可抑制肿瘤细胞有丝分裂时微管蛋白的聚合，使纺锤丝形成受阻，有丝分裂停止于中期，导致肿瘤细胞死亡。长春花生物碱同时也非选择性地和微管 p 亚单位结合，干扰了神经轴突微管的功能，其中以感觉神经受损最明显。

长春花生物碱引起的神经毒性临床表现相似，以指（趾）末端感觉异常和深部腱反射减退为主要特征。腱反射减退一般为无症状性的，体检方能发现。随药物累积剂量的增加，指（趾）末端感觉异常的范围可扩大到整个手足，感觉由麻木加重至烧灼感。维生素对此类神经毒性无肯定的治疗作用。停药后神经毒性将逐渐减轻。长春花生物碱对副交感神经的功能也有影响，可导致患者便秘、排尿困难，严重者出现肠梗阻。对自主神经产生影响时可发生直立性低血压。

神经毒性是 VCR 的剂量限制性毒性。VCR 的单次给药剂量和累积剂量都和神经毒性的发生有关。VCR 的单次给药剂量应不 >2 mg，年龄 >70 岁的患者应酌情减量至 1 mg。VCR 的累积剂量超过 25 mg 时，神经毒性明显增加。VLB、VDS 和 NVB 的剂量限制性毒性则为骨髓抑制，神经毒性较 VCR 为弱，但同样与单次给药剂量和累积剂量有关。NVB 和其他具有神经毒性的细胞毒类药物联合可能加重神经毒性的程度，如 NVB 联合奥沙利铂（L-OHP）可导致严重便秘，但 NVB 和 DDP 联合并不增加神经毒性。

（二）紫杉类药物的神经毒性

PTX 和 TXT 引起神经毒性的机制和长春花生物碱相似。紫杉类药物作用于神经元的微管，使神经轴突破坏和脱髓鞘。临床表现为"手套（袜子）"型的感觉异常及麻木感，严重时表现为烧灼感。深部腱反射减退，震动觉消失，直立性低血压。视神经损害可引起短暂的黑蒙，运动功能受影响时出现下肢无力。

紫杉类药物引起的神经毒性和药物单次剂量及累积剂量均有关。当 PTX 250 mg/m^2，每 3 周给药，或 PTX 超过 100 mg/m^2，每周给药时，神经毒性成为剂量限制性毒性。累积剂量和神经毒性的发生有关。但无论是 PTX 还是 TXT，并无绝对的剂量极限。

一旦发生神经毒性，停药是最主要的方法。大部分患者经较长时间后可获得症状缓解。目前尚无疗效肯定的预防或治疗神经毒性的药物。

（三）DDP 和 L-OHP 的神经毒性

神经毒性是 DDP 仅次于肾毒性的主要毒性之一，与 DDP 的累积剂量关系密切。DDP 的累积剂量达 300～500 mg/m^2 时，神经毒性的发生率明显增加。DDP 引起神经毒性的原因并不十分清楚，可能的原因与重金属铂离子在神经元的累积有关，这种损伤往往难以逆转。DDP 引起的神经毒性表现为周围感觉神经病、自主神经病、癫痫发作、脑病、短暂的皮质性失明、球后视神经炎、声带麻痹、视网膜损伤和高频区听力损伤。周围感觉神经病变时，以足趾和脚麻木多见。可发生腱反射减退，但运动神经受损少见。停止应用 DDP 后，部分患者神经毒性可缓慢恢复，但约 30% 的患者神经毒性不可逆。细胞保护剂氨磷汀对于 DDP 引起的神经毒性可能具有预防作用。

L-OHP 是近年来得到广泛应用的铂类药物，周围神经毒性是其最常见的毒性之一。L-OHP 引起的累积性神经毒性是剂量限制性毒性。临床表现为肢体末端或口唇周围感觉异常、感觉性共济失调、肌肉痉挛、注射药物的手臂疼痛、咀嚼时下颌疼痛等。这些症状可能仅持续数分钟至数小时。L-OHP 特征性的神经毒性表现为类似于喉痉挛的呼吸困难，但并无解剖学的异常改变。这种呼吸困难由感觉异常所致，并不伴有喉头或支气管水肿和痉挛，停药后可恢复。另一特征是，这些神经毒性在患者遇冷时会加重，如进食冷的食物、接触冷水或金属物质。神经毒性在停药后会缓慢恢复，至停药后 6 个月，约 3/4 的患者可减轻或消失。当 L-OHP 的累积剂量超过 800 mg/m^2 时，有可能导致永久性的感觉异常和功能障碍。有研究表明，同时应用谷胱甘肽可减轻 L-OHP 的神经毒性。在 L-OHP 使用前后注射钙和镁，可能有助于预防神经毒性。

（四）沙利多胺的神经毒性

沙利多胺具有抗肿瘤新生血管的作用，已被批准用于多发性骨髓瘤的治疗，但其神经毒性为剂量限制性毒性。沙利多胺的神经毒性发生率为 $25\% \sim 70\%$，和该药物应用时间的长短有关。神经毒性的本质为轴突性神经病。典型的临床表现为周围性末梢感觉异常，或疼痛性感觉异常。感觉丧失以手和足为主，可同时伴有运动觉和位置觉减退。接受沙利多胺治疗时间的长短和神经毒性的发生有关。有报道显示，沙利多胺每日剂量 >400 mg 时，发生神经毒性的危险性明显增加，但累积剂量和神经毒性的关系存在争议。

（五）硼替佐米的神经毒性

硼替佐米是蛋白酶体抑制剂，目前已用于多发性骨髓瘤和套细胞淋巴瘤的治疗。其神经毒性和既往接受的治疗有关，多发性骨髓瘤接受过沙利多胺治疗者，更易于发生神经毒性，发生率为 $30\% \sim 60\%$。主要为周围感觉神经病，极少数为感觉运动神经病。

八、性腺功能障碍

（一）化疗对儿童性腺的影响

现代化疗已能够使一些肿瘤患者获得长期生存。在肿瘤得到控制后，长期生存者生活质量的保证已成为重要问题。特别是儿童或青年期肿瘤患者，接受抑制性腺功能的化疗药物将不同程度地影响这些患者今后的生活质量。化疗药物对性腺功能的影响早在 20 世纪 40 年代后期就已经受到关注。当时已认识到 HN2 会引起男性精子缺乏、女性闭经。至今，已有许多研究评价了烷化剂对性腺功能的影响。其他对性腺功能影响较大的细胞毒类药物包括丙卡巴肼、DTIC 和铂类化合物，可能对性腺有抑制的药物还包括蒽环类，而抗代谢药对性腺的影响不大。

烷化剂和 DDP、CBP 是最容易引起不育的药物。烷化剂中仅 CTX 和 CLB 被证实单药可引起不育，其他药物的评价都是从联合化疗中获得的，结果可能受到其他药物的影响。CBP 是 DDP 的类似物，但临床试验显示 CBP 所致不育的危险性小于 DDP。化疗药物对性腺的影响程度因化疗药物的选择、药物累积剂量、患者的性别和接受化疗时患者的年龄而不同。

一般来说，青春期前男孩和女孩的性腺对化疗不敏感，因为生殖上皮还未开始增殖。化疗对青春期前男孩性功能损伤的发生率为 $0 \sim 24\%$，成人为 $68\% \sim 95\%$。和成年男性一样，丙卡巴肼、CTX、CLB 对青春期前男孩的影响最大，而不含烷化剂的化疗可能不影响青春期的精子发育，不影响成年后的精子数和生育能力。化疗不影响产生睾酮的睾丸间质细胞，因此一般青春发育期无明显延迟，青春期后的睾酮也在正常水平。化疗对青春期前性腺的抑制也存在剂量依赖关系。相同的化疗对女孩今后生育能力的影响小于男孩。大部分化疗不会导致女孩发育停止，青春发育和青春期后的卵巢功能正常。甚至患霍奇金病接受 MOPP（HN2、VCR、丙卡巴肼、泼尼松）化疗的女孩，90% 发育正常。但大剂量化疗还是会对青春期前的卵巢功能造成损害，但一般不影响正常发育。

（二）化疗对成人性腺的影响

化疗引起不育，是由于损害了睾丸基底上皮和成人卵巢的卵泡及生长期卵母细胞。烷化剂和 DDP、CBP 引起男性精子缺乏、女性闭经的危险性最大。青春期后，男性睾丸生殖上皮终身对烷化剂的损伤敏感，其敏感性是青春期前的 5 倍。烷化剂可引起精子减少或缺乏，导致不育。接受低剂量化疗的患者，$1 \sim 3$ 年内精子水平可能恢复正常。如果化疗损伤了精原干细胞，有可能导致永久的精子缺乏。烷化剂和丙卡巴肼对男性性腺的损害最明显。烷化剂可导致 $85\% \sim 95\%$ 男性和 50% 女性不育。MOPP 是治疗霍奇金病的有效方案，接受 MOPP 方案化疗者有 97% 出现精子缺乏，而接受 ABVD 方案者有 54% 出现精子缺乏，且几乎所有患者均恢复精子生成。由于 ABVD 方案疗效与 MOPP 相等，致不育及第二肿瘤的危险比 MOPP 小，因此，ABVD 已很大程度上替代了 MOPP。

卵巢对烷化剂的敏感性随年龄的增长而增加。年龄 <30 岁的妇女 CTX 导致闭经的危险是年龄 >40

岁妇女的 1/4。大部分化疗药物引起的闭经是暂时的，持续数月或数年后可恢复。但年长女性化疗后可能导致提前绝经。可能的解释是，细胞毒类药物加速了卵母细胞的排空。年轻女性的卵巢拥有众多的卵母细胞，化疗可能减少了存活的卵母细胞数，但影响不大。化疗药物加速了年长女性卵母细胞的正常排空过程，导致了提前绝经。烷化剂是可能导致永久性卵巢功能损害的主要化疗药物，并与累积剂量有关。

（三）化疗对妊娠的影响

细胞毒类药物对胎儿的影响与妊娠时间有关。在妊娠前 3 个月，化疗可致流产和畸胎。妊娠后期，化疗可使新生儿体重不足，但很少引起先天性畸形。临床研究发现，儿童或少年期接受过化疗的长期生存者，他们所生子女中先天性畸形或遗传性疾病的发生率并不比普通人群高。除外遗传性肿瘤（如视网膜母细胞瘤），这些长期生存者的子女恶性肿瘤的发生率也未明显增加。

（四）预防

在预期可获得长期生存的肿瘤患者接受抗肿瘤治疗前，应评价其性腺的功能状况和生育情况。由于烷化剂对性腺的毒性最大，在选择化疗药物前应考虑治疗后对性腺的远期影响。在疗效相当的情况下，选择毒性较小的药物。如以 ABVD 方案替代 MOPP 方案治疗霍奇金病。对于需要保存生育能力的患者，在接受烷化剂治疗前可将精子和卵子采集后保存起来。

九、第二原发肿瘤

第二原发肿瘤是抗肿瘤治疗相关远期毒性中最严重的并发症。自 20 世纪 70 年代以来，已有许多研究评价了抗肿瘤治疗与第二肿瘤的相关性。美国的研究表明，儿童肿瘤患者治疗后发生第二肿瘤的危险性是普通人群的 5.9 倍。化疗引起白血病已被很多研究所证实，而治疗相关的实体瘤更多地与放疗有关。霍奇金病、睾丸癌和儿童肿瘤是化疗提高患者生存率最明显的肿瘤，这些患者的发病年龄一般比较小，对于长期生存患者第二肿瘤的研究也最多。其次为乳腺癌和卵巢癌。值得注意的是，第二肿瘤的发生并不都与治疗有关，生活方式、遗传因素、免疫缺陷等都是第二肿瘤的相关原因。

化疗药物中，烷化剂、鬼臼毒素、蒽环类和铂类药物被认为具有致癌性，并随其累积剂量的增加而危险性增加。可能引起白血病的烷化剂包括 NH_2、CLB、CTX、MEL、Me-CCNU、CCNU、BCNU、BU 等，而 CTX 致白血病的危险性相对较小。烷化剂相关白血病的危险性在化疗后 1~2 年开始增加，高峰在 5~10 年，10 年后危险性降低。化疗引起的白血病主要为急性粒细胞白血病（AML），占所有白血病的 10%~20%。其次为急性淋巴细胞白血病（ALL）、慢性粒细胞白血病（CML）和骨髓增生异常综合征（MDS）。烷化剂相关的 AML 发生率为 1%~20%，50% 病例以 MDS 为先期表现，而原发 AML 很少有这种情况。

霍奇金病经传统 MOPP 方案治疗后长期生存患者的第二原发白血病的危险性明显增加，主要与 NH_2 和丙卡巴肼有关。MOPP 10~12 个疗程比 6 个疗程致白血病的危险性增加 3~5 倍。20 世纪 80 年代后，ABVD 方案逐渐取代了 MOPP 方案。铂类药物的作用机制与烷化剂相似，广泛应用于各种肿瘤的治疗。在卵巢癌的研究中发现，含铂类药物的联合方案化疗显著增加了白血病的危险。许多大型研究显示，他莫昔芬可降低对侧乳腺癌的危险。据早期乳腺癌协作组统计，服他莫昔芬 5 年的患者可相对降低 47% 对侧乳腺癌的危险。但长期服用他莫昔芬有致子宫内膜癌的危险。服用他莫昔芬 2 年，患子宫内膜癌的危险性增加 2 倍；服用他莫昔芬 5 年，患子宫内膜癌的危险性增加 4~8 倍。对于乳腺癌术后需要进行辅助内分泌治疗的患者来说，他莫昔芬治疗后生存期的提高和对侧乳腺癌的减少带来的益处，远大于子宫内膜癌所带来的害处。但必须对长期服用他莫昔芬的患者进行子宫内膜癌的监测，特别是以往有雌激素替代治疗史的患者。

第三章

肿瘤的外科治疗

第一节 外科手术治疗概述

一、外科手术治疗的理论依据

肿瘤是在机体内在因素与外界因素联合作用下，细胞中基因改变并积累而逐渐形成的。癌变是一个多基因参与、多步骤发展的非常复杂的过程，其中的许多环节尚有待进一步研究。癌变的分子机制主要包括：①癌基因激活、过度表达。②抑癌基因突变、丢失。③微卫星不稳定，出现核苷酸异常的串联重复分布于基因组。④修复相关基因功能丧失，导致细胞遗传不稳定或致肿瘤易感性增加。⑤凋亡机制障碍。⑥端粒酶过度表达。⑦信号传导调控紊乱。⑧浸润转移相关分子机制等。机体细胞在各种始动与促进因素作用下产生的增生与异常分化所形成的新生物就称为肿瘤。由于肿瘤细胞的分裂生长失控，失去了接触抑制功能，是以持续的无限制的方式增殖，细胞的数量也不断地无限制地增加，所以新生物一旦形成，就不受正常机体生理调节，也不会因病因消除而停止生长，而表现为生长失控，破坏所在器官或其周围正常组织，并能通过淋巴、血行、种植、浸润等途径向局部或远处转移。虽然目前有很多治疗肿瘤的方法，包括手术、放疗、化疗、免疫治疗、激素治疗、中医中药治疗等，但对实体肿瘤，手术切除仍然是最有效的治疗方法之一。反转录治疗可望修复突变基因而达到根本治疗目的，但目前仍处于基础研究阶段，临床效果仍不满意。肿瘤外科手术对于肿瘤的预防、诊断和分期、重建和康复都起着重要的无可替代的作用，肿瘤的治疗仍然是以手术为主的综合治疗。

肿瘤外科是用手术方法将肿瘤切除，良性肿瘤经完整切除可获治愈，即使恶性实体瘤，只要癌细胞尚未扩散，手术治疗仍有较大的治愈机会。肿瘤的发生是一个漫长的过程，外科手术可用于肿瘤发展过程中的各个阶段，但不同阶段的外科干预疗效不同（表3-1）。

表 3-1 肿瘤发展过程与治疗效果的关系

病期	诱发期	原位癌	浸润期	播散期
时间（年）	15～30	5～10	1～5	1～5
治疗方法	预防性手术	局部切除	根治性手术	丧失手术机会
治疗效果	预防肿瘤发生	治愈	可望达到根治	失去根治可能

诱导期如果及时处理癌前期病变可预防肿瘤的发生。原位癌时期如不及时处理，绝大多数将变成浸润性癌，如及时手术可得到良好的效果，甚至达到治愈的效果。Wanebo报道，乳腺原位癌如作单纯乳房切除术后可获得100%的治愈。事实上，临床确诊的肿瘤绝大多数已是浸润期或播散期，浸润期时随着肿瘤的发展，癌细胞可蔓延到区域淋巴结，同时也可以有血行播散，但此期的血行播散多为尚未有临床表现的亚临床期转移。淋巴结及血行转移的机会与临床病期及肿瘤性质有关，有些病例可以没有淋巴结转移而已有血行播散。因此，手术治疗在肿瘤的自然病程中可能有3种结果：①治疗后获得长期生存，即临床治愈。治疗结果能消灭所有的癌细胞，即使有少量亚临床型转移的癌细胞也能被机体的免疫功能所杀灭。②肿瘤未能控制，继续发展而死亡。③在一个明显的缓解期后复发出现新的病灶，表明机体的免疫功能不能持久，因而临床治愈的患者不一定是永久治愈。

在肿瘤的发生发展过程中机体的免疫功能起了很大的作用，正常免疫机制的破坏可能是肿瘤发生的一个重要因素。免疫功能一方面能抵御病原的侵袭，同时可防止基因突变、细胞向恶性转化。据估计正常人 DNA 复制过程中每天有 $10^7 \sim 10^9$ 个细胞发生突变，在机体免疫功能正常时，具有免疫活性的细胞能识别和消灭这些突变细胞以防止肿瘤的发生。机体免疫功能有缺陷或减弱时，免疫监视系统就不再发挥作用。如先天性免疫缺陷的患者易发生恶性淋巴瘤，脏器移植后用免疫抑制剂者恶性肿瘤发病率增高。肿瘤的逐步发展也使机体的免疫功能降低。上海医科大学中山医院（1985）对肝癌患者用旧结核菌素作皮肤试验，观察其皮肤迟缓变态反应，早期患者阳性率为 93.7%，中期为 65.4%，晚期仅 48.9%。上海医科大学肿瘤医院（1991）应用流式细胞术测定大肠癌患者周围血 T 淋巴细胞亚群，其总 T 细胞（OKT_3）略低于正常人，而 T 辅助细胞（OKT_4）因肿瘤的发展，随 Duke 分期而下降；T 抑制细胞（OKT_8）随病期而增高，使 T_4/T_8 值随病期的发展而明显下降。不少学者也注意到肿瘤组织周围的淋巴细胞、浆细胞、巨噬细胞的浸润与预后有关，并认为这可能代表机体的免疫功能。而手术切除肿瘤或有效的放、化疗使病情得到缓解的病例，免疫功能常可获得不同程度的恢复。一定体积的恶性肿瘤是对机体免疫功能的负担，外科切除之可以减轻这种负担，从而提高患者的抗病免疫力，外科治疗实际上是增强免疫的治疗。Fisher 等（1985）认为肿瘤手术切除的目的是提高机体的免疫功能。根治性手术只能清除原发及区域淋巴结的病灶，但并不能完全清除体内所有的癌细胞；辅助化疗可提高生存率，但少量的癌细胞最终还是靠机体的免疫功能所杀伤。切除肿瘤改变了机体与肿瘤的比势，但只有在机体免疫功能恢复的情况下，才能将残留的癌细胞杀灭。一般认为残留的癌细胞在 5×10^6 以下时可通过机体的免疫功能予以控制。

对区域淋巴结的手术治疗同样存在不同观点，手术切除临床已有明确转移的淋巴结是原发肿瘤治疗的一部分，而早期无明确转移的淋巴结是否要清除尚有争议。赞成者认为，手术切除无明确转移的淋巴结，可以切除已有的亚临床型的淋巴结转移，从而提高手术疗效；不赞成者则认为，清除尚未发生转移的区域淋巴结，可能使免疫系统遭受破坏，不利于提高疗效。浸润性乳腺癌不论淋巴结有无转移，其淋巴窦的网状细胞增生程度与预后有一定关系，窦细胞明显增生者其生存率高于无增生者，因而有些学者认为淋巴窦细胞增生和癌周淋巴细胞浸润同样在一定程度上反映机体的免疫功能。但也有人认为窦细胞增生及淋巴细胞浸润等作为一个影响预后的指标，其价值很小，能否反映机体对肿瘤的免疫反应仍不清楚。

目前肿瘤的外科治疗已从单纯解剖学模式逐步转化为与生物学相结合的概念，手术不单要去除肿瘤，还有重视综合治疗，注意保护机体的免疫功能，以达到满意的治疗效果。肿瘤外科手术在肿瘤治疗中占极其重要地位，单靠手术治愈肿瘤的观念已过时了。肿瘤外科医生应掌握更多肿瘤生物学知识，熟悉机体免疫防御机制，了解其他学科进展，结合患者具体情况，才能制订出合理的综合治疗方案，更好地发挥外科手术在肿瘤治疗中的作用。

二、外科手术治疗的原则

实施肿瘤外科手术除遵循外科学一般原则（如无菌原则等）外，还应遵循肿瘤外科的基本原则。肿瘤手术必须遵循无瘤原则，采用无瘤技术。恶性肿瘤的生物学特性决定了肿瘤手术不同于一般外科手术，任何检查或不当的操作都有可能造成肿瘤的扩散。医源性肿瘤扩散和转移是造成手术失败的一个重要环节，如术前皮肤准备时的摩擦、手术时的挤压、触摸肿瘤均可以使肿瘤细胞转移和污染手术创面。因此，人们提出了无瘤技术的观念，自 1894 年 Halsted 发明经典的乳腺癌根治术以来就已奠定，逐渐发展为"无瘤原则"和"无瘤技术"。肿瘤外科手术的基本原则有：

1. 不切割原则

手术中不直接切割癌肿组织，由四周向中央解剖，一切操作均应在远离肿瘤的正常组织中进行，同时尽可能先结扎进出肿瘤组织的血管。

2. 整块切除原则

将原发病灶和所属区域淋巴结做连续性的整块切除，而不应将其分别切除。

3. 无瘤技术原则

目的是防止术前和术中肿瘤细胞的种植或转移，包括防止肿瘤细胞扩散和肿瘤细胞种植两个方面。

防止肿瘤细胞扩散的措施有：①术前检查应轻柔，尽量减少检查次数。②尽量缩短活检手术与根治手术之间的时间间隔；若能通过术中快速病理切片检查，将两次手术合并一次完成则更为理想。③术前皮肤准备应轻柔，尽量减少局部摩擦，以防止癌细胞的扩散。④尽量不用局麻药，因为局部麻醉药注射后导致组织水肿，造成解剖困难，局麻药还可使局部压力增高，容易造成肿瘤细胞的扩散，如乳房肿块的活检可以在肋间神经阻滞麻醉下进行。此外，除了抗癌药物外，不应在肿瘤内注射任何药物。⑤手术切口要充分，暴露要清楚，以利于手术操作。⑥手术时应尽量采用锐性分离，少用钝性分离。用电刀切割不仅可以减少出血，还可以封闭小血管及淋巴管，而且高频电刀也有杀灭癌细胞的作用，所以可以减少血行和淋巴途径的播散与局部种植。⑦手术时先结扎静脉，再结扎动脉，可能减少癌细胞的扩散。⑧先处理区域引流淋巴结，再处理邻近淋巴结；先处理手术切除的周围部分，再处理肿瘤的邻近部分，一般与原发灶一齐做整体切除。⑨手术操作要稳、准、轻、巧，避免挤、压、轧、损坏。⑩需要截肢者不采用抬高患肢以减少出血的办法。

防止肿瘤细胞种植的措施有：①活检后要重新消毒铺巾，更换手套和手术器械。②应用纱布垫保护创面、切缘及正常脏器。③肿瘤如果有溃疡和菜花样外翻时，可用手术巾保护，或者用塑料布、纱布将其包扎，使其与正常组织及创面隔离。④切除的范围要充分，包括病变周围一定的正常组织。⑤勤更换手术器械，用过的器械应用蒸馏水或 1：1 000 的氯化汞液冲洗后再用。⑥手术者手套不直接接触肿瘤，术中遇到肿瘤破裂或切开时，须彻底吸除干净，用纱布垫紧密遮盖或包裹，并更换手套和手术器械。⑦探查胸腔、腹腔、盆腔时，应以癌肿为中心，先远后近地探查。⑧结肠癌、直肠癌术后局部复发，常常发生在吻合口及切口附近，因此，手术时在搬动肿瘤前先用纱布条结扎肿瘤的上、下端肠管，可于结扎间肠管内注入 5-Fu 等抗癌药，防止癌细胞种植于创面及沿肠管播散。在吻合肠管前，先用 1：500 的氯化汞或 5-Fu 液冲洗两端肠管。⑨手术结束时，可以用抗癌药物如氮芥、噻替哌、顺铂等冲洗创面，然后再依次缝合。⑩结肠癌、直肠癌手术前用泻药准备肠道而不用灌肠。

尽管严格遵循无瘤原则，仍然有肿瘤的转移，这主要决定于肿瘤的扩散途径和生物学特性，也与机体的免疫状况有关。

三、外科手术治疗的适应证和禁忌证

肿瘤外科手术的适应证和禁忌证是相对的，对于肿瘤患者，不应当划分严格的禁忌证，除了血液病、恶性淋巴瘤、多发性骨髓瘤等全身性恶性肿瘤外，在保全生命安全的情况下都应争取手术切除原发癌和转移灶；手术切除比不切除或比其他治疗方法预后更好者，都应当争取手术切除。良性肿瘤及癌前病变更应该完整切除。

对于恶性肿瘤而言，不同临床分期的恶性肿瘤，手术方式、疗效、预后不一致。从手术治疗的效果来看手术最适用于多数早期肿瘤，其次为虽然不属于早期但范围尚局限，虽有淋巴结转移但尚可以清除者，或邻近器官虽已受侵但可以争取切除者等。具体包括头颈部癌、食管癌、肺癌、纵隔肿瘤、胃癌、肝癌、胆管癌、肠癌、胰腺癌、肾癌、睾丸肿瘤、子宫颈癌、子宫体癌、卵巢癌、乳腺癌等。

随着临床外科学的发展，手术的适应证和范围都在不断扩大，过去被视为禁区的如今早已打破，过去认为不能手术的部位，早已成功地实施了手术，如新辅助化疗及术前放射的开展扩大了手术适应。因此，只要有利于患者的预后，都应当积极创造条件手术。

当然也要实事求是，要考虑到肿瘤的部位、侵犯范围、临床分期及转移的程度。如果已发生了血行转移，全身已经出现了明显的恶病质、严重贫血、胸腔积液、腹腔积液、营养代谢紊乱等，又在短时间内难以纠正者；或并发有严重心、肺、肝、肾疾病，已不能耐受手术打击者；或肺部已有广泛转移者；勉强手术不利于预后和手术治疗的效果，就应当积极果断地放弃手术而选择其他治疗。强调积极的外科手术态度，但更要强调重视对手术危险性的估计。肿瘤患者的手术有一个重要的特点是，手术范围较广、创伤面积大，大部分恶性肿瘤的手术对患者的打击是全身性的。所以肿瘤手术较其他外科手术有更大的危险性和难以预测性，这一点在选择手术时应当充分估计。另外，手术的适应证和禁忌证还与医院的设备条件、医生的技术水平有关。对具体的肿瘤患者是否可以手术，还是选择其他治疗方法，要根据具体情况而定。

第二节　外科手术治疗方式

外科手术是治疗实体肿瘤最有效的方法，也是癌症治愈的唯一可能方法。但肿瘤外科医生在进行肿瘤手术前应考虑到许多因素的影响：①正确选择单纯手术治疗的患者。②正确判断患者的疗效、预后。③考虑手术后局部控制与功能损伤间的关系，最大限度地保留器官功能。④具体情况具体分析，选择最佳的综合治疗方案。肿瘤外科手术按其目的可以分为预防性手术、诊断性手术、探查性手术、根治性手术、姑息性手术、辅助性手术、重建与康复手术、远处转移癌和复发性癌瘤切除术、减瘤手术和介入治疗等。术前要做好整体评估，根据不同的情况，考虑患者的生理状况、肿瘤的位置和分级、肿瘤治愈和缓解的可能性以及肿瘤的病理组织学特征和分期，采取相应的手术方式，并且一定要和患者家属沟通好，说明病情、手术目的、手术方式、手术效果、术前术后所需的综合治疗、可能的并发症、费用及预后等，取得患者家属的理解和同意后再作手术，以避免误解和不必要的医疗纠纷。

一、预防性手术

有些疾病或先天性病变在发展到一定程度时，可以引起恶变（表3-2）。

表3-2　可能引起恶变的常见疾病

症状	可能发生的恶性病变
睾丸未降	睾丸癌
溃疡性结肠炎	结肠癌
家族性多发性结肠息肉病	结肠癌
大肠腺瘤	大肠癌
多发性内分泌增生症	甲状腺髓样癌
白斑	鳞形细胞癌
小叶增生（有上皮高度或不典型增生）	乳腺癌
黑痣	恶性黑色素瘤
胃溃疡	胃癌
胃息肉	胃癌
胃上皮化生	胃癌
胆囊腺瘤性息肉	胆囊癌
胆总管囊状扩张	胆管癌
宫颈上皮不典型增生	宫颈癌
乳头状瘤	乳头状癌
甲状腺瘤	甲状腺癌
骨软骨瘤	软骨肉瘤、骨肉瘤或恶性组织细胞瘤

肿瘤外科医生有义务向患者说明其疾病发展规律，及时治疗一些有恶变可能的病变，以防止恶性肿瘤的发生。

临床常采用的预防性手术有：先天性多发性结肠息肉瘤做全结肠切除术，因为到40岁时约有一半患者发展成结肠癌，70岁以后几乎100%发展成结肠癌；溃疡性结肠炎患者作结肠切除术；隐睾或睾丸下降不良做睾丸复位术或睾丸切除术，在幼年行睾丸复位术可使睾丸癌发生的可能性减少；口腔、外阴白斑患者做白斑切除术；易摩擦部位的黑痣做黑痣切除术；重度乳腺小叶增生伴有乳腺癌高危患者做乳房病灶切除术等。

二、诊断性手术

正确的诊断是治疗肿瘤的基础，而正确诊断必须依据组织学检查，需要有代表性的组织标本。诊断性手术能为正确的诊断、精确的分期，进而采取合理的治疗提供可靠的依据。获取组织标本的外科技术如下。

1. 细针吸取术

通过用细针头对可疑肿块进行穿刺做细胞学检查。方法简单易行，诊断准确率因操作技术、病理科医生经验和肿块所在部位而异，一般在 80% 以上。本方法存在一定的假阴性和假阳性，偶见有针道转移的病例。

2. 针穿活检术

一般在局部麻醉下应用较粗针头或特殊的穿刺针头（如 True-Cut，CoreCut），对可疑肿块进行穿刺并获得少许组织做病理检查。如果取得足够组织，诊断准确率高，如果取的组织太少，诊断较困难。同时，由于针穿活检也可造成创伤出血，甚或引起癌细胞播散、针道转移等，因此务必严格掌握适应证。

3. 咬取活检术

一般用于表浅的溃疡型肿块，用活检钳咬取组织做病理检查。诊断准确率高，但咬取时应注意咬取部位和防止咬取后大出血。

4. 切取活检术

常在局部麻醉下，切取一小块肿瘤组织做病理检查以明确诊断。有时在探查术中，因肿块巨大或侵及周围器官无法切除，为了明确其病理性质，也常做切取活检。施行切取活检时必须注意手术切口及进入途径，要考虑到活检切口及进入间隙必须在以后手术切除时能一并切除，不要造成癌瘤的播散。切取活检与第二次手术切除间隔的时间应越短越好，最好是在准备彻底切除情况下行冰冻切片检查。

5. 切除活检术

在可能的情况下，可以切除整个肿瘤送病理检查以明确诊断。这样诊断准确率最高，如果是良性肿瘤也就不必再做第二次手术，如果是恶性肿瘤也不至于引起太多播散。但是，切除活检常在麻醉下进行，切口较大，所以活检手术切口选择必须考虑到第二次手术能否将其切除，同时也需要十分注意不要污染手术创面，以免造成肿瘤接种。

如果临床上拟诊为恶性黑色素瘤时，则不应作针穿、咬取或切取活检，应该在准备彻底切除时作切除活检。

三、探查性手术

探查性手术目的：一是明确诊断；二是了解肿瘤范围并争取肿瘤切除；三是早期发现复发以便及时作切除术，即所谓二次探查术。不同于上述的诊断性手术，探查性手术往往需做好大手术的准备，一旦探查明确诊断而又能彻底切除时，及时做肿瘤的根治性手术，所以术前准备要充分，备有术中冰冻切片检查。探查时动作轻柔，细致解剖。也应遵循由远及近和不接触隔离技术的原则。

四、根治性手术

根治性手术指手术切除全部肿瘤组织及肿瘤可能累及的周围组织和区域淋巴结，以求达到彻底治愈的目的，是实体肿瘤治疗的关键。凡肿瘤局限于原发部位和邻近区域淋巴结，或肿瘤虽已侵犯邻近脏器但尚能与原发灶整块切除者皆应施行根治性手术。根治性手术最低要求是切缘在肉眼和显微镜下未见肿瘤，切除范围视肿瘤类型不同和具体侵犯情况而定，对恶性肿瘤而言，一般要求切除范围应尽可能大，在达到根治的前提下才考虑尽可能多地保留功能（表 3-3）。

表 3-3　常见根治手术治疗最少切缘

原发肿瘤	切缘	原发肿瘤	切缘
基底细胞癌	2 ~ 5 mm	甲状腺癌	全腺叶
恶性黑色素瘤		乳腺癌	3 cm
厚度 <0.75 mm	1 cm	软组织肉瘤	全部肌肉
>1.0 mm	3 cm	下咽及食管癌	3 ~ 5 cm
舌癌	1 ~ 2 cm	胃癌	6 cm
喉癌	2 ~ 5 mm	结肠、直肠癌	3 ~ 5 cm

　　根治性手术对上皮癌瘤而言为根治术，对肉瘤而言为广泛切除术。根治术是指肿瘤所在器官的大部分或全部连同区域淋巴结做整块切除，如癌瘤侵犯其他脏器，则被侵犯的器官也做部分或全部切除，例如胃癌侵及胰腺尾部，除作胃次全或全胃切除及胃周围区域淋巴结清除外，尚须切除胰尾及脾脏。若切除的淋巴结扩大到习惯范围以外，则称为扩大根治术，如乳腺癌扩大根治术除根治术切除范围外，还包括胸骨旁淋巴结清扫。所谓广泛切除术是指广泛整块切除肉瘤所在组织的全部或大部分以及部分邻近深层软组织，例如肢体的横纹肌肉瘤应将受累肌肉的起止点及其深层筋膜一起切除，有时需将一组肌肉全部切除，因肉瘤易于沿肌间隙扩散，若为骨肉瘤常需超关节截肢。

五、姑息性手术

　　姑息性手术是相对于根治性手术而言的，适用于恶性肿瘤已超越根治性手术切除的范围，无法彻底清除体内全部病灶的患者。因此，姑息性手术的目的是缓解症状、减轻痛苦、改善生存质量、延长生存期、减少和防止并发症。适用于晚期恶性癌瘤已失去手术治愈的机会或由于其他原因不宜行根治性手术者。姑息性手术包括姑息性肿瘤切除术和减瘤手术。前者是指对原发灶或其转移灶部分或大部分切除，肉眼尚可见肿瘤残留；后者则根本未切除肿瘤而仅仅解除肿瘤引起的症状。常用的姑息性手术如下。

　　1. 癌姑息切除术

　　如晚期乳腺癌溃烂出血，行单纯乳房切除术以解除症状。胃大部分切除或肠段切除术以解除晚期胃肠道癌瘤梗阻，防止出血、穿孔等，术后再配合其他治疗。肺癌、食管癌、上颌窦癌有时也作姑息性切除手术，术后再作放疗或化疗。当转移瘤引起致命的并发症时，可行转移瘤切除术以缓解症状。

　　2. 空腔脏器梗阻时行捷径转流术或造口术

　　为了解除消化道梗阻、胆管梗阻，临床上常需作食管胃吻合术、胃空肠吻合术、胆囊空肠吻合术、小肠结肠侧侧吻合术等内吻合转流术。有时为了解除食管梗阻、肠梗阻、尿道梗阻、喉梗阻须作胃造口术、肠造口术、膀胱造口术、气管造口术等。利用手术或内镜在因肿瘤而发生梗阻的生理腔道内置入内支架也可解除梗阻。

　　3. 供应血管结扎术或栓塞术

　　晚期肿瘤可引起大出血，临床常须结扎或栓塞供应肿瘤部位的动脉以达到止血目的，例如鼻咽癌、口腔癌并发大出血，若填塞无效，则须结扎或栓塞颈外动脉；恶性葡萄胎、绒毛膜上皮癌、宫体癌、直肠癌并发大出血而肿瘤难以切除，常须作髂内动脉结扎术或栓塞术。

　　4. 内分泌腺切除术

　　对激素依赖性肿瘤通过切除内分泌腺，使肿瘤退缩缓解，如卵巢切除治疗绝经前晚期乳腺癌或复发病例，尤其是雌激素受体阳性者；晚期男性乳腺癌、前列腺癌行双侧睾丸切除术等。

六、减瘤手术

　　当肿瘤体积较大，或累及邻近重要器官、结构，手术无法将其完全切除时，可做肿瘤大部切除术，术后进行化疗、放疗、免疫治疗、激素治疗、中医中药治疗、反转录治疗等综合治疗，以控制残留的癌细胞，争取较好的姑息性治疗效果，称为减瘤手术或减量手术。但减瘤手术仅适用于原发病灶大部切除后，残余肿瘤能用其他治疗方法有效控制者，否则单用减瘤手术对延长患者生命的作用不大，相反增加患者的创伤和痛苦，加重患者及家属的负担，浪费医疗资源。

不过应该指出的是，经减瘤手术后，体内瘤负荷减少，大量 G_0 期细胞进入增殖期，有利于采用化疗或放疗等综合治疗措施杀伤残余的肿瘤细胞，这与常规的辅助性化疗或放疗有本质上的区别。

七、远处转移癌和复发性癌瘤切除术

转移瘤指原发瘤以外的部位出现的与其生物学类型相同的肿瘤。肿瘤术后复发是指根治性手术后获临床治愈，经一段时间后又发生与原切除肿瘤生物学类型相同的肿瘤。临床所指的肿瘤复发多指局部复发，如残余器官、手术野、受累毗邻器官的复发。肿瘤术后复发的诊断需排除多中心起源和多原发恶性肿瘤。

转移和复发肿瘤的治疗比原发肿瘤更为困难，疗效也较差。但近年来对复发和转移肿瘤的手术治疗已受到重视。不过，转移癌瘤和复发癌瘤手术效果总的来说较差，必须与其他治疗配合进行。

远处转移癌属于晚期癌瘤，难以手术治愈，但临床上确实有部分转移癌患者手术后获得长期生存，故此对转移癌手术不能一概否定。转移癌手术适合于原发灶已得到较好控制，而仅有单个转移性病灶者，如孤立性肺、脑、骨转移，施行切除术后再配合其他综合治疗可获得良好效果。肺转移癌术后 5 年生存率15% ~44%；肝转移癌术后 5 年生存率20% ~30%；肺癌脑转移术后 5 年生存率13%。有时多达 3 个转移灶，但局限于一肺叶或一肝叶，仍可施行切除术。若为皮下多个转移，则无手术指征。

复发性癌瘤应根据具体情况及手术、化疗、放疗对其疗效而定，凡能手术者应考虑再行手术，配合其他综合治疗，仍可获得一定疗效。例如皮肤隆突性纤维肉瘤，术后反复复发，但反复切除，也获得延长寿命的效果；乳腺癌术后复发可再行局部切除术；软组织肉瘤术后复发可再行扩大切除乃至关节离断术、截肢术；肢体黑色素瘤术后复发可以截肢，以挽救部分患者生命；直肠癌保肛手术后复发可以再做 Miles 手术。

部分肿瘤在少数情况下切除原发瘤后转移瘤会自动消失，如切除原发性甲状腺癌或子宫绒毛膜细胞癌可导致肺部广泛血行转移的癌结节消退。临床医生应有这样的认知并努力争取这样的治疗。

八、辅助性手术

为了配合其他治疗，需要做辅助性手术，例如喉癌放疗，为了防止放疗中呼吸困难，有时需作放疗前气管切开术；直肠癌放疗有时也需先做人工肛门术，以免放疗中肠梗阻；乳腺癌和前列腺癌内分泌治疗常需做去势手术。此外，各部位晚期癌瘤局部灌注化疗时常需做动脉插管术等。

九、重建与康复手术

为了提高肿瘤患者的生存质量，重建和康复手术越来越受到重视。由于外科技术，特别是显微外科技术的进步，使肿瘤切除术后的器官重建有很大的进展。头面部肿瘤切除术后常用带血管皮瓣进行修复取得成功；舌再造术、口颊和口底重建使患者生活质量大大提高；乳腺癌根治术后乳房重建、巨大肿瘤切除后胸壁重建、腹壁重建等已广泛开展。

十、介入治疗

是指在 X 线等设备的监视下将肿瘤药物和（或）栓塞剂经动脉导管或直接注入肿瘤组织，对肿瘤进行治疗。常用的有：肿瘤的介入放射学治疗和超声波导向的介入治疗。由于介入设备的不断完善，技术不断提高，各类栓塞剂的广泛应用，进一步提高了此疗法的有效率和患者生活质量。

第三节　外科手术治疗的优缺点与注意事项

一、外科手术治疗的优缺点

1. 外科治疗有很多优点

肿瘤对外科切除没有生物抵抗性，外科手术没有潜在致癌作用，其治疗效果也不受肿瘤异质性的影响；大多数尚未扩散的实体瘤均可行外科治疗，而且手术可为肿瘤组织学检查和病理分期提供组织来源。

2. 外科治疗也有其缺点

切除术对肿瘤组织并无特异性，即正常组织和肿瘤组织同样受到破坏；外科治疗可能出现危及生命的并发症，并可造成畸形和功能丧失；如果肿瘤已超越局部及区域淋巴结时则不能用手术治愈。

二、外科手术治疗的注意事项

肿瘤外科是外科学的一个分支，既具有外科学的共同特点，如无菌操作、选择适应证、尽量少损伤正常组织等，也具有其特殊性，还要注意以下几点。

1. 准确性

正确的诊断对正确的治疗是非常必要的，对肿瘤患者获得有关病理组织并进行病理学检查，了解相关疾病信息（包括诊断、分期、病理类型、预后判断）是肿瘤外科医生的基本任务之一。肿瘤外科手术不同于一般手术，其手术范围广、创伤大、组织器官损伤多，不少情况下甚至会导致终身残疾。假若不以准确的诊断为依据而草率地贸然实施肿瘤根治切除术，有时会使患者丧失劳动能力、终身幸福甚至造成残疾，例如不该截肢的截了肢，不该肛门改道的做了肛门改道等。更多的情况则是实为肿瘤而未能正确确定，未能获得正确恰当的外科手术治疗或其他治疗，给患者造成不应有的损失而过早地失去生命。术前要尽可能做出准确的诊断和正确的分期，选择恰当的治疗方法，要充分估计手术切除的可能性，是根治性切除还是姑息性切除，手术与其他治疗方法的配合等，注意手术后肿瘤的控制与功能损伤的关系。为了保证肿瘤诊治工作的准确性，肿瘤外科医生不仅要有丰富的病理学知识，尤其是肿瘤病理学知识，而且要与病理学医师保持密切联系，反复进行磋商，深入了解肿瘤性质、癌细胞的生物学特性，联合有关科室会诊，共同制订合理治疗方案，以便更好地发挥外科手术在综合治疗中的重要作用，为患者实施合理治疗。

2. 及时性

恶性肿瘤一旦进入进展期，发展往往很快，常在数月或一两年之内死亡。所以要坚持早期发现、早期诊断、早期治疗的原则，对适合外科手术的癌症患者抓紧时机，赶在癌肿尚未蔓延播散或尚未明显蔓延播散之前，及时进行外科手术，多能收到良好的效果。反之，如果错过良机，让癌瘤病灶超越手术能够肃清的范围，手术治疗的效果就会大大降低。不少患者由于就诊不及时、延误诊断或其他原因，使手术不及时，造成本来能够外科治疗的病变失去手术治疗机会，是十分令人惋惜的。

3. 彻底性与功能性

由于癌肿切除手术易有残留，肿瘤细胞易发生种植和播散，而一旦有残留、种植或播散，就极易发生复发和转移，其后果不理想。所以外科手术治疗肿瘤一定要坚持完全、彻底、全部、干净消灭之。除非某种肿瘤对放疗或化疗特别敏感且手术后有条件辅助进行放疗或化疗，不要实行"削切"手术。当然，彻底干净切除也是相对而言，不能要求外科医生的手术刀切净最后一个肿瘤细胞，也不能为了彻底干净切除而超越限制地扩大手术切除范围，造成组织器官和功能的过分损失。另外，不同期别的癌肿对手术切除彻底性的要求也不尽相同。对早期和病变局限的肿瘤应特别强调手术切除的彻底性，同时最大限度地保留组织器官功能，尽量做到器官功能保全性根治术；对较晚期的肿瘤，则不宜过分强调彻底性而片面扩大切除范围，而应把着眼点放在综合治疗上。此外，由于肿瘤的恶性程度不同，瘤细胞的生物学特性不同，对手术切除彻底性和切除的范围也不尽相同，应根据不同情况制定实施个体化的手术治疗方案。

4. 综合性

由于目前已认识到恶性肿瘤是全身性疾病，外科手术属局部治疗，而局部治疗难以完全解决全身性问题，所以应重视和强调多学科治疗，恰当、合理、有计划地实施综合治疗已成为肿瘤学工作者的共识。肿瘤外科医生要正确认识肿瘤外科在综合治疗中的地位和作用，恰当运用外科手术这一重要而锐利的武器，发挥其优势与特点，辨清其局限与不足，积极参与肿瘤诊断、分期、制订治疗方案等工作，搞好外科手术与放疗、化疗、新辅助放疗、新辅助化疗、生物治疗及其他治疗的衔接与联合，多科协作、联合作战，共同为恶性肿瘤患者提供最佳治疗，争取最佳治疗效果。综合治疗的最终目的是：使原本不能手术的患者能接受手术，降低复发和播散，提高治愈率，提高疗效和生活质量。

5. 关于前哨淋巴结和前哨淋巴结活检的采用

在长期随访结果出来之前，前哨淋巴结活检尚不能成为标准的治疗措施。前哨淋巴结和前哨淋巴结活检的概念必须符合以下条件：①淋巴流向是有序和可预测的。②癌细胞的淋巴播散是渐进的。③前哨淋巴结是最先遭受肿瘤细胞侵犯的淋巴结。④前哨淋巴结活检的组织学检查结果应代表整个区域淋巴结的组织学状态。很显然，要全部满足这些条件是很难的，甚至是不可能的，所以要谨慎采用之。

6. 心理因素

随着心身医学研究的进展，肿瘤患者心理状况备受关注。人的精神因素与全身机能活动有密切关系。心理状况能影响免疫功能，如恐惧、悲观、失望、紧张可使机体免疫监视作用减弱，相反医务人员的鼓励、关心、尊重、信心有利于患者免疫功能的稳定，增强抗病能力，调动内在积极因素，配合治疗，提高生活质量。因此，科学地掌握癌症患者的心理状况，及时有效地给予心理照顾，对患者的治疗、康复、预后能起积极作用。

第四章

肿瘤的介入治疗

第一节　血管性介入治疗

肿瘤血管性介入治疗是在诊断性血管造影的基础上，通过导管向病灶供血血管内注射药物或栓塞剂，以达到治疗肿瘤目的的方法，其技术包括经导管动脉灌注化疗术及经导管动脉化疗栓塞术。

一、血管性介入治疗的基础

（一）血管性介入治疗原理

肿瘤生长很大程度上依赖血液供应营养，阻断肿瘤供血血管可明显抑制肿瘤生长、扩散。肿瘤的血管性介入治疗是在局部麻醉下经皮穿刺，置导管于动脉腔内，在影像设备引导下，通过血管造影，高度精确确定肿瘤供血动脉后，将导管选择或超选择性置入各种实体肿瘤供血动脉，再将抗癌药物和（或）栓塞剂的混合物直接注入肿瘤。众多的国内外实验研究和临床疗效观察显示，动脉介入灌注化疗或动脉栓塞可使肿瘤局部药物浓度大大提高，同时阻断血液供应，近远期疗效显著，全身不良反应小，安全系数高。

（二）血管性介入治疗所需器械

1. 穿刺针

为肿瘤血管性介入治疗最基本的器材。穿刺针的主要目的在于建立通道，再通过导丝导入各种导管进行下一步操作，或直接经建立的通道注入药物等。穿刺针一般由锐利的针芯和外套管构成，而单纯用于血管穿刺的穿刺针一般为中空穿刺针。穿刺针的针长 2.5 ~ 7.0 cm，其外径用 G（Gauge）表示，一般 18 ~ 22G 不等，数值越大，穿刺针越细（表4-1）。

表4-1　常用穿刺针针径

针径（G）	外径（mm）	内径（mm）
16	1.6	1.4
18	1.2	1.0
19	1.0	0.8
20	0.9	0.7
21	0.8	0.6
22	0.7	0.5
23	0.6	0.3
25	0.5	0.25

2. 导管

介入放射学的主要器材，根据使用目的可分为造影导管、引流导管、球囊扩张导管等，分别用于造影、栓塞、引流、扩张狭窄管腔之用。导管由于使用部位和用途不同，因而长短、粗细、形状均不同。一般导管直径用 F（French，1French = 0.333 mm）表示。

3. 导丝

可利用其交换送入导管，或利用导丝导向性能，将导管选择性或超选择性导入靶血管的重要器材。导丝头端分为直形、J 形等多种。根据使用物理特性不同可以分为超滑导丝、超硬导丝、超长的交换导丝、微导丝等。导丝的直径用英寸或毫米表示。

4. 导管鞘

为了避免导管反复出入组织或管壁对局部造成损伤，尤其在血管操作时避免损伤血管壁而使用的一种器材。它由带反流阀的导管鞘、扩张器和引导导丝组成，用硅胶制成的反流阀在防止血液外溢同时，可以反复通过相应口径的导管，而血管壁不会受损。导管鞘的外套管的直径用 F 表示。

5. 数字减影血管造影装置

即将血管造影的影像通过数字化处理，把不需要的组织影像删除掉，只保留血管影像，这种技术叫作数字减影血管造影技术（DSA），其特点是图像清晰，分辨率高，为观察肿瘤血供情况及介入治疗提供了近似真实的图像，为各种介入治疗提供了必备条件。Nudelman 于 1977 年获得第一张 DSA 图像，目前，在血管造影中这种技术应用已很普遍。

（三）Seldinger 穿刺法

Seldinger 穿刺法为介入操作的基本穿刺法，是 1953 年瑞典放射学家 Seldinger 首先采用的经皮穿刺血管插管技术，取代了以前直接穿刺血管造影或切开暴露血管插管造影的方法。该穿刺插管方法操作简便、安全、并发症少，很快得到广泛应用并沿用至今。操作时用尖刀片在穿刺处沿皮纹方向挑开皮肤 2 mm，皮肤开口应位于血管的正前方血管穿刺点的下 1～2 cm 处，以便斜行穿入动脉，使以后的操作均在与血管同一斜面上进行。穿刺针穿刺时的斜面应始终向上，有利于导丝推进。用带针芯的穿刺针以 30°～40°角经皮向血管快速穿刺，穿透血管前后壁，退出针芯，缓缓向外退针，至见血液从针尾射出，即引入导丝，退出穿刺针，通过导丝引入导管鞘，即可进行有关插管操作（图 4-1）。

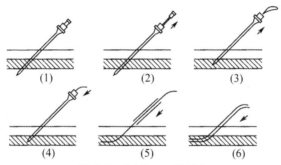

图 4-1 Seldinger 穿刺法

（1）带针芯的穿刺针穿透血管前、后壁；（2）退出针芯；（3）后退穿刺针管至血液射出；（4）引入导丝；（5）退出穿刺针，留下导丝后插入导管；（6）导管顺导丝进入血管，退出导丝，留下导管

二、血管性介入治疗的方法

（一）经导管动脉灌注化疗术

经导管动脉灌注化疗术（TAI），即通过介入放射学方法，建立由体表到达靶动脉的通道（导管），再由该通道注入化疗药物达到局部治疗肿瘤目的的一种方法。

1. 术前准备

包括穿刺针、导丝、导管鞘、导管等常规器材，及同轴导管系统、球囊阻塞导管、灌注导丝、灌注导管、全植入式导管药盒系统、药物注射泵等特殊器材。动脉内灌注常用的化疗药物根据肿瘤病种不同而异。

2. 临床应用

TAI 目前在临床上常用于治疗肝癌、肺癌、盆腔肿瘤等恶性实体瘤。在行 TAI 时，先常规进行选择性动脉造影，了解病变的性质、大小、血供情况，必要时进行超选择性插管进行 TAI 治疗。TAI 的入路主要有股动脉、腋动脉及锁骨下动脉等。经股动脉插管操作方便,成功率高,主要用于短期的 TAI;经腋动脉及锁骨下动脉穿刺难度大,技术要求高,但不影响行走,故可保留导管用于长期持续或间断性 TAI。

3. 并发症

该法操作简单,对患者损伤小,术后恢复快,并发症较少。主要并发症包括:①消化道反应,大剂量的化疗药物进入胃肠道动脉后可能造成胃肠道反应,主要为消化道黏膜苍白、水肿或点状糜烂,造成胃肠道出血、腹泻和呕吐等。②骨髓抑制,抗癌药物大多数都有不同程度的骨髓抑制作用,受影响最大的是白细胞,以中性粒细胞减少较为严重。③肝脏毒性,许多抗癌药物对肝脏有一定程度的损害作用,尤其是在肝脏本身有疾病和有潜在疾病如原发性肝癌、病毒性肝炎、肝硬化等情况下更容易发生肝脏毒性反应。④肾脏毒性,临床上常用的化疗药如顺铂(DDP)、丝裂霉素(MMC)、亚硝尿素、氨甲蝶呤和链佐星等都可以发生肾脏毒性,其中 DDP 最容易出现。⑤心脏毒性,对心脏有毒性的抗癌药物主要是蒽环类抗癌抗生素 ADM,它可以引起急性、亚急性和慢性心脏毒性。其他如大剂量的环磷酰胺和 5-Fu 等也可引起心肌损伤、心绞痛和心电图异常。

4. 疗效评价

动脉内药物灌注术使药物能高浓度进入病变区,从而提高对局灶性病变的治疗效果,减少药物的不良反应。在治疗恶性肿瘤方面,对供血丰富肿瘤的疗效明显优于少血性肿瘤,但后者仍可延缓肿瘤生长速度和减少疼痛症状,提高患者的生存质量。支气管动脉灌注化疗治疗肺癌近期疗效显著,有效率为 80%~97%。从组织学类型而言,小细胞未分化癌疗效最好,其次是鳞癌、腺癌。现认为,中央型、支气管动脉供血丰富的肿瘤疗效优于周围型、支气管动脉供血欠丰富的肿瘤。而且灌注能行动脉栓塞,疗效可提高。合并放疗、经皮穿刺药物或无水乙醇注射、肺动脉灌注化疗等也可提高疗效。术前行灌注化疗有利于提高手术切除的疗效。

(二)经导管动脉化疗栓塞术

经导管动脉化疗栓塞术(TACE)指经导管向肿瘤供血血管内注入化疗药物及栓塞剂,即在阻断肿瘤血供的同时发挥化疗药物的作用,从而达到治疗肿瘤的目的。

1. 栓塞剂

理想的栓塞剂应具备的条件:无毒,无抗原性,生物相容性好,易获取,易消毒,不透 X 线,易经导管注入等。栓塞剂种类较多,按物理性状分固体性、液体性;按栓塞血管部位分为外围性(末梢栓塞剂)和中央性(近端栓塞剂);按能否被机体吸收,分为可吸收性和不可吸收性;按栓塞血管时间的长短,分为长期(1 个月以上)、中期(48h 至 1 个月)、短期(48h 以内)。目前肿瘤介入临床治疗常用的有以下几种栓塞剂。

(1)碘化油:属于末梢栓塞剂,对肿瘤有趋向性(可能与肿瘤血管的虹吸作用、缺乏清除碘油的单核细胞或淋巴系统有关),长时间栓塞 20~50 μm 以上的肿瘤血管,而在正常肝组织内易于清除,也可作为化疗药物载体和示踪剂,主要用于肝癌的栓塞治疗。

(2)吸收性明胶海绵:是一种无毒、无抗原性的蛋白胶类物质,是目前肿瘤介入应用最广的栓塞剂。按需剪成条状或颗粒状,可机械性阻塞血管,并可造成继发性血栓形成,栓塞血管时间为 2~4 周。

(3)其他:聚乙烯醇(PVA 颗粒)、含化疗药或放射性物质的微囊或微球主要用于肿瘤的化学性、放射性栓塞治疗。另外,不锈钢圈、白及、无水乙醇等都属于永久性栓塞剂,均可用于肿瘤栓塞治疗。

2. 临床应用

(1)手术前辅助性栓塞:适用于富血供肿瘤如脑膜瘤、鼻咽血管纤维瘤,富血供肾癌和盆腔肿瘤等,有利于减少术中出血、肿块完整切除及避免或减少术中转移。

(2)姑息性栓塞治疗:适用于不能手术切除的恶性富血供肿瘤,可改善患者生存质量及延长患者生存期。部分肿瘤行栓塞术后,病情改善,肿块缩小,再行二期手术切除。

(3)相对根治性栓塞治疗:适用于少数良性富血供肿瘤如子宫肌瘤、肝血管瘤和极少数恶性肿瘤。肝癌化疗性栓塞的临床效果可与手术切除效果媲美,且微创,适应证广。

3. 并发症

主要包括：①组织缺血，其发生和血流动力学的变化以及选择栓塞材料不合适有关。例如如果门静脉阻塞和肝硬化门脉高压时门静脉血流减少，栓塞肝动脉可导致肝梗死，甚至肝衰竭。②意外栓塞，主要发生于插管不到位，栓塞剂的选择和释放不适当，操作者经验不足等情况。其严重程度视误栓的程度和具体器官而定。可发生神经、肺、胆管、胃肠道、脾、肢体末端、皮肤等的梗死，严重者可致残或致死。③脊髓损伤，虽然罕见，但是栓塞后的最严重并发症之一。如肺癌行选择性支气管动脉灌注化疗和栓塞术时误栓脊髓动脉。④栓塞后综合征，与肿瘤及组织缺血坏死有关，可发生在大多数栓塞术后的病例。表现为恶心、呕吐、疼痛、发热、反射性肠扩张或麻痹性肠梗阻等症状。对症处理后 1 周左右逐渐减轻、消失。

4. 疗效评价

良、恶性肿瘤手术前行供血动脉栓塞治疗，不仅可以使肿瘤发生缺血萎缩，便于手术中分离切除，而且可以减少术中出血。对于晚期恶性肿瘤行供血动脉栓塞，可以促使肿瘤变性坏死，是姑息性治疗的重要措施。也常常是中晚期恶性肿瘤的唯一治疗手段。恶性肿瘤栓塞后还有提高免疫功能的作用。

第二节　非血管性介入治疗

非血管性介入放射学是研究在医学影像设备引导下对非心血管部位作介入性诊疗的学科。经皮非血管介入技术对肿瘤的诊断和治疗具有安全、有效、并发症少等优点。

非血管肿瘤介入诊疗技术众多，如穿刺活检、管腔成形术、引流术、造瘘术、肿瘤局部灭活术等。管腔成形术包括球囊导管扩张及支架置入，如气管、食管、胆管等恶性狭窄的支架治疗；引流术如肝囊肿、脓肿及恶性梗阻等的引流。肿瘤的局部灭活治疗方法很多，近几年国内外应用超声、CT、MRI 引导下经皮穿刺肿瘤的射频、微波、冷凝治疗技术比较热门，利用体外超声聚焦对肿瘤治疗以及组织间近距离^{125}I 粒子内照射也都取得了不错的效果。

一、非血管性介入治疗的基础

（一）非血管性介入治疗原理

肿瘤非血管介入诊疗是在医学影像学设备（如 X 线、CT、超声、MRI）的导引下，利用各种器械，通过血管以外的途径，如经人体生理腔道或直接穿刺脏器，对诸多良、恶性肿瘤进行诊断和治疗的技术。

（二）非血管性介入治疗所需器械

肿瘤非血管性介入所使用的器械较多，各有特色，各个系统有各种不同的引流管及导管，穿刺针也不同，有时也可互相通用，本节就通用的器械进行简述。

1. 穿刺针

肿瘤的非血管性介入治疗所用穿刺针的主要目的同样在于建立通道，经建立的通道采集病理组织、抽吸内容物、注入药物等。现用穿刺针均为薄壁的金属针，其长度一般比血管性介入治疗所需穿刺针长，且带有刻度，通常 5~20 cm 不等，针的粗细也用 G 表示。

2. 引流管

引流管根据插入的部位与引流内容不同而外形不同，同一外形也有粗细大小不同，术者可根据情况选用，常用引流管有囊腔引流管、胆管引流管、肾盂引流管等。

3. 导丝、导管

凡能用于血管的导丝、导管大都可用于非血管性操作，不再赘述。

4. 引导装置

B 超、X 线透视、CT、MRI、DSA 等影像学设备可以根据病情需要用于非血管介入治疗的过程中，使治疗可视化，大大提高了治疗的成功率。

5. 支架

用于对狭窄管腔支撑以达到恢复管腔流通功能之用。狭义的支架，仅指金属支架，广义上可以分为内涵管和金属支架。金属支架根据其扩张的特性可分为自膨式和球囊扩张式两种。

二、非血管性介入治疗的方法

（一）经皮穿刺活检

病理诊断对恶性肿瘤治疗方案的选择起着关键作用，经皮穿刺活检（PNB）是获取病理诊断的主要途径。使用穿刺针经皮直接穿刺身体各部位病变区，利用针头特殊装置取出病变的活检标本。也可用细针直接抽吸病变的组织碎块，再作活检。

1. 活检穿刺针的种类

目前活检针种类很多，但大致可分为 3 种：①抽吸针，针的口径较细，对组织损伤小，只能获得细胞学标本，如千叶（Chiba）针。②切割针，口径较粗，针尖具有不同形状，活检时可得到组织条或组织碎块，可行病理学诊断。这类针很多，如 Turner 针、Rotex 针等。③环钻针，主要用于骨组织病变的活检，针尖有尖锐的切割齿，便于穿过较硬的骨、软骨组织，取得组织学标本，如 Franseen 针等（图 4-2）。

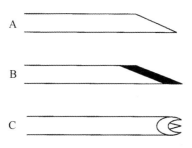

图 4-2　常用活检穿刺针针头形状
A：Chiba 针；B：Turner 针；C：Franseen 针

2. 穿刺活检导向方法

经皮穿刺活检既不同于盲目穿刺活检，也不同于开放式活检，而是应用影像学技术引导穿刺针，精确刺中欲检病灶。目前常用的导向手段为 X 线透视、超声、CT、MRI 等。

3. 并发症

穿刺活检术的并发症发生率很低，常见并发症有：①气胸，较常见，与穿刺针在肺内走行的距离、病灶大小、穿刺针的粗细及穿刺路径的选择有关，少量气胸可自行吸收，严重者需插管排气。②出血，也较常见，若出凝血机制正常，可自行停止。③其他并发症，如胆汁性腹膜炎、肉眼血尿、一过性瘫痪等，主要是由于操作过程中损伤邻近组织器官、血管及神经所致。

（二）非血管管腔狭窄扩张成形术

当恶性肿瘤侵及体内的消化道、气道、胆管、泌尿道等器官，造成管腔发生狭窄或阻塞时，可通过球囊成形术及内支架置入术来重建管腔，缓解症状，改善患者的生存质量，从而得到肿瘤治疗的宝贵时间。

1. 器材

非血管管腔成形术及内支架置入术常用的器材有球囊导管和支架。球囊的直径及大小有不同的规格，并选用不同规格的导管鞘。支架的使用依据不同病变而异。主要包括 Z 形支架及网状支架两种。

2. 操作

术前明确病变的部位、范围及程度。入路的选择应根据管腔而定，开放性管腔如消化道、气道、泌尿道等，可经体外管腔口进行介入操作；封闭管腔如胆管，需经皮肝穿胆管或术后遗留 T 形管进入操作。在操作时，先进行管腔造影确认导管位于管腔之内，然后置换球囊导管将球囊置于狭窄的中心部位或当狭窄段较长时，置于远侧狭窄部位，逐步向近心端扩张。扩张时球囊充胀程度应根据病变部位、性质而定。扩张后重复进行造影，结果满意时可撤出球囊。

必要时可进一步在病变处置入支架，支撑已扩张的管腔。支架选择的主要原则是：①支架大小、支撑力合适，能撑开管腔，保持管腔通畅。②支架能较牢固地贴附于管腔壁上，减少移位的可能性。③尽可能防止肿瘤组织通过支架网眼长入支架腔内。④支架材料能耐受消化液、胆汁、尿液的浸泡及内容物沉积，可保持长期通畅性。对于有管腔瘘的患者可选用大小和类型合适的覆膜支架。

3. 并发症

因实施成形术的器官不同，并发症也不尽相同，主要有：①消化道并发症，包括胸骨后疼痛、胃肠道穿孔、反流性食管炎及术后再狭窄等。②气道并发症，早期并发症包括异物感、咳嗽、胸痛、支架移位等；晚期并发症包括复发性阻塞、气管—食管瘘、支架上皮化等。③胆管并发症，包括胆汁瘘、胆管感染、菌血症、败血症、支架移位和再狭窄等。④泌尿道并发症，包括泌尿系统感染、输尿管穿孔、金属内支架阻塞等。

（三）经皮穿刺内外引流术

1. 经皮肝穿胆管引流术（PTCD 或 PTC）

由于恶性肿瘤（如胆管癌、胰头癌），造成肝外胆管梗阻，临床出现黄疸。PTCD 可行胆管内或胆管外胆汁引流，从而缓解梗阻，减轻黄疸，为根治手术提供有利条件。行 PTCD 前需先做经皮肝穿胆管造影，确定胆管梗阻的部位、程度、范围与性质。PTCD 有内外引流之分，通过穿刺针引入引导钢丝，而后拔出穿刺针，沿引导钢丝送进末段有多个侧孔的导管，导管在梗阻段上方的胆管内，其内口也在该处，胆汁经导管外口连续引流，称为外引流；若导管通过梗阻区，留置于梗阻远端的胆管内或进入十二指肠，则胆汁沿导管侧孔流入梗阻下方的胆管或十二指肠，称为内引流。

2. 经皮肾穿肾盂造瘘术

若恶性肿瘤侵及尿道引起尿路梗阻，此手术可用于梗阻的引流。使用细针经皮穿肾，进入肾盂，先做经皮顺行肾盂造影观察尿路形态、狭窄或梗阻部位及其程度，而后沿穿刺针送进引导钢丝，再将导管插入，留置于肾盂内。

3. 囊肿、脓肿经皮抽吸引流术

在影像设备导向下，对脏器及其周围腔隙的脓肿或积液经皮穿刺抽吸引流的技术。适应证比较广泛，包括肝、肾、脾、胰等腹部实质脏器脓肿或囊肿以及周围腔隙的积脓、积液、胃肠道周围积脓或积液等。单房脓肿疗效较好，但多房脓肿也可放置多个引流管。常用导向设备包括 X 线、CT、超声等，穿刺针一般选用 18～20G。其他器械有导丝、引流导管等。穿刺途径一般越短越好，以不穿过大血管或胃肠道为原则，当穿刺成功后先做诊断性抽吸，当抽出液体或脓液时即穿刺成功。然后经导丝导管技术放置引流导管。对脓肿内脓液应尽可能抽尽，并注入抗生素，必要时盐水冲洗。一般每 12h 抽吸、注药 1 次。

（四）经皮肿瘤消融术

经皮肿瘤消融术是指在明确肿瘤的部位和性质后，在 CT 或 B 超的导向之下，准确穿刺命中靶点——肿瘤，利用物理或化学的方法直接消灭或溶解癌组织。消融又分为物理消融和化学消融。物理消融是进行肿瘤穿刺后放入微波天线或者射频电极，利用电磁波在组织内进行加热的原理，使癌组织凝固坏死，包括经皮射频消融治疗、经皮微波高温治疗、经皮激光热治疗、氩氦靶向冷冻消融（CSA，又称氩氦刀）；化学消融，即经皮瘤内注射药物（乙醇、醋酸、化疗药物），通过穿刺针将蛋白凝固剂直接注射到肿瘤中心，利用化学药物的蛋白凝固作用使癌组织凝固坏死。

1. 经皮射频消融治疗

（1）操作：局部麻醉后经皮穿刺，精确定位，准确穿刺，适形治疗。将电极针置入肿瘤中心，在肿瘤内部打开 10 根很细的伞状电极针，将射频脉冲电波传送到肿瘤组织内，利用射频电流使癌组织升温到 60 ~ 95 ℃，直接杀死肿瘤细胞，精确测温、控温，灭活癌肿。治疗 10 ~ 30min，可以杀灭 2 ~ 5 cm 的肿瘤，延长治疗时间，最大可以杀灭 10 ~ 12 cm 的肿瘤，消融后局部注射强化治疗。肿瘤吸收消融后可以产生免疫作用。

（2）应用：射频消融适用于肝癌、肺癌、胰腺癌、肾癌、肾上腺癌、盆腔肿瘤、肢体肿瘤和脑瘤等实体肿瘤，无论原发肿瘤还是转移性肿瘤，初治病例还是常规治疗失败病例，射频治疗不分肿瘤的病理类型均能够杀死，其微创、高效、安全，大大提高了肿瘤治疗的效果。

（3）并发症：射频消融治疗虽然是新开展的治疗肿瘤疗效确切的治疗方法，但也存在并发症，最常见的为术后发热、多汗及治疗部位疼痛；严重并发症为空腔脏器穿孔，腹腔内出血及心血管意外等，但发生率较低。规范术前准备和手术操作、合理的术后处理是避免并发症发生的关键。

2. 经皮无水乙醇注射治疗（PEI）

1983 年杉浦等对实验性小鼠肝癌灶注射无水乙醇治疗获得成功，1983 年 Livraghi 报道了临床应用无水乙醇治疗小肝癌后，这一方法逐步得到推广。PEI 理想适应证是肿瘤直径≤3 cm，不超过 3 个结节。对直径 >5 cm 的肝癌也可配合经导管介入治疗使用。由于受乙醇在肿瘤组织内浸润范围的限制，因此需要多点、多方位、多次穿刺注射适当剂量的无水乙醇。据报道，无水乙醇的肿瘤灭活率可达 70% ~75%，直径小于 3 cm 肝癌的 1 年、5 年存活率可分别达 90%、36%。

与此法类同的为经皮注射醋酸（PAI）。醋酸杀死肿瘤细胞的能力比乙醇强 3 倍以上，且能透过肿瘤内的间隔，在肿瘤内均匀弥散，从而达到较好的治疗效果。

（五）放射性粒子组织间近距离治疗

1. 放射性粒子组织间近距离治疗肿瘤发展简史

放射性粒子组织间近距离治疗肿瘤有近百年的历史。1901 年，Pierre Curie 首先提出近距离治疗术语，其定义为将具有包壳的放射性核素埋入组织间进行放射治疗。Grossman 于 1982 年首次报道 100 例前列腺癌^{125}I 粒子组织间插植治疗结果，5 年全组生存率83% 和 9 年生存率52%。近 20 年来，由于新型、低能核素，如碘-125、钯-103 相继研制成功，计算机三维治疗计划系统的出现和超声、CT 引导定位系统的发展使放射性粒子治疗肿瘤的技术获得了新的活力。放射性粒子组织间近距离治疗肿瘤具有精度高、对正常组织创伤小等优势，临床应用显示了广阔的前景。

2. 放射性粒子组织间近距离治疗肿瘤的设备

放射性粒子治疗肿瘤需要 3 大基本条件：①放射性粒子。②三维治疗计划系统与质量验证系统。③粒子治疗的相关辅助设备，如粒子植入引导系统、粒子装载设备、消毒设备、粒子植入针和固定架等。

3. 放射性粒子组织间近距离治疗肿瘤的临床应用

适宜粒子植入治疗的病种十分广泛，包括脑胶质瘤、脑转移瘤、鼻咽癌、口咽癌、舌癌、肺癌、胸膜间皮瘤、乳腺癌、胆管癌、肝癌、前列腺癌、妇科肿瘤、软组织和骨肿瘤等。在美国，早期前列腺癌的放射性粒子组织间治疗已成为标准治疗手段，在头颈部复发肿瘤的治疗中，粒子植入也显示了其独特的优势。其并发症包括出血、血肿、疼痛、气胸、感染、粒子植入后移位造成非肿瘤组织放射性损伤等。目前，放射性粒子组织间肿瘤治疗在其适应证、禁忌证、规范化操作、疗效评价等方面仍存在颇多争议，相信随着研究的逐渐深入，完善放射性粒子组织间治疗肿瘤这一微创组织间内照射技术，必将提升肿瘤综合治疗水平。

第三节　肿瘤介入治疗常见不良反应及处理

随着介入放射学的迅速发展，临床上应用 Seldinger 技术进行血管造影和介入治疗越来越普遍，也不可避免地由此引发一些不良反应和并发症，这在今后进一步临床应用过程中必须引起人们的重视。据国内外文献报道，介入放射学各种技术的不良反应和并发症的发生率为 1.2% ~8.9%，主要有以下几个方面。

一、造影剂引起的不良反应

用于血管造影和介入治疗中的理想造影剂应是浓度高、黏稠度低、毒性小、排泄快、理化性质稳定的剂型，但是也可引起不良反应。其临床表现多种多样，可为轻度不良反应，也可为重度或致死性不良反应，并且在不同系统也有不同的表现。对于其不良反应的发生，可以通过以下几点进行预防和治疗：①详细询问病史，尤其是过敏史。②常规做静脉碘过敏试验。③常规备足急救药物及必要的设备。④掌握不同系统不良反应的临床表现及处理方法。⑤掌握使用造影剂的适应证和禁忌证。⑥尽量选用产生不良反应少的造影剂，如非离子性造影剂等。

二、与穿刺和插管有关的并发症及其处理

1. 暂时性血管痉挛

是一种比较常见的并发症，主要是由于多次损伤性穿刺或插管时间过长所致。糖尿病、动脉粥样硬化及血管栓塞等疾病的患者容易发生血管痉挛，表现为局部疼痛。血管痉挛易导致血流减慢和血栓形成。对于肢体血管痉挛，可经导管注入芬拉苏林 25～50 mg 或局部热敷，内脏血管痉挛时可经导管注入 2% 利多卡因 5 mL，必要时注入肝素 100～150 mg/h 以防血栓形成。

2. 穿刺点出血或血肿

常见原因有反复插管、操作技术不熟练、局部压迫不当或患者有凝血机制障碍、高血压等。少量出血可自行吸收，血肿较大时会压迫局部静脉，甚至发展成为血栓性静脉炎。选择细而有弹性的穿刺针，拔管时在穿刺点近侧端妥当压迫包扎，遇有高血压及凝血机制障碍的患者宜先对症处理后再行穿刺，这些措施可以预防出血和血肿的发生。对于已经发生的较大的血肿，可采用局部湿热敷或次日理疗，血肿内注射透明质酸酶 1 500～3 000 U，如果血肿压迫附近血管和神经，需考虑手术清除。

3. 动脉血栓形成和栓塞

插管时的动脉内膜损伤，或肝素化不够以致血液处于高凝状态和血管痉挛是动脉血栓形成的常见原因，血栓和粥样硬化斑块的脱落可引起血管栓塞。预防血栓形成的方法是，在穿刺时动作轻柔，操作细心，减轻对血管内膜的损伤；尽量缩短导管在血管内的时间；导管插入血管后注入肝素使全身血液肝素化。对已形成的血栓和栓塞，应即灌注溶栓剂如尿激酶 10 000 U/d 或链激酶 5 000 U/h。

4. 脊髓损伤

是支气管动脉造影和灌注化疗的严重而少见的并发症，多由造影剂或化疗药物引起。支气管动脉尤其右侧主干与第 4～第 6 肋间动脉共干，后者与脊髓动脉吻合，当遇有小血栓、离子型高渗造影剂浓度过高、抗癌药用量过大时均易损伤脊髓动脉，造成脊髓缺血水肿，临床上主要表现为横断性脊髓炎。预防脊髓损伤，采用低浓度小剂量的非离子型造影剂，少用对动脉毒性大的抗癌药物，尽量减少血管的损伤。脊髓损伤一旦出现，多表现病情发展快，需及时采用治疗措施，积极快速处理，如早期使用脱水药减轻水肿，使用罂粟碱、烟酰胺等扩张血管改善血液循环，用大剂量激素类药物减轻局部炎症，同时应用 ATP、CoA、维生素 B_6、维生素 B_{12} 等神经细胞营养药物，以利于早期恢复神经系统的功能。一般经过有效治疗后 2～3 周后可逐渐恢复。

5. 其他并发症

由穿刺和插管所致的其他并发症有感染、瘘管形成、血管损伤或穿破、动脉夹层、假性动脉瘤、血管内导管导丝断落或导管打结。预防这些并发症的基本方法是在插管过程中掌握要领，正确操作，动作轻柔细心。

三、介入性栓塞疗法的并发症及其处理

1. 栓塞术后综合征

栓塞术后综合征发生率高，几乎所有的患者在栓塞术后都会出现程度不同的恶心、呕吐、局部疼痛、发热等症状，以发热的发生率最高，有时表现为持续性高热，为肿瘤坏死的吸收热。这种高热应用

抗生素无效，口服吲哚美辛或激素类药物可缓解。栓塞术后综合征发生后，采取合理的补救措施是必要的。栓塞术后肝肿胀或栓塞剂的刺激可造成肝区疼痛，严重者可给予肌内注射哌替啶 50 mg。日本学者斋滕曾以利多卡因做硬膜外注射治疗肝区痛，认为有良好的止痛效果，必要时也可试用。要根据栓塞目的、栓塞部位与邻近器官的关系及靶血管的情况来合理正确选择栓塞剂，如栓塞腹部及盆腔部血管时忌用液体栓塞剂等。栓塞过程中尽量避免栓塞剂反流以造成误栓，尽量选用固体栓塞剂，透视监视下注入栓塞剂是防止误栓的重要措施。

2. 非靶器官栓塞

是栓塞疗法的严重并发症，常由于栓塞剂的反流或导管的误插所致，有时也可见于栓塞剂注入过快、血管畸形或超选择失败时。临床上表现为非靶器官的梗死，如脾梗死、胆囊坏死、肠坏死、肾梗死、胰腺梗死、盆腔器官坏死等。国内有人报道行颈外动脉栓塞时导管误入颈内动脉引起脑梗死的情况。这些并发症虽然少见，但后果严重，所以对非靶器官栓塞的预防甚为重要。预防的关键是要熟知靶器官的解剖及血管供应，超选择插管，缓慢注射栓塞剂，选择合适的栓塞剂和导管防止反流。非靶器官栓塞梗死发生后，应严密观察保守治疗，或根据具体情况施行手术补救，必要时行器官切除。

3. 下腔静脉闭塞综合征

又称柏—查综合征，是一种少见而又危险的并发症，发生于肝癌肝动脉栓塞术后，是由于肝癌对下腔静脉的侵犯、压迫和推移引起下腔静脉血栓闭塞所致，表现为下肢水肿、腹腔积液、腹壁静脉曲张和尿少迅速出现和加重。国内罗鹏飞等报道栓塞治疗的 316 例肝癌患者中，发生柏—查综合征者 4 例，其中 3 例经导管灌注溶栓治疗获得成功。

4. 其他并发症

栓塞疗法还可能引起肝脓肿、肝癌破裂、食管静脉曲张破裂、肝衰竭、肾衰竭等，均需要根据具体情况妥善处理。

四、介入性灌注疗法的并发症及其处理

经动脉插管化疗除了由于穿刺和插管所致的并发症外，灌注化疗药物对血液系统、消化道、心脏、肾脏、神经系统等均有不同程度的毒性。预防这些不良反应发生的措施是：①合理用药，尽量选用那些对心、肝、肾脏毒性小的化疗药物。②对症采取一些预防措施，如止呕、防止白细胞下降的措施。③采用合理的化疗方案，以保护肾功能等。

第五章

肿瘤的放射治疗

第一节　放射治疗的理化基础

一、靶学说、靶效应与非靶学说

1. 靶学说与靶效应

靶学说认为，电离辐射生物效应是由于电离粒子击中了某些分子或细胞内特定靶的结果。其基本含义是细胞至少含有一个靶或遗传关键位点，被电离辐射击中后致使细胞死亡或产生某种损伤效应。在一个生物靶中发生一次电离或有一个电离粒子穿过，产生某种所期望的生物效应，称为单击效应，这是靶学说中最基本的假说，也是多击效应的基础。而多击效应是 2 次或 2 次以上击中生物靶的电离事件而引起的辐射生物效应，其曲线常呈 S 形。在靶受击开始时，在一个靶体积中产生两个反应的概率很小，生物分子或细胞失活的速率很低。经过一定剂量照射后，那些受到单击而保持活性的分子或细胞，再被击中时，其失活速率急剧上升。

2. 非靶学说及其他效应

近年来，电离辐射引起的非靶效应成为放射生物学研究领域的热点，并逐渐形成了较为完整的非靶学说。经典的靶学说理论认为，辐照诱发 DNA 损伤发生在受照的当代或第二代，也就是照射后的 1 ~ 2 个细胞周期内。实际上，辐照细胞的存活后代表现出持久性的基因组损伤及其细胞学后果，即基因组不稳定性，与辐射旁效应和低剂量辐射诱导的适应性反应共同构成了非靶学说的生物效应基础。

电离辐射旁效应是指受到辐射作用后，未被射线粒子直接贯穿的邻近细胞表现出损伤效应。未照射细胞（旁细胞）的后代也发生基因组不稳定性，其信号的产生与射线之间不存在显著的剂量相应关系，高传能线密度（LET）射线比低 LET 射线更能诱导旁效应。

电离辐射诱导的适应性反应是指在高剂量电离辐射前给予低剂量辐射，使细胞产生一定的抗辐射性，主要取决于细胞系和细胞模型、实验环境等因素的影响，其机制复杂。

二、DNA 的辐射生物效应

DNA 是电离辐射作用于生物体的重要靶分子之一，沿电离辐射径迹能量沉积致 DNA 产生一系列损伤，包括单一位点损伤和区域多位点损伤，是电离辐射生物效应的关键原初分子事件。但 DNA 损伤修复能力的高低也是影响放射敏感性的重要因素。

1. DNA 链断裂

电离辐射作用致 DNA 双螺旋结构中一条链断裂时，称为单链断裂（SSB），两条互补链于同一对应处或相邻处同时断裂时，称为双链断裂（DSB）。DNA 链断裂可以直接由于脱氧戊糖的破坏或磷酸二酯键的断裂，也可以间接通过碱基的破坏或脱落所致。

2. DNA 交联

在 DNA 双螺旋结构中，一条链上的碱基与其互补链上的碱基以共价键结合，称为 DNA 链间交联；DNA 分子同一条链上的两个碱基相互以共价键结合，称为 DNA 链内交联，如嘧啶二聚体就是链内交联的典型例子。DNA 与蛋白质以共价键结合，称为 DNA —蛋白质交联。电离辐射可引起上述各种形式的 DNA 交联。

3. DNA 二级和三级结构的变化

DNA 双螺旋结构靠 3 种力量保持其稳定性，一是互补碱基对之间的氢键，二是碱基芳香环 π 电子之间相互作用而引起的碱基堆砌力，三是磷酸基上的负电荷与介质中的阳离子之间形成的离子键。电离辐射作用时，DNA 大分子发生变性和降解。DNA 变性是指双螺旋结构解开，氢键断裂，克原子磷消光系数显著升高，出现了增色效应，比旋光性和黏度降低，浮力密度升高，酸碱滴定曲线改变，同时失去生物活性。DNA 降解比变性更为剧烈，伴随着多核苷酸链内共价键的断裂，分子量降低。这些都是由于一级结构中糖基和碱基的损伤以及二级结构稳定性遭到破坏的结果。

4. DNA 集簇损伤

应用辐射生物物理学、辐射化学理论和方法进一步证实，电离辐射不仅诱导单一的 DNA 损伤，还可在射线的轨迹方向形成 DNA 集簇损伤，其损伤复杂，不易修复。不同 DNA 位点的集簇损伤往往是电离辐射所致生物损伤效应和遗传效应的主要原因，尤其是高 LET 照射。

三、细胞放射损伤及其修复

1. 细胞放射损伤的分类

电离辐射引起的哺乳类细胞损伤分为 3 类：第一类为致死性损伤（LD），用任何办法都不能使细胞修复的损伤称为致死性损伤；损伤不可修复，不可逆地导致细胞死亡。第二类为亚致死性损伤（SLD），照射后经过一段充分时间能完全被细胞修复的损伤称为亚致死性损伤；在正常情况下于几小时之内修复，若在未修复时再给予另一亚致死性损伤（如再次照射），可形成致死性损伤。第三类为潜在致死性损伤（PLD），这是一种受照射后环境条件影响的损伤，在一定条件下损伤可以修复。

2. 潜在致死性损伤的修复

潜在致死性损伤是由于细胞所受损伤是致死性的，在通常情况下将引起细胞死亡，但其可通过适宜地控制照射后的环境条件而被改变。受潜在致死性损伤的细胞，如改变其所处的环境条件，使细胞在特定剂量照射后的存活分数增高，称为潜在致死性损伤修复（PLDR）。

照射后当细胞处于次佳生长条件时，潜在致死性损伤即被修复，细胞存活分数增高，因为次佳生长条件可使有丝分裂延迟，DNA 损伤得以修复。目前认为，细胞潜在致死性损伤的修复与 DNA 双链断裂的修复有关。潜在致死性损伤的修复在临床放射治疗中有重要意义，在动物移植肿瘤中已得到证实。

3. 亚致死性损伤的修复

哺乳动物细胞受 X 射线照射后，其剂量存活曲线的特点是在低剂量部分有肩区。这种反应特点表明，必须积累损伤才能产生致死效应。从靶学说的观点分析，细胞丧失其增殖能力之前，必须有多个靶被损伤（击中），多靶现象可解释存活曲线起始部分的肩区。若细胞群体受到一定剂量照射，群体中的不同细胞可以发生下列 3 种情况之一：①细胞内没有任何关键靶区被击中，因此细胞未受损伤。②细胞内的全部关键靶区被击中，细胞将在下一代或以后的有丝分裂过程中死亡。③细胞内的某些而不是全部靶区被击中，细胞受到亚致死性损伤，但并不死亡，在供给能量和营养的情况下，经过一定时间（大约 1h），细胞所受损伤能被修复，称为亚致死性损伤修复（SLDR）。如果在修复之前再累积损伤，细胞则可能死亡。

亚致死性损伤的修复只有在分割剂量试验中才能表现出来，此时将 1 个剂量分割为 2 个较小剂量，中间相隔几小时，就会出现细胞存活率的增高。如果在第一次照射之后没有损伤修复，第二次照射后所得的细胞存活分数应当与未分割照射的结果一样，而实际上两者相差数倍。从另一个角度可进一步理解亚致死性损伤的修复。将分割剂量照射与单次急性照射剂量相比，引起同等的细胞存活率降低所需的总剂量（即分割剂量之和）明显大于单次急性照射剂量。

四、放射对细胞周期的影响

细胞受照射后有丝分裂周期的进程发生变化，最终表现为有丝分裂延迟，其特点是具有可逆性和明显的剂量依赖性。

电离辐射照射后使处于周期中的细胞暂时停留在 G_1 期，称为辐射诱导的 G_1 期阻滞，其阻滞的程度与时间取决于细胞所受照射的剂量。目前认为并非所有的细胞系在照射后都出现 G_1 期阻滞，G_1 期阻滞的出现取决于细胞系的 p53 状态。使处于周期中的细胞暂时停留在 G_2 期称为辐射诱导的 G_2 期阻滞，不进入 M 期，因此 G_2 期细胞堆积，经过一定时间后，大量细胞同时进入 M 期。

电离辐射使细胞通过 S 期的进程减慢，称为 S 期延迟，与 DNA 合成速率下降有关。而细胞周期解偶联，是指处于细胞周期中的 G_2 期细胞既不能进入有丝分裂 M 期，也不发生 G_2 期阻滞，而是返回到 S 期，继续进行 DNA 复制，使细胞形成内含数倍 DNA 而不进行分裂的巨细胞，最终导致细胞死亡。

五、放射治疗中的剂量-效应关系

在精确治疗技术条件下，放射治疗的实施仍不可避免地使部分正常组织、器官受到照射。这是因为恶性肿瘤浸润具有无明确边界的特性，使得肿瘤起源的器官及其周边的部分正常组织被考虑为亚临床病灶而包括在治疗范围内，而且在射线经过的路径上也有一些正常组织会受到不同剂量的照射。因此，在设计与评价放疗方案时，应将获取满意的肿瘤控制效果与有效降低不良反应同时考虑在内。

用于量化放疗剂量与受照射组织特定效应发生率关系的剂量-效应曲线，肿瘤与正常组织呈现出相似的"S"形，都表现为随着剂量的增加放射效应的发生逐渐上升（图 5-1）。该曲线一般分为 3 段，在较小与较高剂量区域曲线较为平坦，说明此范围内剂量对效应的影响不太明显，高剂量段常被称为"坪区"。曲线的中段是一个直线上升的"斜坡"，它可以用斜率来量化。该段直线越陡峭，其斜率越大，说明剂量的增加会有放射效应较明显的提升。低剂量段与"斜坡"的过渡区则被称为剂量阈值。曲线的位置反映出不同组织对放射反应的差异，一般情况下肿瘤的曲线都会位于正常组织的左侧，因为多数肿瘤比正常组织的放射敏感性高。在肿瘤剂量-效应曲线的"斜坡"段，较小范围的剂量增加就可以使肿瘤局部控制率有显著的升高，从 A 点（50 Gy）到 B 点（65 Gy）肿瘤控制率从 25% 提高到 85%。但剂量继续增加进入其"坪区"段时，要使控制率从 85% 增高到 95%，剂量则要从 B 点（65 Gy）增加到 C 点（80 Gy），但 65~80 Gy 已经进入了位于右侧正常组织曲线的"斜坡"段，其放射损伤的发生风险将从 15% 增加至 60% 的水平。因此在根治性放疗的条件下，给予 75 Gy 以上的剂量往往也是不能接受的。以姑息为目的的治疗，在使肿瘤有一定反应性的同时，不发生较严重的急性毒性作用也非常重要，此时应给予较低的剂量，一般选择在正常组织毒性反应剂量阈值的附近。

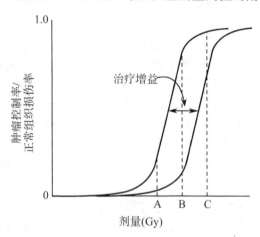

图 5-1　肿瘤与正常组织剂量-效应曲线

对于比较控制肿瘤与正常组织损伤的剂量-效应关系时，临床上使用治疗比（TR）的概念来量化某治疗剂量下可能产生的疗效。TR 等于靶区内正常组织耐受剂量与肿瘤组织致死剂量的比值。当 TR ≥ 1 时，放疗可获得肿瘤的局部控制；TR < 1 时，即使达到肿瘤消退，正常组织也可能受到不可接受的损伤。一些药物联合治疗的目的也是为了提高 TR，或者分开肿瘤与正常组织剂量-效应曲线之间的距离。

放射增敏剂一般可以使肿瘤的曲线往左移，而正常组织放射保护药物是为了使正常组织曲线向右移。化疗与放疗联合后，肿瘤的控制曲线往左移，但毒性曲线也会左移，表现为正常组织损伤的增加。

六、正常组织放射性不良反应的剂量与体积效应

根据电离辐射后细胞水平反应和临床表现的不同，正常组织被分为早反应和晚反应两种。由于多数器官都同时包含有这两类组织，临床上大多可以观察急性（早期）和（或）慢性（晚期）放射性不良反应。对于放疗不良反应，目前公认的分类是按治疗开始 90d 的前、后分为早期与晚期两类。由于早期反应组织在照射后数日至数周内就会有反应的表达，临床上表现出相应的症状与体征。在常规分割剂量下较易于发现、便于及时处理，因此多数急性不良反应在放疗结束后可逐渐缓解。晚期放射性不良反应（损伤）可以发生在所有受照射的器官中，其发病机制比急性反应复杂，随着时间的延长发生概率增大，其严重程度不一，而且可以变成渐进性、不可逆的损伤。早期和晚期放射性反应多数情况下是相互独立的，一般不能用早期反应的严重程度来推断晚期损伤的危险度。因此，在根治性放疗计划设计中，较重视对晚期反应组织（器官）的保护。

由于组织结构的不同，各种器官放射不良反应的临床特点不一，而且不同患者间也有明显的个体差异。评价放射性并发症（损伤）严重性的指标主要在病情程度（分级）与发生概率（发病率）两个方面。在对常规分次方案放疗临床资料进行了较长期与系统的整理、分析之后，已经建立起一些常见正常组织（器官）的耐受剂量限值。在治疗计划设计时，如果某器官的累积剂量超出该剂量限值，就有发生不可逆性放射损伤的可能。耐受剂量被分为最大（$TD_{50/5}$）和最小（$TD_{5/5}$）两种。$TD_{5/5}$ 表示在标准治疗条件下，该剂量治疗后 5 年某组织（器官）发生某一种放射性损伤的可能性有 5%。而 $TD_{50/5}$ 则表示在该剂量下发生放射性损伤的概率高达 50%。因此，在根治性放疗时一般把重要器官的 $TD_{50/5}$ 设定为剂量限值。但是，近 30 年来临床放疗的条件发生了明显的变化，主要是精确放疗技术与多学科综合治疗已经成为常规，上述耐受剂量数值虽然仍有指导价值，但目前在治疗计划时要考虑的因素明显增加。

受照射体积对器官（组织）放射反应性存在重要影响这一现象，早就在实验和临床中被证实。Emami B 等在 1991 年首次将受照射器官体积分为 1/3、2/3 和 100%3 个水平，较系统地报告了 26 类器官的耐受剂量限值，这是临床工作中量化体积效应的开端。而 Withers HR 等组织功能亚单位（FSUs）概念的提出奠定体积效应的放射生物学基础。在此基础上，正常组织、器官按照其 FSUs 的排列被分为串联（行）与并联（行）为基础的两类体积效应模型。在串联结构中，一个 FSUs 的失活便可导致整个器官功能的丧失，因此其并发症的风险主要与最高剂量有关，超过限定剂量就有发生正常组织损伤的危险。代表性的损伤有放射性脊髓病与小肠穿孔。对于并联组织结构的器官来说，则要同时限定剂量与受照射体积。一定 FSUs 数损伤可能不会影响器官的功能，或者其损伤不会表现出来，因而临床上仍然是安全的。但超过体积（FSUs 数）阈值时，随着照射剂量的增大放射损伤的严重性将显著增加。代表性的器官有肾、肺和肝等。因此，在三维治疗计划系统可以将正常组织、器官受照剂量与体积进行精确量化的情况下，剂量体积直方图（DVH）能够直观反映受照射器官的照射剂量及体积情况，成为临床判断治疗计划可行性的重要依据。值得注意的是，组织器官的构造不是如此简单，例如大脑就不能简单地用这两种分类来表达，它适合用中间型器官结构来描述，因为大脑的放射耐受性与所照射部位、剂量与体积等都有关系。

第二节　远距离照射治疗

放射治疗是肿瘤的一种局部治疗模式，其根本目标是在保护正常组织，尤其是危及器官的前提下，给予靶区尽可能高的剂量，以便最大限度地杀死癌细胞，治愈肿瘤。从物理技术的角度看，实现这一根本目标的途径就是使高剂量分布尽可能地适合靶区的形状，并且靶区边缘的剂量尽可能地快速下降。在放射治疗学发展的大约 110 年的历程中，每一次的技术进步都是在实现根本目标的途径中向前迈进一步。目前在临床上运用的体外远距离照射（又称外照射）技术有传统放疗技术（2D）、适形放疗技术

（3D CRT）、调强放疗技术（IMRT）、立体定向放射治疗和图像引导放疗技术（IGRT）。

一、X（γ）射线常规放疗

常规放疗（俗称普放），是指放射治疗医师依据经验或者利用简单的定位设备（如 X 射线模拟机）及有限的 CT 影像资料在患者体表直接标记出照射区域或等中心，人工计算照射剂量，进行放射治疗。其治疗方法简单易行，但位置精度和剂量精度较低，患者不良反应相对较大。

（一）单野照射

单野照射的情况下，因剂量建成区内剂量变化梯度较大，剂量不易准确测量，靶区应放到最大剂量点深度之后，同时由于剂量随深度增加呈指数递减，靶区范围较大时，靶区内剂量分布很不均匀。因此除外靶区范围很小（如治疗颈部、锁骨上淋巴结引流区）或部分姑息性治疗时可使用单野照射外，临床上不主张单野治疗。用单野照射时，如果病变深度较浅，X 射线能量较高时，应使用组织替代物放在射野入射端的皮肤上，将 d_{max} 深度提到病变之前。

（二）对穿野照射

对中心位置病变，可采取两野对穿照射。对穿野照射的特点是：当两野剂量配比相等时，可在体位中心得到左、右、上、下对称的剂量分布。尽管剂量分布以靶区中心为对称，但由于射野侧向的剂量贡献相对较小，靶区内沿射野轴向的剂量分布要比横向的好，因此，要将射野适当扩大才能满足靶区剂量均匀性的要求。

另外，靶区剂量与靶区外正常组织剂量之比即治疗增益比，也随射线能量和射野间距变化。射野间距越小，射线能量越高，治疗增益比越大。要使靶区剂量比两侧正常组织剂量高，拉开肿瘤剂量和正常组织剂量范围，得到大于 1 的剂量增益比，一般应使每野在体位中心处的深度剂量 PDD 1/2 间距≥75%。

当靶区所在部位有组织缺损而又必须用对穿野照射，如乳腺癌的切线照射、喉癌的对穿野照射等，必须加楔形板。两野对穿既可以采用固定源皮距技术，也可以采用等中心技术。使用时还应注意能量的选择与搭配。

（三）两野交角照射与楔形野

对偏体位一侧病变，例如上颌窦等，两平野交角照射时，因几何关系，在病变区形成内野型剂量分布，剂量不均匀。用适当角度的楔形滤过板，可使靶区剂量均匀。两射野中心轴的交角 θ 与楔形角 α 的关系为：$\alpha = 90° - \theta/2$

根据临床要求，适当增减楔形角的大小，可分别在射野远、近端得到偏高的剂量。

（四）三野照射

当能得到的射线能量不能满足对实际患者使用两野对穿照射的射野间距的要求时，应该设立第三野，形成三野照射。建立第三野之后虽然提高了靶区剂量，但由于单野（第三野）剂量分布的不均匀性，与对穿野照射致成的对称性剂量分布叠加，在靶区内形成不均匀的剂量分布。因此，必须将对穿野均匀对称的剂量分布调整成不对称的分布，即从第三野的方向看，造成一个随组织深度增加而深度剂量增加的剂量分布，然后与第三野的实际剂量分布合成，形成均匀的靶区剂量。楔形滤过板可以实现这种要求。理论计算和实验证明，当使用的楔形板的楔形角 α 和各野剂量配比满足一定条件时，也能实现靶区内的剂量均匀。

（五）三野交角照射

对食管肿瘤，靶区位于两侧肺之间，后面有脊髓，都是需要保护的重要器官，为了避免两侧肺的过多照射和减低脊髓受量，常采取三野交角照射。两后野因交角形成内野形剂量分布，与前野构成一个相对野，故在靶区形成均匀剂量分布。此时两后野的使用，类似于两楔形对穿野，只是利用射野的几何因素代替了楔形滤过板。

（六）箱式（Box 野）照射

四野正交照射又称箱式照射，保留了两野对穿照射形成的均匀对称的剂量分布特点，由于采用四野，每对对穿野的侧向剂量得到补偿使得靶区内剂量分布较为均匀。对于腹部和盆腔肿瘤常可以采用两组正交对穿射野来获取较为均匀的靶区剂量分布，实际使用过程中可通过调整射野权重来调节周围危及器官的受照剂量。

（七）相邻野设计

射野相邻在外照射中较为常见，如处理不好相邻射野的衔接问题，会发生射野相接后超剂量或欠剂量，造成严重放射并发症或肿瘤的局部复发。目前有多种方法能够使得射野交接处得到均匀的剂量分布。浅部肿瘤治疗时，射野通常在皮肤表面相接，这时应注意深部组织的过剂量照射问题，特别要注意敏感器官（如脊髓）不要超过其耐受剂量。深部肿瘤治疗时，如胸腔、腹腔和盆腔部位的肿瘤，射野通常在皮肤表面分开，此时应注意剂量冷点移到近皮肤表面没有肿瘤的地方。

（1）根据两邻接野的长度 $L1$ 和 $L2$，两野在皮肤表面的间隔 S 可由如下公式得出：

$$S = \frac{1}{2}L1 \left(\frac{D1}{SSD1} \right) + \frac{1}{2}L2 \left(\frac{D2}{SSD2} \right)$$

式中，$L1$ 和 $L2$ 为射野长度，$D1$ 和 $D2$ 为计算的深度，SSD 为源皮距。

（2）半野挡块、独立准直器及旋转床角，通过上述方法可以克服射野边缘射线束的发散问题。

（八）非对称野技术

射野中心轴偏离线束中心轴的射野称为不对称射野。上述由独立准直器构成的半野就是不对称射野的一种，它们在非共面射野邻接中起着极重要的作用。随着对独立准直器功能的深入了解，由它构成的不对称射野的应用范围越来越宽。

（九）旋转照射

旋转照射是用单野以靶区中心为旋转轴绕患者旋转一定范围。有多种方法用于旋转照射的剂量计算，最为常用的是沿旋转方向，将整个旋转按 5°或 10°分解成多个固定野交角照射。旋转治疗能够提供较多野交叉照射更好的剂量分布；皮肤剂量较小；高剂量区近圆柱形或椭圆形；靶区外剂量下降较快。

（十）曲面校正与非均匀组织校正

临床剂量学计算和测量在不做修正时都是假定人体为均匀体模或标准水箱，实际人体表面有不规则曲面，体内则有不同密度的各种组织。因此，在临床剂量计算时常需要进行人体曲面和非均匀组织校正。常用人体曲面修正方法有组织空气比法、有效源皮距法和等剂量曲线移动法；常用非均匀组织修正方法有组织空气比法、有效衰减系数法、等剂量曲线移动法和组织空气比的指数校正法。

二、电子束常规放疗

（一）能量和射野的选择

因电子束随能量不同有确定的有效治疗深度和射程，即有显著的深度剂量跌落现象，所以根据肿瘤深度和大小选择能量至关重要。临床上要求肿瘤的后沿及周边被 90% 的等剂量面所包围，仅对肿瘤后沿紧贴正常关键器官（如乳腺癌术后胸壁放疗后沿贴肺的情况）时才限制后沿剂量至 80% 或更小。

当深度 d 用 cm 表示，电子束能量 Ee 用 MeV 表示时，90% 的剂量深度 d_{90} 所对应的电子束能量 Ee 如下表示：$Ee = 3（d_{90} + 1）$；80% 的剂量深度 d_{80} 所对应的电子束能量为：$Ee = 3d_{80}$。临床上可根据肿瘤后沿的深度利用上式选择电子束能量。

电子束治疗选择射野大小时，应根据电子束高值等剂量线随深度内缩的特点（小野时更显著），使表面处的照射野适当外放 0.5 ~ 1.0 cm，确保指定的等剂量面（如 90%）完全包围靶区。

（二）非均匀组织校正

组织不均匀性是指在某种组织（骨、肺、气腔等）中，电子束的穿透和散射与在水中不同，临床上常用等效厚度系数 CET 法进行修正，即水的厚度与产生相同的电子束能量转换的某种非均质组织的厚度比。人体骨组织的 CET 范围在 1.1（疏松骨）到 1.65（致密骨）。肺组织的 CET 随电子束能量的增加而增加，而随穿透肺组织的厚度的增加而减小，平均值约为 0.5。

非均匀组织的 CET 修正法，即是体内某一深度 d 处的剂量，应为该点的等效深度 D_{eff} 经平方反比定律修正后的剂量，D_{eff} 的计算公式：$D_{eff} = d-h \times (1-CET)$，式中 h 为电子束穿透不均质组织的厚度。

（三）电子束的补偿技术

电子束的补偿技术主要用于：

（1）体表射野中不规则外轮廓的组织补偿。

（2）减少电子束的治疗深度（如电子束全身皮肤照射）。

（3）提高皮肤剂量。

使用低能射线（6~12 MeV）治疗表浅部位病变时，应考虑使用填充物，并应计算包括填充物厚度及直达靶区最深部的整个深度。能量 >12 MeV 时，不必使用填充物。

（四）射野衔接

邻野间选择适当的间隙很重要，间隙随射野大小、源皮距和射线特性而变化。相邻野表面邻接成均匀剂量意味着深部会有热点形成，若使深部邻接成均匀剂量，则表面会出现低剂量区。

（五）挡铅

临床电子束的遮挡宜使用高密度的材料，如铅或低熔点铅合金。10 mm 厚的铅仅能透过 18 MeV 电子束剂量的 5%。7 MeV 能量水平的电子束遮挡需要 2.3 mm 厚的铅。

三、三维适形放疗

三维适形放疗（3D-CRT）相对于传统常规放疗是一次变革，它采用了最新的影像学技术进行患者定位，同时利用计算机技术完成治疗计划的设计与评估。三维适形放疗实现了射野形状与肿瘤外轮廓的一致。治疗计划系统（TPS）是三维适形放疗的核心，通过计算机和 TPS 软件可以重建患者的三维信息，医生和物理师在"三维假体"上完成靶区和正常组织的勾画，利用射野方向观（BEV）功能从三维方向进行照射野设计，并实现三维的剂量计算，最终利用剂量体积直方图进行计划评估。

三维放疗计划过程与二维放疗计划过程的最大区别在于强调体积的概念。治疗靶区以三维的方式来确定，患者数据的获取也是以体积的信息而不是以平面的形式。射束入射方向以及治疗野的设置是根据对三维靶区照射进行的。计算剂量的算法考虑到射束在各个方向的发散，同时对各个方向的非均匀进行修正，最后以三维的方式分析并评估治疗计划，以体积形式而不是只在横截面上观测剂量分布。

（一）定位技术

3D-CRT 患者资料获取不同于传统放疗。因为 3D-CRT 需要的是立体化的患者数据，要求 CT 横截面影像有足够的分辨率，以便能以三维方式精确地显示出患者的解剖结构。一般来说，横截面 CT 图像的层距为 3~10 mm。为了使患者模型能考虑到照射野以外散射的影响以及非共面射野，CT 扫描范围除了照射区域外还要超出一定的范围（一般应 ≥5 cm）。

3D-CRT 患者资料主要是通过 CT 模拟定位机获取，但也不只限于 CT 信息，也可能包含其他类型的数据，如 MR、PET-CT 等以便更准确地确定肿瘤和危及器官的位置。

3D-CRT 强调的是体积的概念，因此要求在各个 CT 层面勾画外轮廓、靶区、正常组织等患者信息。这是为了设计照射野时避开不应照射的重要结构，也是为了能够分别计算重要器官与靶区的剂量体积数据。

（二）治疗计划设计与评估

射束设置与射野方向观：在射束设置上，三维计划与二维计划之间有显著区别。三维治疗计划系统提供了非常方便的虚拟模拟工具使计划者可以方便地观察三维空间中患者靶区和危及器官与治疗机的相对关系，进而调整准直器、机架、治疗床以及治疗等中心。

三维与二维治疗计划之间在建立射束入射参数上的一个重要区别就是使用了 BEV。BEV 具备两个基本功能：

（1）为医生和计划设计者提供有关肿瘤和重要器官的影像学信息（如 BEV 片，正侧位 X 线片），便于直观地模拟实际治疗的状况。

（2）用于治疗方案的射野位置验证：BEV 是通过选定射束方向，并把确定患者轮廓、靶区和正常解剖结构的点的坐标投射到射束定义的坐标系统中来完成的。在三维计划中，对于选定的射束几何条件的 BEV 是基本观察工具，因为 BEV 允许计划者调整射束方向，以便在照射靶区的同时尽量避开正常组织，使其受照范围和剂量减到最小。

数字重建 X 线片（DRR）：DRR 是 3D-CRT 中观测射束和患者治疗部位空间位置关系的有用工具。DRR 通过如下方式计算：在某一规定的图像接收距离，把射线从放射源投影到一个垂直于射束中心轴的影像平面（通常为等中心平面），通过三维 CT 矩阵投射到这个影像平面上的 X 射线被计算并显示为 DRR。在 3D-CRT 中用 DRR 代替传统的模拟影像有如下优点：DRR 能描绘射束几何学；可将不同组织的解剖结构通过 BEV 显示叠加到 DRR 上。

（三）多叶准直器以及射野挡块

多叶准直器（MLC）最初的设计主要是代替常规射野挡块。使用常规射野挡块有许多缺点：制作费时费力；在熔铅和挡块加工过程中产生的蒸发气体和铅粉不利于工作人员的健康；射野挡块较重，治疗摆位效率低且操作不方便。使用 MLC 则解决了这些问题，并且还有另外的优点：①采用计算机后，旋转照射过程中，可用 MLC 调节射野形状跟随靶区（PTV）的投影旋转适形。②在照射过程中，利用计算机控制的叶片运动，实现静态和动态的 MLC 调强。

目前，安装在加速器机头的 MLC 主要有 3 种方式：①原有的准直器不动，直接在下面安装一组多叶准直器。②拆掉原先的一对下层准直器（X 方向），用多叶准直器代替。③用多叶准直器替换原来的上层（Y 方向）准直器，但在 MLC 与 X 方向准直器之间再加上一对 Y 方向的备用准直器。另外，还有一些外挂式自动或手动的多叶准直器。

射野挡块的主要目的是将规则射野变成不规则射野，使射野形状与靶区形状的投影一致；或是为了保护射野内某一重要组织或器官。用于前者，挡块是作为治疗机准直器的组成部分，应该具有准直器的防护效能；用于后者，应该根据被挡组织和器官的剂量处方，分为全挡、半挡、1/4 挡等。射野挡块一般用低熔点铅制成。

（四）三维治疗计划的剂量分布和计划评估

1. 剂量分布

三维治疗计划的剂量分布显示方法分两种，其一是在各个选定的平面（横断面、冠状面、矢状面或任意切面）显示剂量分布，另外一种方法是显示三维等剂量面。

2. 剂量体积直方图（DVH）

在三维治疗计划中最常用的三维体积剂量信息的表达法就是剂量体积直方图。剂量体积直方图分为积分形式和微分形式。积分 DVH 是受到某一特定剂量照射的解剖结构体积占整个体积的百分比对剂量值作的曲线，如果把直接 DVH 的剂量值频率改为单位剂量频率或单位剂量体积，则变为微分剂量体积直方图（dDVH）。DVH 可以用来对治疗计划进行比较和评估。

3. 治疗计划的评估分两大类

（1）平面显示，多数三维治疗计划都能以多种方式显示三维解剖结构、射束排列、剂量分布等，可以用来帮助评估治疗计划。用于显示剂量分布的测量和计算的最普遍的方法是等剂量曲线。曲线的间距密集说明剂量梯度大，而间距大则表示剂量梯度小。

（2）数字显示或读数，三维治疗计划系统能在整个感兴趣的体积范围的三维矩阵上计算剂量分布。

剂量体积直方图 DVH 概括了这些分布数据，可以直接评估靶区和危及器官的剂量。"理想的"靶区 DVH 是 100% 的靶体积接受 100% 的处方剂量，而正常组织的 DVH 则是 100% 的体积接受零剂量。为了全面评定治疗计划，往往要求两种方法相结合。

（五）计划验证

三维适形放疗的验证主要包括等中心验证和射野验证。等中心验证通常是在患者治疗计划完成后，在治疗计划系统按照计划等中心设计一对正交野并生成 DRR 片，再与治疗机或模拟机上拍摄的等中心验证片相比以确认治疗等中心。射野验证片则是由计划系统直接生成各个射野的 DRR 片与治疗机或模拟机上拍摄的射野验证片相比较以确定射野几何关系的一致性。

四、立体定向放射治疗

1951 年瑞典学者 Leksell 首先提出立体定向放射外科（SRS）的概念，采用等中心治疗的方式通过立体定向技术将多个小野三维聚焦在病灶区实施单次大剂量照射治疗。由于射线束从三维空间聚焦到靶点，因此病灶区剂量极高，而等剂量曲线在病灶以外迅速跌落，病灶与正常组织的剂量界限分明，如外科手术刀对病变进行切除一样，达到控制、杀灭病灶的同时保护正常组织的目的。目前用于立体定向放射外科的治疗机分 ^{60}Co 和直线加速器两类，采用的是 γ 射线或 X 射线，故有 γ 刀及 X 刀之称。

立体定向放射治疗（SRT）是将立体定向放射外科的方法，尤其是立体定向的固定体位方法及影像学技术，与标准放射治疗分次方案相结合的治疗手段。在此基础上，近年来又发展出了体部立体定向放射治疗（SBRT）。SBRT 在传统 SRT 的基础上引入了调强、容积调强及图像引导等新技术，其分次次数较少，一般不大于 5 次，剂量也远高于常规放疗剂量分割。

放射外科系统包括立体定位框架（适配器）、治疗机、计算机硬件和治疗计划软件。通过与 MR 或 CT 等影像学设备的连接后，能精确地确定靶区的大小和位置，并完成治疗计划的设计和照射的实施。

（一）γ 刀

γ 刀治疗机（第一代）由分布在半球形装置上的 201 个源位内的 5 500 ~ 6 000 Ci 辐射强度的钴-60 放射源组成，以这种方式，从准直器射出的射线可通过相对均匀地分布在头颅凸面上的点进入颅内聚焦。4 个线束直径为 4 ~ 18 mm 的可互换的颅外准直器头盔用来适应不同的靶体积，也可换用各种设计的准直器使剂量分布更适合于靶区形状。近年来 γ 刀治疗机有了各种新的发展，其主要途径是通过较少的钴-60 放射源以不同的动态旋转方式聚焦。如典型的体部 γ 刀是通过旋转锥面聚焦方式将 30 个钴源聚焦于一点，治疗时 30 束射线都随源体绕过焦点的公共轴线旋转，使每束射线变成一个动态的圆锥扫描面，焦点为圆锥的顶点，其焦点处剂量很高，而周围剂量跌落显著。

（二）X 刀

以直线加速器为基础的立体定向放射外科，是使用经过圆形准直器或微型多叶准直器准直后的窄束 X 射线，围绕靶区进行旋转治疗，并配合不同的治疗床角度实现多弧非共面照射。近年来容积调强技术也被引入到这一治疗方式中。X 刀治疗对加速器的等中心精度提出了较高的要求，一般情况下最好在 0.5 mm 以内。

（三）射波刀

射波刀是由美国 Accuray 公司生产的放射外科及体部立体定向放射治疗专用设备。它由 5 个系统组成。

（1）机器人放射系统：包括 6 MV 微型医用直线加速器和具有 6 个自由度的机械手臂。

（2）立体定位系统：包括一组正交照射的 X 线摄片机和单晶硅成像设备。

（3）呼吸追踪系统：主要包括呼吸追踪器和激光信号发生装置。

（4）自动治疗床系统：具有 6 个自由动度的全自动治疗床（即治疗床可在一定范围内进行上下、左右、前后的平移和旋转）。

（5）管理系统：包括综合控制系统、治疗计划系统（可完成正向/逆向治疗计划）、影像融合及绘图软件等。该设备最早用于放射外科学，主要针对颅内病变（如动静脉畸形、三叉神经痛等疾病）的治疗。通过对机械臂的控制，准直后的 X 射线束可在患者体外半球面的 100 多个结点（每个结点有 12 个照射方向可供选择）上进行照射，可作等中心/非等中心、共面/非共面照射。

系统由机器臂的轨迹和在每一个机械臂方向给予的跳数来确定某次治疗。在摆位和治疗过程中，系统采用两个装在天花板上的诊断 X 射线源和水平装在地面上的非晶硅影像探测器把实时的放射影像与治疗前的 CT 或磁共振图像在线关联起来，用于确定在整个治疗过程中患者和肿瘤位置的重复性。其立体定位系统可以通过实时追踪标志物的位置监控靶目标，患者如有位移，计算机则会立即计算出靶目标在 X、Y、Z 轴上的坐标变化（轴线位移和旋转误差），自动通过治疗床和机械手臂及时修正 X 射线束的照射方向。而在治疗因呼吸而移动的肿瘤时，射波刀可实现跟踪照射。

射波刀系统的机械精度可达 1 mm 左右。在治疗颅内和脊椎附近病灶的时候，可利用颅骨或脊椎上的骨性标记，实现对病灶位置精确定位，无需植入金标。对于颅外，例如肺部，受呼吸运动影响大的肿瘤，射波刀在治疗过程中，可对部分肿瘤利用肺部定位技术对移动肿瘤进行治疗，而其他则需要微创植入金标。通常，颅内病灶一次照射时间为 30～55min，颅外移动病灶追踪一次照射时间为 55～90min。

（四）X（γ）射线立体定向放射治疗剂量分布特点

小野集束照射，剂量分布集中；靶区周边剂量梯度变化较大；靶区内及靶区附近的剂量分布不均匀；靶区周边的正常组织剂量很小。

由于单次治疗剂量较高，治疗次数少，立体定向放疗对治疗计划系统中所获取的治疗机相关数据（机械参数、辐射参数）提出了较高的要求。数据采集过程中应特别注意探测器的挑选和使用，尽量降低误差。

上述特点从某种意义上讲靶位置和靶体积的确定比剂量大小的确定更为重要，因此对于立体定向放射治疗而言必须进行治疗前的位置验证，如果能够在治疗过程中采用实时的图像引导则更能确保患者安全。

（五）立体定向放射治疗与常规放射治疗的不同

治疗体积小，1～30 cm³，直径小于 4 cm；单次照射剂量 6～30 Gy 或更高，分次次数 1～5 次；需要靶区定位和立体定向参数特别精确。对于 SBRT，扫描层厚不得大于 3 mm，计划系统计算矩阵不得大于 2.5 mm；对于头部 SRS 或 SRT 则相关参数应更高。

五、调强放疗

调强放射治疗（IMRT）是三维适形放疗的拓展，一般意义上的 3D-CRT 是指常规 3D-CRT，即射线束射野方向和靶区形状一致，射野内的射线强度均匀或只作简单的改变，例如用楔形块或补偿块改变射线束计量分布。而新型的 3D-CRT 是指 IMRT，它使用现有三维适形放疗的所有技术，并通过使用基于计算机的各种优化算法，根据临床剂量要求，逆向生成非均匀射线束强度，更好地保护正常器官，同时增加靶区剂量，其剂量分布与靶区的适形度较常规 3D-CRT 有了极大的改善，真正在三维空间上实现了剂量分布与肿瘤形状一致。逆向治疗计划设计是调强放射治疗的重要特征。

调强放疗的核心是具备逆向优化功能的治疗计划系统和能够实现强度调制的加速器实施系统。调强计划系统基于患者三维图像获取靶区和危及器官的立体信息，通过确定靶区剂量和危及器官限量，由优化算法计算出各个射野所需的强度分布，同时再将非均匀的强度分布优化分配给射野的每一微小部分，这些微小部分称为"子束"。加速器射野内的辐射束强度分布则由辐射束强度调制器来改变。计划系统优化每个射野的各个子束强度的能力极大加强了对其射野辐射通量的控制，使按需要生成最优剂量分布成为可能。这一改进后的剂量分布有可能在提高对肿瘤控制的同时降低正常组织损伤。由于需要对构成治疗计划的数万个子束的相对强度进行设置，调强放射治疗需要运用专门的计算机辅助的优化方法，仅靠人工难以完成。

（一）调强的常见实现方式

1. 二维物理补偿器

类似于常规放疗中人体曲面和不均匀组织的补偿，通过改变补偿器不同部位的厚度，而调整照射野内照射强度。特点是：调强效果确切、可靠；制作复杂；影响射线能谱分布。

2. MLC 静态调强

根据照射野所需强度分布，利用 MLC 形成的多个子野，以子野为单位进行分步照射。其特点是：照射过程中子野转换时加速器出束需要中断。

3. MLC 动态调强

通过调整 MLC 叶片的运动速度和加速器剂量率，使其互相配合产生不均匀的照射野剂量分布。其特点是：叶片运动过程中，加速器出束不中断。

4. 容积调强（VMAT）

VMAT 实现方式是在旋转加速器机架的同时调整加速器剂量率和 MLC 射野形状，达到调强目的。其可调节参数包括剂量率、MLC 位置、机架转速等。

5. 螺旋断层调强放射治疗（TOMO）

断层治疗方式因模拟 CT 扫描技术而得名，按治疗床的不同步进方法分两种治疗方式：Carol 方式（单层治疗时治疗床不动）和 Mackie 方式（治疗时床与机架同时运动），目前临床常用的是 Mackie 方式。与 CT 一样，螺旋断层治疗机治疗时机架和床同时运动，这就提高了治疗速度并且使扇形射束之间连接平滑。它的射线束可以从各个方向入射到患者身上，不受角度限制，也不用担心机架与治疗床发生碰撞。

6. 电磁扫描调强

在电子回旋加速器的治疗头上，安装两对正交偏转磁铁，通过计算机控制偏转电流的大小，即可调整电子束照射的面积、强度，从而进行电子束调强。

7. 其他调强方式

如独立准直器调强和水银"棋盘"调强。

目前调强放疗应用最普遍的是通过 MLC 实现的静态和动态调强。

（二）调强放疗的流程

如上所述，调强放射治疗与三维适形放射治疗在概念和实现方法上有显著差别，但是它们仍有很多相似之处。与三维适形放疗类似，调强放疗过程包括：患者体位固定及三维影像获取、靶区及危及器官勾画、治疗计划设计、治疗计划评估、治疗计划验证、治疗方案实施与实时验证。与三维适形放疗计划射野设定不同的是：调强射野不需要刻意避开危及器官，射野一般情况下应避免对穿，理论上射野数越多越好，但临床上一般控制在 5~9 个范围内。

（三）调强放疗系统的质量保证

调强放疗对位置和剂量的精度提出了很高的要求。验证整套治疗系统是否精确地将所需剂量照射到患者体内是保证调强疗效的关键。调强放疗的质量保证包括系统的常规质量保证、针对具体患者的质量保证。

1. 调强放疗治疗系统的常规质量保证

（1）计划系统的质量保证：计划系统的质量保证包括治疗计划系统非剂量学的质量保证、治疗计划系统剂量学的质量保证、治疗计划系统周期性的质量保证。

（2）直线加速器的质量保证：直线加速器的质量保证包括机械参数的检测和辐射相关参数的检测两个方面。

（3）多叶光栅的质量保证：多叶光栅的质量保证包括静态和动态到位精度验证。在传统能 3D-CRT 中，MLC 只是用来形成照射野的形状，1~2 mm 叶片位置的偏差对输出剂量和治疗结果影响并不大，因为这个偏差相对于照射野大小来讲是很小的。但在调强放疗中，这一位置偏差所造成的影响却不容忽视。例如，静态调强是通过多个子野的注量相加产生整个射野的注量分布图，其中一些子野很窄。一些研究表明射野宽度为 1 cm 时，如果叶片位置有零点几毫米的偏差，就会产生百分之几的剂量偏差。

（4）机载影像系统的质量保证：在日常工作中，对机载影像系统成像的定期校准能够保证成像质量的稳定。校准一般每两个月进行一次，但如果图像情况有明显变化，则应立即进行校准。

2. 针对具体患者的质量保证

在实际工作中，对患者的治疗进行质量保证主要包括剂量学验证和实时位置验证两方面。

（1）剂量学验证：剂量学验证有 3 种方式：点绝对剂量验证、照射野通量分布验证和剖面等剂量线分布验证。

1）点绝对剂量验证：在计划系统中将患者实际治疗计划"移植"到经 CT 扫描并且三维重建好的水等效模体或仿真体模中，并进行计算。在加速器上执行验证计划，挑选感兴趣区域使用灵敏体积较小的电离室测量点剂量。将测得值与计划系统计算结果进行对比。在实际操作中，应注意挑选剂量梯度变化较小的区域进行测量。

2）照射野通量分布验证：验证照射野通量分布首先应根据患者实际治疗计划在模体中生成单个照射野通量分布验证计划。通过胶片或探测器矩阵，在加速器上执行验证计划获取垂直于射线束方向的单野通量分布图。最后通过分析软件比较实际照射与计划输出的结果。

3）剖面等剂量线分布验证：在水等效模体或仿真体模中根据患者实际治疗计划生成验证计划，并在加速器上实施，应用分析软件分析模体中探测器测得的剂量分布，并与计划输出的结果相比较做出判断。

（2）实时位置验证：除剂量学误差外，实际摆位过程中造成的误差也直接影响到调强放疗的质量，因此有必要进行实时的位置验证。实时位置验证可以通过加速器自带的电子射野影像系统获取的患者治疗时实际体位影像与计划系统输出的数字重建（DRR）图像之间的误差，调整患者体位以满足计划要求，最大限度地降低由摆位产生的人为误差；也可以由机载的 KV 级影像系统获取锥形束 CT 图像（CBCT）与定位 CT 图像校正误差；KV 影像系统同时也可以获取 KV 平片与 DRR 比较；也有其他多种图像引导方式。

调强放疗系统的常规质量保证和对具体患者治疗计划的验证对于整个调强放疗的实施及疗效具有极为重要的意义。这一系列质量控制措施通过降低系统误差和人为误差，保证了调强放疗的精度。但针对不同的治疗和物理测量设备应做适当调整，制定相应的质量保障措施，更好地发挥自有设备的优势。

六、图像引导放疗

调强放疗技术可以产生高度适合靶区形状的剂量分布，达到剂量绘画或剂量雕刻的效果，基本解决了静止、刚性靶区的剂量适形问题。但实际上，在患者接受分次治疗的过程中，身体治疗部位的位置和形状都可能发生变化，位于体内的靶区形状，以及它与周围危及器官的位置关系也会发生变化。

（一）根据引起变化的原因分类

1. 分次治疗的摆位误差

治疗摆位的目的在于重复模拟定位时的体位，并加以固定，以期达到重复计划设计时确定的靶区、危及器官和射野的空间位置关系，保证射线束对准靶区照射。但实际情况是尽管采用各种辅助摆位装置，并严格按照操作规程摆位，摆位误差仍可能有数毫米甚至更大。原因是多方面的。首先是人体非刚体，它的每个局部都有一定的相对独立运动的能力，因此严格讲体表标记对准了，只说明标记所处的局部皮肤位置重复到模拟定位时的位置，而皮下的脂肪、肌肉，更深处的靶区位置则可能重复不准。其次，摆位所依据的光距尺和激光灯有 1～2 mm 的定位误差。再次，治疗床和模拟定位机床的差别、体表标记线的宽度和清晰程度等因素均会影响摆位的准确度。另外，技术员操作不当还会引入粗差。

2. 不同分次间的靶区移位和变形

消化系统和泌尿系统器官的充盈程度显著影响靶区位置，例如，膀胱充盈程度会改变前列腺癌靶区的位置。另外，随着疗程的进行，患者很可能消瘦、体重减轻，这会进行性地改变靶区和体表标记的相对位置。再则，随着疗程的进行，肿瘤可能逐渐缩小、变形，靶区和危及器官的相对位置关系会发生变化，计划设计时没有卷入照射野的危及器官可能卷入。

3. 同一分次中的靶区运动

呼吸运动会影响胸部器官（肺、乳腺等）和上腹部器官（肝、胃、胰腺、肾等）的位置和形状，会使它们按照呼吸的频率做周期性的运动。心脏跳动也有类似呼吸的作用，只是影响的范围更小、程度更轻。另外，胃肠蠕动和血管跳动也会带动紧邻靶区。

针对上述的器官运动和摆位误差，目前最常用的处理方法是临床靶区外放一定的间距，形成计划靶区，间距的宽度足以保证在有靶区运动和摆位误差的情况下，靶区不会漏照。这种处理方法简单易行，但却是非常消极的，因为它是以更大范围的周围正常组织尤其是危及器官的受照为代价的。如果采用调强放疗技术，这种处理方法还会引入一个新的问题，就是射线照射和靶区运动的相互影响，也就是说射线照射和靶区运动有可能玩猫抓老鼠的游戏，例如，乳腺癌调强切线野照射，为了形成类似楔形野的强度分布，MLC 采用滑窗技术，从切线野外缘向内缘运动，如果乳腺此时随呼吸运动也从外向内运动，则乳腺靶区实际受照剂量都将高于计划剂量，相反则低于计划剂量。

（二）应对措施

更积极的处理办法应是采用某种技术手段探测摆位误差和（或）靶区运动，并采取相应的措施予以应对。对于摆位误差和分次间的靶区移位（以下合称摆位误差），可采用在线校位或自适应放疗技术；对于同一分次中的靶区运动，可采用呼吸控制技术和四维放疗技术或实时跟踪技术。按照 IGRT 的定义，这些技术均属于 IGRT 技术的范畴，下面分别予以介绍。

1. 在线校位

在线校位是指在每个分次治疗的过程中，当患者摆位完成后，采集患者 2D/3D 图像，通过与参考图像（模拟定位图像或计划图像）比较，确定摆位误差，实时予以校正，然后实施射线照射。

该技术应视为最简单的 IGRT 技术，开展研究最早，报道也最多。例如，De Neve 等 1992 年报道采用电子射野影像系统采集正侧位图像的方法检查每次摆位，当误差大于允许值时，通过移床予以校正，然后再做治疗。又如，在靶区附近预埋金标记，每次治疗前拍正侧位片重定位的方法开展体部立体定向治疗。该方法的特点在于充分认识到人体体部与头部结构的不同，并提出了有效的解决办法。人体头部有牢固的颅骨结构，并且在正常情况下，颅内脑组织相对于颅骨是静止不动的，因此可通过固定于颅骨的定位框架精确确定颅内靶区。相反，体部没有完整、近似刚性的骨结构，皮下脂肪层也更厚，同时呼吸运动、胃肠蠕动、膀胱的充盈程度等许多因素可以改变体内靶区相对体表标记的位置。显然，不认识到这种结构特点的差别，直接将头部的立体定位方法套用到体部是不科学的。相反，预埋的标记物靠近靶区甚至在靶区内，因此可认为标记物与靶区位置是相对不变的，通过探测标记物就可以确定靶区位置；并且，由于标记物是金珠，在 X 射线透视图像上清楚可见，提高了定位准确度。

2. 自适应放疗

在设计一位患者的治疗计划时，PTV 和 CTV 之间的间距是根据患者群体的摆位误差和器官运动数据设定的。但实际上由于个体之间的差异，每位患者实际需要的间距是不同的。对大部分患者而言，群体的间距过大，而对少数患者而言，群体的间距又过小。因此有必要使用个体化的间距。自适应放疗技术正是为了这个目的而设计的。该技术的运用过程是这样的：自疗程开始，每个分次治疗时获取患者 2D/3D 图像，用离线方式测量每次的摆位误差；根据最初数次（5~9 次）的测量结果预测整个疗程的摆位误差，然后据此调整 PTV 和 CTV 之间的间距，修改治疗计划，按修改后的计划实施后续分次治疗。

除了根据个体的摆位误差调整间距，自适应放疗技术还可以扩展到更高的层面，如根据患者每个分次实际照射剂量的累积情况，调整后续分次的照射剂量，或者根据疗程中肿瘤对治疗的相应情况，调整靶区和（或）处方剂量。因此，自适应放疗可理解为根据治疗过程中的反馈信息，对治疗方案做相应调整的治疗技术或模式。

3. 屏气和呼吸门控技术

对于受呼吸运动影响的靶区，屏气可以使靶区暂时停止运动。如果只在此时照射靶区，则在计划设计、由 PTV 外放生成 CTV 时可以设定更小的间距，因为靶区运动对间距的贡献可以忽略。屏气技术的代表有 Elekta 的主动呼吸控制技术（ABC）和美国纽约 Memorial Slaon-Kettering 癌症中心开展的深吸气屏气技术（DIBH）。由于需要患者的配合和治疗前的适当呼吸训练，要求患者能承受适当时间长度的屏气动作，该技术仅适用于呼吸功能好且愿意配合的患者。

呼吸门控技术是指在治疗过程中，采用红外线或其他方法监测患者的呼吸，在特定的呼吸时相触发射线束照射。时相的位置和长度就是门的位置和宽度。该技术的代表有 Varian 的 RPM 系统。该类技术只能减少靶区的运动范围，但不要求患者屏气，患者的耐受性好。

不管是屏气技术，还是呼吸门控技术，都只在一个呼吸周期中的某个时段实施照射，因此治疗时间会拉长，继而减少治疗机每天能治疗的患者人数。这个问题严重制约了两种技术的推广应用，尤其是在繁忙的治疗中心。处理呼吸运动更有效的技术是下面要介绍的四维放射治疗技术，它既不需要屏气，也不需要间断性的照射。

4. 四维放射治疗

四维（4D）放射治疗是相对于三维放疗而言的，在 2003 年的 ASTRO 会议上，专家们将其定义为在影像定位、计划设计和治疗实施阶段均明确考虑解剖结构随时间变化的放射治疗技术。它由 4D 影像、4D 计划设计和 4D 治疗实施技术 3 部分组成。

4D 影像是指在一个呼吸或其他运动周期的每个时相采集一套图像，所有时相的图像构成一个时间序列。目前 CT 的 4D 影像技术已经成熟，并且市场上有了呼吸门控、心电门控四维影像的 CT 系统。图 5-2 显示呼吸门控 4D CT 图像的采集过程。在图像采集的同时，利用一个呼吸监控装置（如腹压带）监控患者呼吸，可以保证采集到的每层图像均带有时相标签，然后按不同时相分为多套 3D 图像，从而得到图像采集部位在一个呼吸周期的完整运动图像。

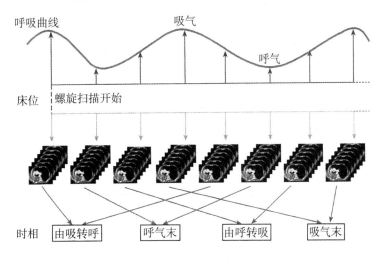

图 5-2　四维 CT 图像的采集过程

4D 计划设计是根据 4D 影像数据，优化确定一套带有时相标签的射野参数的过程。该过程包括以下步骤。

（1）输入 4D 图像数据，主要指 CT 图像，也可能包含其他模式的图像。

（2）以某个时相作为参考，建立不同时相的 3D 图像的空间坐标变换关系，由于呼吸引起的器官运动不是简单的刚体运动，需要采用变形匹配算法。

（3）类似 3D 计划设计，在参考图像上定义靶区、危及器官等解剖结构。

（4）利用已建立的空间坐标转换关系，将已定义的解剖结构映射到其他时相的 3D 图像。

（5）设计参考时相的 3D 计划，并为所有其他时相设计类似计划，类似是指射野方向相同或接近，射野形状、权重/强度分布根据靶区、危及器官的变化作相应调整。

（6）为了评价靶区、危及器官等解剖结构在不同时相的累积受照剂量，需要将所有其他时相的剂量分布映射到参考时相。

（7）计算所有时相的合成剂量分布，采用与 3D 计划设计类似的方法评价合成剂量分布。

（8）如果第七步的评价满意，输出 4D 计划，包括输出不同时相的射野参数至治疗记录验证系统；如果评价不满意，回到第 4、第 5 步修改计划（图 5-3）。

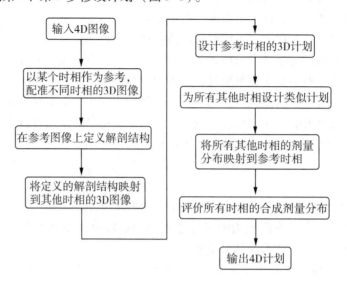

图 5-3　四维治疗计划设计过程

4D 治疗实施的基本设想是在患者治疗时，采用 4D 影像所用的相同的呼吸监测装置监测患者呼吸。当呼吸进行到某个呼吸时相时，治疗机即调用该时相的射野参数实施照射。因为从监测到呼吸时相的变化、到调用新的射野参数、到完成新参数的设置需要时间，也就是治疗实施对呼吸时相的变化有响应时间，所以需要预测软件以减少响应时间引入的误差。

目前，4D 影像技术已较为成熟并商业化，而 4D 计划设计和 4D 治疗实施技术还处于研究阶段，因此开展 4D 治疗还有待后两者的发展成熟。

5. 实时跟踪治疗

尽管 4D 治疗技术可以完成运动靶区的不间断照射，但使用它有一个前提条件：治疗时靶区运动以及周围危及器官的运动完全与影像定位时它们各自的运动相同。这个前提只能近似成立，至少有两个原因：首先，人的呼吸运动并不是严格重复的，即使是连续的两个周期之间，也会有周期长度、呼吸幅度等差别。其次，由于治疗时间往往要比影像定位时间长，尤其是采用复杂技术（如 IMRT）或分次剂量高的技术（如立体定向放疗技术），患者难以保持固定不变的姿势，患者身体会发生不自主的运动。对于这些不能预先确定的运动，只能采用实时测量、实时跟踪的技术，即实时跟踪治疗技术。

目前最常用的实时测量方法是 X 射线摄影。由于不断地摄影可能会使患者接受过量照射，该方法往往与其他方法（如体表红外线监测装置）结合，以减少摄影频率，减少累积剂量。为了避免辐射剂量，其他方法（如 AC 电磁场和超声）也在积极研究之中。Calypso 4D 定位系统则是一个 AC 电磁场实时定位系统。该系统利用置于患者体外的 AC 电磁场阵列诱导植入靶区或靶区附近的转发器，并接收转发器发回的共振信号，从而确定转发器的位置，也就是靶区的位置。转发器大小为 1.8 mm×8.0 mm，通常植入 3 个，系统测量频率 10Hz，测量准确度达亚毫米级。

实时跟踪要求实时调整射线束或患者身体，以保证射线束与运动靶区相对不变的空间位置。射线束调整有 3 种方式：

（1）对于配备 MLC 的加速器，可以实时调整 MLC 叶片位置，改变照射野形状，保证照射野始终对准靶区照射。

（2）对于电磁场控制的扫描射线束，可以调整电磁场，改变射线束方向，保证照射野对准靶区照射。

（3）对于安装于机器手上的加速器（如 CyberKnife），可以调整整个治疗机，改变射线束的位置和方向，保证照射野始终对准靶区照射。比较上述 3 种方式，显然第一种最容易实现，用途也最广，后两种只适用于一些非常规的治疗机上。患者身体调整可以通过治疗床的调整实现，该方法只适用于缓慢的间断性的运动，不适用于呼吸引起的连续运动，因此其应用价值有限。

第三节 近距离照射治疗

近距离照射治疗是将封装好的放射源通过施源器或输源导管直接或间接放入或植入患者的肿瘤部位进行照射。其基本特性是放射源可以最大限度地贴近肿瘤组织，使肿瘤组织得到有效的杀伤剂量，周围的正常组织受量较低。近距离照射按施治技术主要分为以下几种照射方式：腔内照射、管内照射、组织间植入、敷贴照射和术中照射等。依据放射源在人体置放时间长短划界，近距离放疗又可分为暂时性驻留和永久植入两类，后者常称为放射性粒子种植。

一、近距离照射的物理特点

近距离照射与外照射相比有 4 个基本区别：

（1）其放射源活度比较小，有几十个 MBq（几个 mCi，$1 \text{ Ci} = 3.7 \times 10^{10} \text{Bq}$）到大约 400 GBq（10 Ci），而且治疗距离短，为 0.5~5 cm。

（2）射线能量大部分被组织吸收。

（3）放射源距离肿瘤很近或直接插入瘤内，肿瘤剂量远较正常组织的剂量高。

（4）由于距离平方反比定律的影响，距放射源近的组织剂量相当高，距放射源远的组织剂量较低，靶区剂量分布的均匀性远比外照射差，故在取出放射剂量归一点时必须慎重，防止部分组织剂量过高或部分组织剂量过低。

为了防止高剂量率治疗可能引起的治疗增益比下降，目前可应用两种方式：①脉冲式剂量率治疗，其特点是在低剂量率连续照射总时间基本相同的时间内，以 1h 为一时段，每时段患者持续治疗很短时间，其余大部分时间处于无照射状态，以使高剂量率的生物学效应接近或等效于经典低剂量率连续照射。②高剂量率分次照射，其目的也是使其生物效应能尽量接近经典低剂量率连续照射的生物学效应。

二、近距离照射的治疗方式

1. 腔内和管内照射

通过施源器将放射源放入体内自然管腔中进行照射的一种简单易行的方法。一般来讲，腔内和管内照射适用于较小且较表浅的腔内和管内病变。使用最为广泛的腔内放疗技术是插入宫腔和阴道施源器来治疗宫颈癌。

2. 组织间植入

也称组织间照射或组织间插植近距离照射，即通过一定的方法将放射源直接插植到组织间进行照射。组织间插植在临床应用广泛，如头颈部肿瘤、乳腺癌、前列腺癌、软组织肿瘤等。包括暂时性插植和永久性植入。

3. 模敷贴照射

模敷贴照射主要是将施源器按一定规律固定在适当的模上，敷贴在肿瘤表面进行照射的一种方法，主要用于治疗非常表浅的肿瘤，一般肿瘤浸润深度应小于 5 mm。也可作为外照射后残存肿瘤或体腔内残存肿瘤的补充照射的手段。

三、放射性粒子植入

1. 放射性粒子植入的条件

永久性种植治疗是通过术中或在 CT、B 超引导下，根据三维立体种植治疗计划，利用特殊的设备直接将放射性粒子种植到肿瘤区，放射性粒子永久留在体内。

粒子种植治疗一般需要3个基本条件：①放射性粒子。②粒子种植三维治疗计划系统和质量验证系统。③粒子种植治疗所需要的辅助设备。

（1）放射性粒子短暂种植治疗用粒子剂量率一般为 0.5 ~ 0.7 Gy/h，核素包括^{192}Ir、^{60}Co 和^{125}I；永久性粒子剂量率一般为 0.05 ~ 0.1 Gy/h，核素包括^{198}Au、^{103}Pd 和^{125}I。短暂种植治疗的放射性核素穿透能力强，不易防护，因此临床应用受到很大程度限制；而永久粒子种植治疗的核素穿透力弱，临床操作易于防护，对患者和医护人员损伤小，尤其是^{103}Pd 和^{125}I 两种粒子。

（2）三维治疗计划系统和质量验证系统粒子种植治疗有 3 种方式：模板种植；B 超和 CT 引导下种植；术中种植。由于粒子种植在三维空间上进行，而每种放射性粒子的物理特征又不相同，因此每一种核素均需要特殊的三维治疗计划系统。这一系统的原理是根据 B 超和 CT 扫描获得靶区图像，计算机模拟出粒子种植的空间分布，同时决定粒子个数和了解靶区周围危及器官的剂量分布，指导临床粒子的种植治疗。

粒子治疗后由于人体活动和器官的相对运动，需要通过平片和（或）CT 扫描来验证粒子的种植质量，分析种植后的粒子空间分布是否与种植前的计划系统相吻合，剂量分布是否有变异和种植的粒子是否发生位移。

（3）粒子种植治疗的辅助设备：根据不同部位的肿瘤选择粒子种植治疗的辅助设备，如脑瘤可利用 Leksell 头架辅助三维立体定向种植粒子；头颈和胸腹部肿瘤可利用粒子种植枪或粒子种植针进行术中种植；盆腔肿瘤可在 B 超或 CT 引导下利用模板引导种植粒子。其他的一些辅助设备包括粒子储存、消毒和运输装置等，确保放射性粒子的防护安全。

2. 放射性粒子植入的优点

（1）有三维治疗计划设计，可以精确重建肿瘤的三维形态，准确设计植入粒子的位置、数量及施入路径，满足靶区剂量具体化、个体化的优化设计要求。

（2）肿瘤接受的剂量明显增加，可以达到高剂量靶区适形。

（3）持续性低剂量率的照射，能够对进入不同分裂周期的肿瘤细胞进行不间断的照射，提高了放射敏感性，有较高的放射生物效应。

（4）由于粒子在组织内的穿射距离短，通过调整粒子源间距和活度，靶区外剂量可得到很好控制，使周围正常组织得到有效保护。

（5）放射性粒子为钛合金封装的微型粒子，与人体有较好的组织相容性。

（6）操作简便，设备费用低。

（7）短半衰期、低能量、低活度的放射源始终包埋在专用容器内，手术者操作过程中始终不接触粒子，使防护更安全。

第六章

鼻咽癌

第一节 鼻咽癌概述

一、发病情况

鼻咽癌（NPC）是指原发于鼻咽腔上皮组织的恶性肿瘤。病理组织学检查发现多属低分化鳞状细胞癌，占全部恶性肿瘤的 1.5%～26%。早期发生颈淋巴结转移及脑神经侵犯，晚期可有远处转移。

鼻咽癌在北美洲国家少见，但在东方国家是一种最常见的癌症。在我国，广东省发病率最高，其次是广西、湖南、福建等省。男性多于女性，男女发病比例为（2～3）：1。好发年龄为 40～49 岁，发病率在 20 岁以后随年龄增长而上升，50 岁以后则随年龄增长而下降。

二、病因学

鼻咽癌病因未明。病毒因素（特别是 EB 病毒）、环境因素（多与亚硝胺和多环烃类有关）、遗传等可能为致病原因。

1. EB 病毒

EB 病毒和鼻咽癌关系密切：①从鼻咽癌组织中可分离出带 EB 病毒的类淋巴母细胞株，分离阳性率为 68.7%，这些细胞株均带有 EB 病毒抗原，少数可在电镜下找到 EB 病毒颗粒。②鼻咽癌患者体内不仅存在高滴度抗 EB 病毒抗体，而且其抗体水平随病情发展而变化。③IgA 抗体对鼻咽癌具有比其他抗体高的特异性。④鼻咽癌低分化和未分化者的 EB 病毒核抗原（EBNA）检测 100% 阳性，而头颈部其他肿瘤全部为阴性。

2. 环境因素

已有大量流行病学调查证实，环境因素对鼻咽癌发生、发展的影响作用不容忽视。认为居住环境中烟的暴露、腌制食品的过多摄入与鼻咽癌发生相关；多食蔬菜、水果为保护因素。

3. 遗传因素

近年来，有关鼻咽癌的分子机制研究为揭示鼻咽癌的病因提供了重要线索。鼻咽癌是许多微效累加基因和某些环境因素等共同作用引起的多基因遗传疾病。

第二节 鼻咽癌病理类型与分期

一、病理类型

按照世界卫生组织（WHO）2005 鼻咽肿瘤病理及遗传学分类，将鼻咽癌的病理类型分为：Ⅰ型——角化性鳞状细胞癌、非角化性癌；根据肿瘤细胞的分化程度又分为：Ⅱ型——分化型非角化鳞状细胞癌和Ⅲ型——未分化型非角化鳞状细胞癌、基底样鳞状细胞癌、鼻咽部乳头状腺癌、涎腺型癌。

二、分期

目前，世界范围内广泛使用的鼻咽癌分期系统主要有两个，国内采用 2008 分期标准，西方国家及香港地区使用 UICC/AJCC 分期第 8 版。

（一）中国鼻咽癌 2008 TNM 分期、临床分期

1. T：原发病灶

T_1：局限于鼻咽。

T_2：侵犯鼻腔、口咽、咽旁间隙。

T_3：侵犯颅底、翼内肌。

T_4：侵犯脑神经、鼻窦、翼外肌及以外的咀嚼肌间隙、颅内（海绵窦、脑膜等）。

2. N：颈淋巴结

N_0：影像学及体检无淋巴结转移证据。

N_{1a}：咽后淋巴结转移。

N_{1b}：单侧 I b、II、III、Va 区淋巴结转移且直径 ≤3 cm。

N_2：双侧 I b、II、III、Va 区淋巴结转移，或直径 >3 cm，或淋巴结包膜外侵犯。

N_3：IV、Vb 区淋巴结转移。

3. M：远处转移

M_0：无远处转移。

M_1：有远处转移（包括颈部以下的淋巴结转移）。

4. 临床分期

I 期：$T_1N_0M_0$。

II 期：$T_1N_{1a\sim1b}M_0$，$T_2N_{0\sim1b}M_0$。

III 期：$T_{1\sim2}N_2M_0$，$T_3N_{0\sim2}M_0$。

IV A 期：$T_{1\sim3}N_3M_0$，$T_4N_{0\sim3}M_0$。

IV B 期：任何 T，任何 N，M_1。

（二）2008 年分期 MRI 诊断转移淋巴结标准

1. 咽后淋巴结转移的定义

（1）任何可见的咽后淋巴结内侧组。

（2）咽后淋巴结外侧组的最短径 ≥5 mm。

（3）无论淋巴结大小，只要淋巴结内部出现坏死。

2. 2008 年分期 MRI 诊断颈部转移淋巴结标准

（1）横断面图像上淋巴结最小径 ≥10 mm。

（2）淋巴结中央坏死，或环形强化。

（3）同一高危区域 ≥3 个淋巴结，其中 1 个最大横断面的最小径 ≥8 mm（高危区定义：N_0 者，II 区；N^+ 者，转移淋巴结所在区的下一区）。

（4）淋巴结包膜外侵犯（征象包括淋巴结边缘不规则强化；周围脂肪间隙部分或全部消失；淋巴结相互融合）。

（5）咽后淋巴结：外侧组最大横断面的最小径 ≥5 mm，和任何可见的内侧组。

（三）2017 年 UICC/AJCC 鼻咽癌第 8 版分期

1. T：原发肿瘤

T_X：原发肿瘤不能评价。

T_0：无原发肿瘤存在证据，包含颈部淋巴结 EBV 阳性。

T_1：肿瘤局限于鼻咽部，或者侵犯口咽和（或）鼻腔。

T_2：肿瘤侵犯咽旁间隙，和（或）邻近软组织（包括翼内肌、翼外肌、椎前肌）。

T_3：肿瘤侵犯颅底、颈椎、翼状结构，和（或）鼻旁窦。

T_4：肿瘤颅内侵犯，侵犯颅神经、下咽部、眼眶、腮腺，和（或）翼外肌侧缘软组织浸润。

2. N：区域淋巴结

N_X：区域淋巴结不能评价。

N_0：无区域淋巴结转移。

N_1：单侧颈部淋巴结转移，和（或）单侧（双侧）咽后淋巴结转移，转移灶最大径≤6 cm，在环状软骨下缘以上。

N_2：双侧颈部淋巴结转移，转移灶最大径≤6 cm，在环状软骨下缘以上。

N_3：单侧或双侧颈部淋巴结转移，转移灶最大径>6 cm，和（或）侵犯超过环状软骨下缘。

3. M：远处转移

M_0：无远处转移。

M_1：有远处转移。

第三节　鼻咽癌的诊断与鉴别诊断

一、临床表现

1. 症状

（1）鼻咽腔原发灶引起的临床症状：回吸性血涕（涕血或鼻出血）、耳鸣、听力减退、鼻塞、头痛、面部麻木、复视及眼部表现、张口困难。

（2）转移淋巴结引起的临床症状。

（3）血行转移至实质性脏器引起的临床症状：包括骨、肺、肝、远处淋巴结、皮肤及皮下、骨髓、脑实质；多无症状，或局部症状，多脏器转移时常伴有发热、贫血、消瘦和恶病质。

2. 体征

鼻咽肿物，颈部肿块，脑神经受累的表现。

脑神经麻痹综合征：眶上裂综合征、眶尖综合征、垂体-蝶窦综合征、岩蝶综合征、颈静脉孔综合征、舌下神经孔综合征、腮腺后间隙综合征。

二、辅助检查

（一）临床检查

1. 一般项目

行为状况评价（KPS），体重、身高、视力、生命体征的测定，心、肺、肝、脾、骨骼及神经系统。

2. 专科检查

眼部检查，耳部检查，鼻部检查，口腔检查，鼻咽区域淋巴结检查。

（1）根据颈部影像学分区记录：有无肿大淋巴结，其部位、大小（肿瘤最大径×最大径的垂直径×厚度）、质地、活动度、是否侵犯皮肤等，分区中没有提及的另外文字描述。

（2）颅神经：对十二对颅神经及颈交感神经所支配的肌肉、器官等进行检查，记录功能损害情况及相关功能评价。三叉神经、展神经、舌咽神经和舌下神经的受累多见。Ⅰ～Ⅻ对颅神经功能与功能异常（表6-1）。

表6-1　Ⅰ～Ⅻ对颅神经功能与功能异常

颅神经	功能	功能异常
Ⅰ嗅神经	嗅觉	嗅觉敏感性下降
Ⅱ视神经	视觉	单侧黑蒙
Ⅲ动眼神经	眼球运动	上睑下垂
	眼睑横纹肌的神经支配和近视时晶体的调节	调节功能丧失
Ⅳ滑车神经	上斜肌的神经支配	眼球下视和内视受限
Ⅴ三叉神经	Ⅴ1、Ⅴ2：皮肤、肌肉、面部关节和嘴的皮肤和本体感受器感觉，牙齿的感觉神经分布	眼上部和上颌区域疼痛及麻木
	Ⅴ3：咀嚼肌的神经分布和面部下颌区的感觉神经分布	面部下颌区域疼痛及麻木
Ⅵ展神经	眼外直肌的神经支配	复视，眼外展受限
Ⅶ面神经	面部表情肌的神经支配，舌部前2/3的味觉	鼻唇沟变浅，面部表情不对称，舌部前2/3味觉消失
Ⅷ听神经	听觉	听力下降，眩晕、头晕
	平衡、姿势反射、头部空间的定位	
Ⅸ舌咽神经	吞咽、颈动脉体的神经支配，舌部后1/3味蕾的神经支配	吞咽困难舌部后1/3味觉消失
Ⅹ迷走神经	咽、喉部横纹肌神经支配，控制发声肌肉，咽、喉及胸腹部的内脏感觉	软腭、咽喉部黏膜感觉减退，咽反射消失，吸入症状
Ⅺ副神经	斜方肌、胸锁乳突肌运动神经支配	斜方肌、胸锁乳突肌瘫痪
Ⅻ舌下神经	舌内肌肉运动神经支配	舌肌单侧瘫痪及萎缩

3. 间接鼻咽镜检查

对鼻咽腔结构的改变和双侧对称性进行比较，观察鼻咽腔有无肿物，鼻咽黏膜有无增粗、糜烂、溃疡、坏死或出血等异常改变，以及与鼻咽各壁的关系，有无口咽受侵，可钳取组织送病理检查确诊。

4. 纤维鼻咽镜检查

观察鼻腔及鼻咽腔内的病变，尤其对于咽反射较敏感而无法使用间接鼻咽镜检查的患者更为适用。

（二）EB 病毒感染的血清学检查

EB 病毒 DNA（EBV DNA）属于肿瘤源性 DNA。

1. 检查项目

常规用于鼻咽癌筛查和辅助诊断的 EB 病毒血清学检查项目，包括免疫酶法检测 EB 病毒壳蛋白抗原—免疫球蛋白 A（VCA-IgA）、EB 病毒早期抗体（EA-IgA）和 EB 病毒 DNA 酶抗体中和率（EBV-DNaseAb）或酶联免疫吸附测定 ELISA 法联合检测 VCA-IgA 和核抗原抗体（EBNA-IgA）。

2. 血清 EB 病毒抗体筛查及临床应用

鼻咽癌高发区人群血清流行病学普查，血清 EB 病毒抗体检测的适应证：有鼻咽癌症状者，如回缩性血涕、耳鸣、听力减退、头痛、颈淋巴结肿大、面部麻木、复视等。

临床凡属于下述情况之一者，可以认为是鼻咽癌的高危患者：ELISA 法抗体滴度①VCA-IgA 滴度≥1：80。②VCA-IgA、EA-IgA 滴度均≥1：5 和 EBV-DNaseAb 三项指标中，任何两项为阳性者。③上述 3 项指标中，任何一项指标持续高滴度或滴度持续升高者。对上述标准的高危患者，都应进行间接鼻咽镜或纤维鼻咽镜检查，必要时做病理活检，筛查间期 6 个月至 1 年。

抗体筛查阳性，但不符合高危标准的人群，VCA-IgA 滴度范围从 1：5 至 1：80，筛查间期 2～3 年。EBV 抗体检测阴性人群，筛查间期 5 年。近来对高危人群（VCA-IgA 滴度为 1：5）进行鼻咽拭子 EB 病毒 DNA 载量检测 [以 5.6×10^3 拷贝/拭子（0～3.8）×10^6 为界值]，可以减少需要密切随访人群的数量，可作为高危人群的筛查项目。

颈淋巴结肿大病例活检，颈部肿块穿刺证实为转移性癌者，帮助寻找原发病灶，可做血清 VCA-IgA、EA-IgA 检测和颈淋巴结细针穿刺细胞涂片的 EBNA 检查。

3. 血浆中 EBV DNA 拷贝数与鼻咽癌的关系

血浆 EBV DNA 浓度与鼻咽癌发病率、病期呈正相关；治疗前血浆 EBV DNA 的基线浓度，与肿瘤负荷呈正相关，与疾病预后呈负相关；初治鼻咽癌治疗后，持续存在可测得的 EBV DNA 是预后的不良因素；随访期间，EBV DNA 由 0 转为可测，提示肿瘤复发或转移可能。

血 EBV DNA 浓度能很好地辅助影像学手段，监测不同时期血中 EBV DNA 拷贝数在鼻咽癌早期诊断、临床分期、疗效监测、预后判断等方面有重要的临床意义；采用 EBV DNA 数值对患者进行风险分级，有望用于制定分层治疗策略和实现个体化治疗。

（三）影像学检查

影像学检查包括：胸部正侧位片，颈部、腹部 B 超（包括肝、脾、双肾、腹主动脉旁淋巴结检查），鼻咽、颅底、上颈部 MRI（平扫＋增强）扫描，特殊情况才选择 CT 扫描，下颈部 CT 或 MRI，N_3 患者做纵隔 CT 扫描，心电图。局部晚期患者，需要行全身骨扫描（SPECT）检查。可疑远处转移的患者，建议行其他相关的影像学检查如正电子发射计算机断层扫描（PET-CT）等。

鼻咽癌 MRI 诊断：我国 2008 鼻咽癌临床分期的标准就是以 MRI 作为诊断依据。

（1）阅读 T_1WI 和 T_1WI 增强片。

1）必须依次读取或报告的信息：①肿物位于鼻咽腔的情况，如哪一侧壁，是否突入鼻咽腔等。②肿物向左（右）是否侵犯腭帆提肌、腭帆张肌，或是否突破咽颅底筋膜，是否侵犯咽旁脂肪间隙、翼内肌、翼外肌、颞下窝、咬肌间隙，是否侵犯内耳、中耳。③肿物向前是否侵犯鼻中隔，是否侵犯翼腭窝、上颌窦，是否超过后鼻孔、侵犯鼻腔。④肿物向后是否侵犯椎前肌、斜坡骨质、枕骨大孔骨质、椎体骨质，是否侵犯舌下神经管。⑤肿物向上是否侵犯蝶骨、岩骨、蝶窦、筛窦、海绵窦，是否侵犯颅底孔道，如圆孔、卵圆孔、破裂孔等，是否侵犯眼眶、脑膜、脑实质。⑥肿物向下是否侵犯软腭、口咽、喉咽。

2）阅读 T_1WI 和 T_1WI 增强片时，应注意比较横断面、矢状面、冠状面三个面的信息，并结合鼻咽癌生长侵犯途径以及临床表现进行临床判断。

例如：鼻咽癌通常起源于咽隐窝；沿鼻咽侧壁向前侵犯造成咽鼓管闭塞，引起耳部症状，进一步向前侵犯，造成鼻塞或鼻出血；向上侵犯造成颅底骨质侵蚀，斜坡受侵可引起头痛，蝶骨的圆孔或卵圆孔受侵可造成三叉神经第二支、第三支受累，海绵窦受侵常致展神经受累，眶尖受侵会进一步影响视力，咽颅底筋膜受侵后向后外侧浸润可致第Ⅸ～第Ⅻ对颅神经受侵，向两侧浸润可侵犯咀嚼肌间隙，造成牙关紧闭症。

（2）阅读 T_2WI 片：读取咽后及颈部淋巴结信息，包括部位、大小，有无液化坏死，有无包膜外侵等。

（四）病理检查

经鼻咽部原发灶活检，治疗前获取病理诊断。

不推荐行颈部淋巴结活检或颈部淋巴结切除，因其会降低治愈的可能性，并导致治疗后遗症。

当鼻咽重复活检，病理阴性或鼻咽镜检未发现原发灶时，才考虑行颈部淋巴结活检。活检时应取单个、估计能完整切除的淋巴结，尽量不要在一个大的淋巴结上反复穿刺、活检。

三、诊断

根据症状、临床检查、辅助检查及组织活检，对可疑病例进行系统详细检查、排除，最终确诊需病理确定。

1. 临床症状或体征

临床出现下述任何 1 种症状或体征：七大症状（鼻塞、涕血或鼻出血、耳鸣、听力减退、头痛、复视、面部麻木）、三大体征（鼻咽肿物、颈部肿块、脑神经受累的表现）。

2. 病理及相关影像学检查

目前，根据临床症状、体征、EB 病毒血清学检查，间接鼻咽镜或纤维鼻咽镜检查，CT、MRI 等有效的辅助影像学检查及病理活检，可对鼻咽癌做出正确诊断。

3. 鼻咽癌的完整诊断

鼻咽癌的完整诊断应包括肿瘤所在鼻咽腔的部位、病理类型、TNM 分期和总的临床分期。

四、鉴别诊断

鉴别鼻咽增生性结节、鼻咽腺样体、鼻咽结核、鼻咽纤维血管瘤、鼻咽恶性淋巴瘤、鼻咽囊肿、鼻咽混合瘤、鼻咽或颅底脊索瘤、蝶鞍区肿瘤、慢性颈淋巴结炎、原因不明的颈部淋巴结转移性癌、颈淋巴结结核、颈部恶性淋巴瘤、颈部良性肿瘤。

第四节　鼻咽癌的治疗

临床可以根据初治或复发鼻咽癌不同的 TNM 分期，选用不同的综合治疗方法。早期患者可采用单纯放疗，局部晚期患者采用放化综合治疗。以调强放射治疗为基础的，同步放化疗是局部晚期鼻咽癌的主要治疗手段。

鼻咽癌的化疗方式，包括诱导化疗、同期放化疗、辅助化疗等，它们分别适用于不同临床分期的患者。

分子靶向治疗在鼻咽癌治疗中的地位逐渐获得循证医学证据。

同时，必须及时、系统、全面地进行多学科会诊（肿瘤营养师、功能训练及康复师、肿瘤社会工作者）及对症支持治疗，减毒增效；包括早期营养干预，对症治疗，有效止痛及社会心理干预支持治疗（压力、恐惧、失望、情绪低落、焦虑、烦躁、失眠等引起一系列不良行为，需要接受教育、个人或团队咨询、药物治疗），改善神经衰弱及睡眠，调整内分泌功能紊乱，纠正贫血等，减少不必要的体重降低。

一、综合治疗原则

鼻咽癌综合治疗原则是以放射治疗为主，辅以化学治疗、手术治疗，最大可能、有效地提高鼻咽原发灶和颈淋巴结转移灶控制率，减少局部肿瘤的复发率和降低远处转移率，避免造成脑干、脊髓不可逆损伤，以及最大限度地保存靶区周围重要的功能器官和组织如视交叉、视神经、唾液腺和与吞咽功能相关的肌肉及关节等的功能，改善并提高患者的生存质量。

2016 年美国国家癌症综合网格（NCCN）指南建议：Ⅰ期患者行根治性单纯放疗；T_1、$N_{1\sim3}$，$T_{2\sim4}$、$N_{0\sim3}$期患者行同期放化疗 + 辅助化疗（2A 类推荐），同期放化疗（2B 类推荐），诱导化疗 + 放化综合治疗（3 类推荐）。

无远处转移的初治患者，以个体化分层治疗、放化综合治疗为原则。

（一）$T_{1\sim2}N_{0\sim1}M_0$（Ⅰ、Ⅱ期）

患者以单纯放射治疗为主，对鼻咽病灶小的早期患者可采用外照射 + 鼻咽腔后装放射治疗。

单纯外照射治疗：鼻咽总剂量 66 ~ 70 Gy/6.5 ~ 7 W。颈淋巴结阳性者根治量 60 ~ 70 Gy/6 ~ 7 W；颈淋巴结阴性者预防剂量 50 ~ 56 Gy/5 ~ 5.5 W。其中 N_1 患者可酌情考虑配合化疗。

（二）$T_{1\sim2}N_{2\sim3}/T_3N_4N_{0\sim3}M_0$（Ⅲ、Ⅳ期）

患者应以外照射治疗为主，配合以诱导化疗和（或）同期放、化疗为主的综合治疗。对已有远处转移的患者，应采用以化学治疗为主的姑息性放射治疗。化疗首选含顺铂的方案，肾功能不全等特殊情况下可选用卡铂。

（三）同步放、化疗常用方案

单周方案：DDP 30～40 mg/（m²·周·次），6～7次；3周方案：DDP 80～100 mg/（m²·3周·次），2～3次。对颈部肿大淋巴结，可同时给予局部热疗。

二、放射治疗

（一）放射治疗的综合评价和考虑因素

1. 放射治疗的综合评价

放射治疗是鼻咽癌的根治性治疗手段，首次放射治疗必须正确。

因此，应仔细对患者鼻咽部、头颈部及其他影响因素，所有临床、病理、影像学特点进行综合评价，包括以下几点：

（1）患者能否给予根治性治疗。

（2）有哪些因素影响治疗方案的制订。

（3）有无伴发疾病及远处转移征象。

（4）患者的饮食、体重、呼吸情况等。

2. 放射治疗的考虑因素

放射治疗在杀灭肿瘤的同时，应尽量保存正常组织、器官的功能，因此，放射治疗必须仔细计划，因人而异。

在决定应用放疗时，要考虑以下因素。

（1）放射治疗技术：腔内放疗还是外照射。

（2）放射治疗的靶区，相邻关键器官的位置。

（3）放射治疗总剂量，射线的选择、射线的能量、分次量。

（4）放射治疗计划技术的优劣，治疗的给予及验证。

（5）放射治疗过程中的护理，急性毒性反应的处理。

（6）化疗、靶向治疗、免疫治疗及手术的地位。

（二）适应证和禁忌证

1. 适应证

（1）各期鼻咽癌（无远处转移者）均可考虑行放射治疗。

（2）鼻咽癌放射治疗后鼻咽部复发，有或无放射治疗后颈淋巴结复发。

（3）部分晚期患者可考虑行姑息性放射治疗，或放射治疗与化疗综合治疗。

2. 禁忌证

（1）全身情况差或同时合并重要脏器，如心、脑、肝、肾等严重功能障碍者。

（2）局部合并有严重的感染、破溃者。

（三）放射治疗原则

放射治疗是鼻咽癌的首选治疗手段，以常规外照射、三维适形放疗（3D-CRT）、调强适形放射治疗（IMRT）为主，腔内近距离、立体定向放射治疗为辅。

1. 鼻咽癌放射治疗原则

（1）放射治疗设计尽量采用多野、缩野、多程照射技术，合理分配各照射野剂量比例，控制照射总剂量，不能盲目追加剂量。

（2）在保证肿瘤获得高剂量照射时，尽量保护邻近正常组织免受照射或过量照射，以避免造成正常组织严重损伤的不可逆。

（3）重要器官如大脑颞叶、脑干、脊髓、垂体和视神经，应严格限制在正常耐受剂量范围内。

2. 鼻咽癌放射治疗时，要考虑到下述因素

（1）鳞癌通常对放疗有效，早期病例放疗有很大治愈的可能。

（2）肿瘤分化越高，放疗效应及肿瘤消失就越慢，越需要较高的放疗剂量。

（3）外生性肿瘤氧合好，比氧合差的深度溃疡及浸润性肿瘤对放疗更敏感。

（4）局限于黏膜的鳞状细胞癌，放疗治愈率很高。

（5）当病变侵及骨和肌肉时，放疗有效及治愈的可能性降低。

（6）早期较小的转移灶，经单独放疗可以治愈；较大的颈部转移淋巴结，最好手术和放疗联合治疗。

3. 鼻咽癌放射治疗流程

（1）放射治疗前，包括有病理确诊，以及增强 CT 和（或）MRI 影像学检查；必要的宣教，指导功能锻炼，行口腔处理，如有龋齿需拔除 7~14d 后行放射治疗。

（2）放射治疗计划的执行，包括体位固定，CT 模拟扫描，靶区和正常组织勾画，放疗剂量处方、放疗计划制订和确认，放疗计划实施，质量控制和质量保证，疗效评估。

（四）放射治疗技术与方法

1. 常规外照射技术与方法

采用热塑面模固定头颈部或头颈肩部，依据 TNM 分期和临床分期（临床体检、镜检、CT 或 MRI 等影像学资料），照射原发病灶、转移淋巴结及邻近受侵区域（亚临床病灶）或可能扩展受侵的区域和颈部阳性、阴性淋巴引流区域，颈部照射范围应超出淋巴结转移部位 1~2 个颈区。

（1）鼻咽照射范围。

1）原发灶：影像学（CT 或 MRI）所见的鼻咽肿瘤范围。

2）亚临床病灶：鼻咽癌可能扩展、侵犯的区域，如鼻腔和上颌窦后 1/3、后组筛窦、眶尖、翼突基底部、翼腭窝、颅底的蝶骨基底、蝶骨大翼、蝶窦、岩尖、斜坡、破裂孔、咽旁间隙（茎突前间隙、茎突后间隙和咽后间隙）、口咽扁桃体、软腭及第 1 颈椎、第 2 颈椎。

（2）颈部照射范围：全颈照射上至乳突根部，下至锁骨上缘或下缘下及胸骨切迹下 2~3 cm。

1）双侧颈淋巴结转移：全颈照射，根治剂量。

2）单侧颈淋巴结转移：患侧全颈照射，根治剂量；无转移一侧，只作上半颈照射，预防剂量。

3）无颈淋巴结转移：只作上半颈预防照射，预防剂量。

（3）常规外照射野：设面颈联合大野、耳颞侧野、鼻前野（面前野）、耳后野（咽旁野）、颅底野及全颈切线野、上颈前切线野、下颈前切线野，采用等中心照射技术。

1）面颈联合大野 + 下颈前切线野（DT 36~40 Gy），缩野改用小面颈联合缩野 + 上颈后区电子线野 + 下颈前切线野（DT 14~18 Gy），再改用面颈分野 ± 淋巴结阳性区域的颈部小野至根治量（DT 70 Gy）。特殊情况下可根据患者具体病情适当调整。适用于口咽、下咽侵犯的中、晚期患者。

2）面颈联合大野 + 下颈前切线野（DT 36~40 Gy），缩野改用耳颞侧野（至 DT 70 Gy）+ 全颈前切线野。适用于双颈淋巴结转移的中期患者。

3）耳颞侧野 + 上颈前切线野，适用于早期及双颈淋巴结阴性患者。

为全面合理覆盖靶区，可根据具体情况加用辅助野以提高靶区剂量。常用辅助野：鼻前野、颅底野、筛窦野、咽旁野和颈部小野等。对于鼻腔、颅底和颈动脉鞘区受侵犯者，可分别辅助选用鼻前野、颅底野和耳后野。

（4）分割方式及照射剂量。

1）鼻咽癌放射治疗的剂量，决定于：①肿瘤的部位。②病变的大小。③放疗的体积。④治疗的分次数。⑤疗程所用时间。⑥给予放疗的技术。⑦患者的耐受水平。⑧肿瘤的反应。

2）分割方式及照射剂量：①鼻咽病灶，常规分割 1.8~2 Gy/次，根治剂量 DT 66~70 Gy/6.5~7 周，残留病灶缩野 DT 6~8 Gy/3~4 次。②颈部淋巴结转移，常规分割 1.8~2 Gy/次，根治剂量 DT 60~70 Gy/6~7 周，残留缩野适当补量。

一侧上颈 N₁：同侧下颈 50 ~ 56 Gy；对侧上颈 60 Gy、下颈 50 Gy。

双侧上颈 N₁：双下颈 DT 50 ~ 56 Gy。

颈部 N₂ 以上：下颈锁骨上 DT 56 ~ 60 Gy。

颈淋巴结阴性者：上半颈预防 DT 50 ~ 56 Gy/5 ~ 5.5 周。

（5）布野原则。

1）根据临床及增强 CT 或 MRI 等影像学资料，按个体化设计原则进行布野。

2）采用可塑面罩固定，模拟机下等中心定位设野，确保两侧对穿野的重合性。

3）照射野"小而不漏"，即最大限度地包括肿瘤组织、最小损伤正常组织。

4）照射野包括脑干、脊髓、视神经、视交叉等重要器官时，应注意及时缩野，严格限制在正常耐受剂量范围内。

5）尽量不要在肿块上分野，即一个肿块应完全包括在同一个照射野内。

6）避免在两相邻照射野之间（衔接处）存在"热点"或"冷点"，出现剂量重叠或遗漏。

常规照射技术的缺陷：高剂量照射体积过大，靶区内剂量分布不均匀，靶区剂量难以进一步提高而影响局部控制率的增加，相邻野间的衔接处有剂量重叠或脱漏，正常组织及危及器官受量过高，早、晚期组织反应明显。

（6）常规外照射照射野设计。

1）体位及体位固定：仰卧位，头颈肩热塑面膜固定。

2）拍摄定位片：等中心照射技术，模拟定位。

3）设计照射野的原则：①面颈联合野，包括颅底、鼻咽、咽旁间隙、鼻腔及上颌窦腔的后 1/3（包括翼腭窝），舌骨水平以上的颈部淋巴引流区。照射野的上界，根据肿瘤侵犯颅底的多少，决定与颅底线以及斜坡的距离，必要时根据治疗过程中肿瘤消退情况，在 DT 50 ~ 60 Gy 时进行调整。②下颈锁骨上野，包括双颈Ⅲ、Ⅳ、Ⅴb 区淋巴引流区，在定位片上画出照射野。

4）布野方法。

5）模板制作和照射野校对。

6）整体铅挡块制作。

7）照射野验证。

8）照射野设计：①面颈联合野。②耳颞侧野。③鼻前野（面前野）。④耳后野（咽旁野）。⑤颅底野。⑥全颈切线野。⑦上颈前切线野。⑧下颈前切线野。

9）照射野设计及调整：由于脊髓在面颈联合野内，脊髓耐受剂量使得在照射过程中需要调整照射野。①面颈联合野设计及调整。②下颈、锁骨上切线野设计。③面颈联合野与下颈、锁骨上切线野，采用半束照射技术设计。

10）放疗分次照射的基本原则及分割方式：①放疗分次照射的基本原则，应用小的分次照射剂量，并在适当范围内，以最短的时间，把需要的总剂量运送至靶区。②放射治疗分割方式，有常规分割、超分割、加速分割、加速超分割、低分割。

11）放射源的选择：①鼻咽，照射宜选用 ⁶⁰Co-γ 线或直线加速器的 4 ~ 8 MV-X 线。②颈部，可选用 ⁶⁰Co-γ 线或直线加速器的 4 ~ 8 MV-X 线，配合合适能量的电子线如直线加速器（8 ~ 12 MeV）的电子线或 210 KV 深部 X 线。

12）分割照射方法的选择：①常规分割，1.8 ~ 2.0 Gy/次，每天 1 次，每周 5d 照射。②非常规分割，如超分割、加速超分割等，临床可以根据病情选择使用。

2. 调强适形放射治疗（IMRT）技术与方法

（1）鼻咽癌 IMRT 的临床应用优势：因鼻咽部毗邻许多重要器官，IMRT 对鼻咽癌的治疗具有独特优势，可减少或解决对邻近敏感器官的放射性损伤，有望提高肿瘤的局控率，提高患者生存率和生存质量。布野方式，包括静态调强（7 野或 9 野）和容积旋转调强。但在鼻咽癌放疗中的分割剂量及总剂量、总疗程时间，还有待于进一步研究。

（2）IMRT 的流程。

1）体位及固定。

2）CT 模拟定位机。

3）CT 模拟定位扫描：采用平扫 + 增强的方式进行 CT 扫描，扫描范围从头顶至锁骨下 2 ~ 3 cm，直接用增强连续扫描，层厚 3 mm，扫描完成后将获得的图像资料通过磁盘或网络系统传输到 IMRT 治疗计划系统。如条件允许，可采用 MRI 和 CT 的融合图像，或用 MRI 模拟定位机进行模拟与扫描。

4）IMRT 治疗计划设计。

5）IMRT 治疗计划的验证及治疗验证：确保靶区剂量分布的误差与各种不确定因素的误差在临床允许范围以内，治疗计划的验证剂量误差 ≤5%，治疗体位验证误差 ≤5 mm，方可执行治疗，以确保质量控制和质量保证。

（3）IMRT 的靶区。

1）靶区勾画：建议采用 MRI 和 CT 图像融合（如 CT 和 MRI 扫描体位不一致，则按骨性标志匹配行原发灶图像融合），有助于勾画 GTV。

2）靶区勾画的建议：①选择靶区勾画的顺序、方式，从肿瘤侵犯范围最清晰或具有代表性的解剖结构层面开始勾画，勾画时遵循左右对照、上下层面连续对照的原则；同时，比对横断面、冠状面和矢状面，确保靶区勾画的准确、连续性。②选择靶区勾画的窗宽、窗位，颅底推荐采用骨窗（如窗宽 1 600 Hu 或 2 000 Hu，窗位 400 Hu）；勾画鼻咽和淋巴结时，推荐采用软组织窗（如窗宽 350 Hu，窗位 35 Hu）。

3）靶区勾画的注意事项：①临床确定 CTV，需要综合考虑肿瘤的解剖结构和生物学特点，因不同医院、医疗组及医师，对 CTV 的理解、考虑不同，出现勾画 CTV 的范围也不尽相同。②危及器官依据解剖结构勾画。

4）靶区处方剂量：根据鼻咽原发病灶、亚临床病灶、颈淋巴结和颈淋巴引流区的不同，分别给予不同的处方剂量，这有利于提高肿瘤的局部剂量和减少邻近正常组织的剂量。

（4）靶区和危及器官的剂量评估。

1）计划设计优化与评价：通常要求至少 95% PTV 满足上述靶区的处方剂量，PTV 接受 ≥110% 处方剂量的体积应 <20%，PTV 接受 ≥115% 处方剂量的体积应 <5%，PTV 接受 <93% 的处方剂量的体积应 <1%，PTV 外的任何地方不能出现 >110% 的处方剂量。

同时，还需评估危及器官的耐受剂量，并尽量减少子野数，缩短照射时间。权重的选择原则：重要危及器官如脊髓、脑干的权重 > 肿瘤 > 一般危及器官。

2）评价治疗计划优劣：要注意覆盖 GTV 剂量曲线的均匀性和适形指数，D95 和 V95 覆盖的百分率。

治疗计划优先评估的内容：靶区剂量的均匀度、靶区形状的适形性、靶区的最大剂量、靶区的最小剂量、危险器官的限制剂量、危险器官限制受照射的体积。

3）计划评估包括：各靶区和危及器官的剂量体积直方图（DVH）、等剂量线分布的整体评价和逐层评价。

首先，要仔细看各靶区和危及器官的剂量体积直方图，是否满足处方剂量的要求和限定剂量。

然后，要仔细、逐层地检查等剂量线的分布，确认各靶区的剂量分布是否满意，PRV 的剂量是否在可接受的范围内。

最后，此治疗计划必须通过剂量、位置验证，有剂量师和物理师两级签字及主管医生和（或）技师签字后，方可开始治疗。

第一次治疗要求物理师、主管医师到场参加摆位，并摄等中心验证片。计划确认与剂量学处理，位置及剂量误差不超过 5 mm 和 5%。

4）危及器官计划体积（PRV）及限量：PRV 是危及器官外放边界后的体积，类似于根据 CTV 形成 PTV。

剂量限制标准：由于鼻咽部周围正常组织较多，过度限制 OAR 的剂量，会造成靶区剂量分布不满意；限制标准过于宽松，无法达到优化剂量的目的。

因此，剂量限制标准应结合肿瘤的大小、位置，与正常组织器官的关系，治疗病史，有无化疗等多种因素考虑。

优先考虑：脑干和脊髓的限量，在靶区达到满意的剂量覆盖的同时，尽可能降低其他 OAR 的受照剂量。

重要功能脏器和危及器官的（PRV）为：脑干 ≤54 Gy，脊髓 ≤45 Gy，视神经和视交叉 ≤54 Gy，晶体 ≤9 Gy，垂体 ≤45 Gy，颞颌关节 ≤50 Gy，颞叶 ≤54~60 Gy，下颌骨 ≤60 Gy，腮腺 50% 体积 ≤30~35 Gy 等。

5）鼻咽癌调强适形放射治疗（IMRT）计划设计的优先权：临床应用过程中，如果肿瘤靶区剂量覆盖与正常组织受量限制不能同时满足，可考虑参考以下计划优先顺序、级别：Ⅰ级正常组织结构、肿瘤，Ⅱ级正常组织结构，Ⅲ级正常组织结构。

Ⅰ级：非常重要、必须保护的正常组织，如脑干、视交叉、视神经、脊髓、脑颞叶。

Ⅱ级：重要的正常组织，在不影响 PGTV、PCTV 剂量覆盖的条件下，尽可能保护的正常组织，如腮腺、下颌骨、颞颌关节、垂体、臂丛。

Ⅲ级：其他正常组织结构，在满足Ⅰ和Ⅱ级正常组织结构保护条件，且不影响 PGTV、PCTV 剂量覆盖的条件下，尽可能保护的正常组织，如眼球、晶体、颌下腺、口腔、舌、中耳、内耳、喉、咽缩肌、食管、气管、甲状腺。

敏感器官的剂量，不超过限定剂量。若超过时，要看超过部分所占的体积，以便权衡利弊，做出正确的评价和修改。

对危及器官勾画的定义不同，其剂量分布、放射性损伤评估也随之产生差异。

（5）鼻咽癌自适应个体化调强适形放射治疗计划的制订与适时实现：在鼻咽癌调强放疗过程中，因肿瘤体积、外轮廓及正常组织（如腮腺）的变化，使实际照射剂量分布与计划剂量分布发生差异。

1）鼻咽癌自适应个体化调强适形放射治疗计划的制订，需考虑以下因素：①相关解剖结构，在时空上的变化：使实际照射剂量分布与计划剂量分布发生差异，可能导致肿瘤靶区的照射剂量下降，而周围正常组织的照射剂量增加，导致发生严重并发症，影响疗效及生活质量。②肿瘤放射生物学/功能的变化：需要考虑患者个体肿瘤内部代谢、乏氧、增殖、凋亡、基因突变以及不同亚靶区放射敏感性等生物学特点。

2）必须充分认识、评估与处理鼻咽癌调强适形放射治疗过程中的各种不确定性因素。

3. 近距离放射治疗

（1）适应证。

1）早期鼻咽局限病灶的病例。

2）常规外照射放射治疗后，鼻咽有局部残留的病例。

3）根治性放射治疗后，鼻咽局部复发的病例。

（2）禁忌证。

1）恶病质。

2）局部晚期病例。

3）已伴有鼻咽邻近结构放射性损伤的病例。

4）对局部麻醉药物过敏者。

（3）操作方法及程序：鼻咽癌近距离后装放射治疗，具体操作如下。

1）确定鼻咽肿瘤的部位、大小，并选择适当的施源器。

2）依不同施源器放置的需要，收敛鼻甲，表面麻醉鼻腔、鼻咽或口咽、口腔黏膜。

3）根据不同施源器，可采用经口腔或鼻腔放置施源器，并行可靠的固定。

4）在每次治疗前，应在模拟机透视下，采用等中心技术分别摄正、侧位（正交）片。

5）设置源驻留位置、各驻留位置剂量参考点距离及参考点剂量，并做几何优化。

6）把施源器与治疗机连接并锁定，工作人员离开治疗室，实施治疗计划。

7）治疗完毕退出放射源，取出施源器，结束治疗。

（4）治疗剂量与分割方法。

1）单纯后装放射治疗：总量 DT 40～50 Gy。

2）配合外照射的后装放射治疗：①早期鼻咽癌鼻咽病灶外照射 DT 55～60 Gy 后，加后装治疗总量 DT 10～25 Gy。②常规外照射 DT 66～70 Gy 后，鼻咽局部残留病灶者，加后装治疗 DT 10～15 Gy。③常规外照射放疗后鼻咽局部复发的病例，再程外照射 DT 40～45 Gy 或 DT 50～54 Gy 后，加后装治疗 DT 25～30 Gy 或 DT 20 Gy。

3）分割方法：3～5 Gy/次，每周 1 次；配合外照射的后装放疗，总量 DT 15～25 Gy。

（5）注意事项。

1）必须经病理证实为鼻咽癌。

2）治疗前须确定有腔内近距离放射治疗的适应证。

3）放置施源器时，应注意尽可能保护周围正常组织和敏感器官。

4）根据靶区部位和范围，设置源驻留位置和剂量参考点距离，剂量参考点距离不宜过大。

5）鼻咽癌的腔内高剂量近距离放射治疗最好采用分次治疗方法，每次治疗剂量不宜过大。

6）腔内照射后可能出现后遗症，如鼻咽大出血、鼻咽黏膜坏死、软腭穿孔、鼻咽及软腭黏膜纤维化、颅底骨坏死。

三、放射治疗后肿瘤残存的处理

放疗结束时鼻咽局部残存灶，应活检行病理学检查，如提示为放疗后重度反应，无需加量；如病理证实为残存，应进行局部加量照射或手术挽救。

（一）鼻咽原发灶残留

根治剂量放疗后的残留病灶，视残留病灶大小和部位选择：常规缩野推量、腔内近距离后装放疗（适合于浅表残存病灶，一般不超过 5 mm 的厚度）、立体定向放疗技术（X 刀，作为鼻咽癌治疗后残留或复发病灶的辅助治疗，适合病变位于咽旁、颅底、海绵窦、蝶窦等）、三维适形放疗（3D-CRT）、IMRT、手术切除或射频消融治疗．并视病灶大小配合化疗。临床可根据情况局部推量照射，剂量不超过 DT 10 Gy。

鼻咽原发肿瘤的残存，又分为开放性手术及内镜下微创手术两种，可根据具体复发肿瘤部位、专科技术优势等因素而决定。

手术挽救：主要用于放疗后局部残存或放疗后局部复发的病变，可考虑对鼻咽原发病灶切除和（或）颈淋巴结清扫。手术指征要求严格：首次放疗后鼻咽局部残留病灶，观察 2～3 个月仍不消退、较局限的，或放疗一度控制后又出现局部复发，且为局限性病变者；无咽旁间隙及颈鞘明显受侵；无颅底骨破坏，无脑神经受侵；全身无远处转移；无全身麻醉禁忌证。

（二）颈部淋巴结残留

根治性放疗后，颈部淋巴结残留或者复发，观察 2～3 个月以上不消失，仍有残留且原发灶获得控制的患者，可行颈部淋巴结手术切除。

采取何种术式切除残存或复发颈淋巴结，是目前争论的焦点。但手术要求转移的颈部淋巴结不固定，或虽已固定但颈动脉未受累。

根据既要彻底切除病灶，又要保证患者生存质量的原则，对颈部单个残存淋巴结可行淋巴结切除术，对颈部多个淋巴结残存可考虑颈部分区性淋巴结清扫术或根治性颈清扫术。

四、放疗后复发与转移的处理

（一）复发与转移的现状

鼻咽癌复发的定义是指根治性放射治疗后，肿瘤全消持续 6 个月以上再次出现肿瘤。

临床上对鼻咽癌复发的诊断，常常需要与肿瘤残留相鉴别，须准确判断肿瘤残留、复发，确定是否接受再程放疗。

临床检查怀疑鼻咽或颈淋巴结复发者，必须取得病理活检证实。同时，要区分野内复发或边缘复发，对野内复发的肿瘤，必须仔细评价病变的范围，包括彻底体检、适宜放射影像学检查或其他检查。

（二）复发鼻咽癌的治疗

依据以往的文献研究，一般情况较差、KPS 评分较低的患者，适应接受最佳营养支持治疗。一般情况较好的患者，可根据分期选择治疗方案，早期的患者，再程放疗和手术挽救治疗效果均较为理想；局部晚期患者，需要联合放化疗，根据病灶大小、位置、复发间隔时间等选择放化疗方案、放疗技术和处方剂量等。放疗后颈淋巴结复发者，首选手术治疗；不能手术者酌情放疗或化疗，视治疗效果选择进一步的治疗方案。

（三）复发病灶的再程放射治疗

1. 再程放射治疗原则

（1）复发病灶的再程放射治疗，原则上仅照射复发的部位，一般不做区域淋巴引流区的预防照射。

（2）对于已出现脑、脊髓放射性损伤的病例，慎行再程放射治疗或不主张再程常规外照射放疗，采用化疗。

氨磷汀的临床使用可能是有价值的，但尚需行进一步证实。

2. 再程放射治疗技术及剂量

采用单纯外照射或外照射 + 近距离放射治疗，三维适形或调强适形放射治疗。多考虑设小野、多野及与首程放射治疗不同照射部位、不同入射角度的放射治疗计划，DT 60 ~ 70 Gy。

3. 鼻咽和（或）颈淋巴结再程放射治疗

（1）鼻咽复发：放射治疗后 1 年以内，尽量不采用再程常规外照射，放疗选用辅助化学治疗、近距离放射治疗或 γ 刀、X 刀治疗或调强放射治疗。

（2）颈淋巴结复发：放射治疗后 1 年以内，建议手术治疗，不能手术者可采用化学治疗。

（3）鼻咽局部复发和（或）颈淋巴结复发

1）放射治疗后 1 年以上者，可给予二程放疗或二程根治性放疗，肿瘤范围较大者可配合诱导化疗和（或）同时期放化疗。

2）局限性的鼻咽复发灶，可选择手术切除或单纯外照射或外照射 + 近距离后装照射。

4. 再程放射治疗并发症

再程放疗所致放射损伤不容忽视，再程放疗的严重并发症有放射性脑损伤、鼻咽黏膜坏死出血、后组脑神经损伤、听力丧失、张口困难。

（四）远处转移病灶的治疗

诊断依据病史、症状、体征、实验室资料及影像学资料（超声波、全身骨扫描、X 线片、CT、MRI 或 PET-CT 等）。

鼻咽癌出现远处转移：选用以化疗为主的多学科综合治疗，姑息性放射治疗对缓解症状和延长生存期具有积极的作用。

1. 骨转移病灶

局限病灶、广泛病灶化疗后疼痛剧烈部位，局部姑息性照射；分割照射，2 ~ 3 Gy/次，5 次/W，照射总量 DT 30 ~ 50 Gy/3 ~ 5W。

2. 肺、肝转移病灶

单个病灶者，局部小野照射；常规分割照射，每次 2 Gy，每周 5 次，照射总量 DT 50～60 Gy，5～6 周。

3. 脑转移灶

全脑＋残留病灶缩野照射；先用全脑照射，每次 2～3 Gy，每周 5 次，照射至 DT 25～30 Gy后，对残留病灶给予缩野，局部照射至照射总量 DT 50～60 Gy。对脑转移灶放射治疗时要配合使用25%甘露醇＋地塞米松对症治疗，以减少脑水肿的发生。

4. 其他器官单个病灶

可配合手术治疗和（或）姑息性放射治疗。

五、放射治疗的不良反应及处理

（一）放疗前准备

1. 明确诊断和分期

见相关内容。

2. 相关功能评价

（1）患者营养状态评价。

（2）确定治疗原则和决定治疗技术。

（3）知情同意书或委托书的签署。

（4）放疗前的口腔处理（请口腔科会诊），尽量除去口腔龋齿、残根或义齿。

（5）并发症处理，如合并感染、糖尿病、高血压、心脏病等内科疾患，需要先到相应的科室诊治内科疾病，病情稳定后才开始放化疗。

（6）注意照射区内皮肤、黏膜的保护，及时治疗头颈部感染病灶。

（7）应用抗生素类制品滴鼻及滴眼，或用眼膏涂抹眼球结膜处，防止球结膜炎或角膜溃疡。

（二）放疗中注意事项、评价及常见放射反应

1. 放疗中注意事项

每周应对肿瘤情况详细记录（原发灶和颈淋巴结），急性不良反应评价，放疗反应 RTOG 分级，化疗反应 WHO 分级，血常规监测，营养摄入监测。EB 病毒 DNA 检查，推荐放疗期间，间断行 2～3 次 EBV DNA 检测。

2. 放疗中评价

放射治疗剂量 DT 50 Gy 时，应进行疗中疗效评价，临床体检、间接鼻咽镜、光导纤维鼻咽镜、增强 CT/MRI、颈部彩超、疗效 WHO/RESIST 评价。疗中评价的意义：对肿瘤的放疗敏感性进行评价，作为缩野的依据，及时调整治疗计划。

3. 放疗中常见放射反应

（1）全身反应。

（2）局部反应：①皮肤急性反应。②口腔、口咽黏膜急性反应。③急性放射性腮腺炎。④鼻腔、鼻咽黏膜炎。

（三）放疗后疗效评价及常见放射性损伤

1. 放疗后疗效评价

最终放射治疗疗效评价，急性和后期放疗、化疗不良反应评价。疗效评价的意义：确定疗效，如有残存，决定进一步处理方法。

2. 放疗后常见放射性损伤

（1）放射性唾液腺损伤。

（2）放射性中耳炎、内耳炎及听力下降。

（3）放射性下颌关节炎、牙关紧闭。

（4）放射性下颌骨骨髓炎、骨坏死、放射性龋齿。

（5）放射性垂体功能低下。

（6）放射性眼部、视神经和视交叉损伤。

（7）放射性脑、脊髓损伤。

（8）喉损伤。

（9）代谢异常。

（10）吞咽功能障碍及误吸。

（11）放射性颈部皮肤萎缩与肌肉纤维化。

（12）放射性面颌部淋巴水肿和纤维化。

（13）头面部急性蜂窝织炎。

（四）放疗后注意事项

（1）保护射野内的皮肤。

（2）注意口腔卫生。

（3）鼻咽癌放疗后颞颌关节功能障碍的康复治疗。

（4）饮食要求。

（5）定期复查、随访及评估。

1）定期复查、随访：首次随诊，根据不同情况可在 1～3 个月。鼻咽原发灶残存，放疗结束后 1 个月复诊；颈部淋巴结残存，放疗后 2 个月复诊。

治疗后第 1～第 3 年内，每 3 个月复查一次；第 4～第 5 年内，每 4～5 个月复查一次；5 年后，每年复诊一次。包括实验室检查指标（EB 病毒的检测和 6～12 个月查促甲状腺激素水平，TSH），胸部正侧位片，颈部及腹部超声，CT 或 MRI 等。

2）随访记录内容、评估：①肿瘤（原发肿瘤、区域转移淋巴结）消退情况：记录消退时间，如有残留，记录部位、有关检查结果、处理方法。②复发情况：复发部位、时间、检查与处理手段、结果。③远处转移情况：部位、时间、检查与处理手段、结果。④放射后遗症：放射性脑脊髓病、放射性耳损伤、骨坏死、皮肤黏膜损伤、张口困难、第二原发癌等。⑤生存时间：每次随访时间、死亡时间、死因。⑥其他重要的临床表现。

六、化学治疗

（一）化学治疗的临床应用

NCCN 指南建议 $T_1N_0M_0$ 的患者行单纯放疗，Ⅱ期的患者行放化综合治疗。Ⅲ期和Ⅳ期的局部晚期患者，采用联合治疗模式。有数据显示采用同步放化疗，可提高局部控制率、无疾病生存率、总生存率和无转移疾病生存率。诱导化疗的作用尚未明确，有荟萃分析证实，诱导化疗后再行同步放化疗可获得较小的生存优势。

（二）化疗药物及方案

同步放化疗，化疗药物多选择顺铂（P）；诱导化疗及辅助化疗方案多为，顺铂＋5-Fu（PF）、顺铂＋紫杉醇（TP）、顺铂＋紫杉醇＋5-Fu（TPF）或吉西他滨＋顺铂（GP），每 21d 重复一次，4～6 个疗程。

1. 放疗前诱导化疗

放疗前诱导化疗可以缩小肿瘤，减小放疗靶区；同时，对鼻咽癌患者头痛、鼻塞等局部症状的控制是迅速、有效的；但对远期疗效，尚有一定的争议。近年来，一些前瞻性的随机对照研究，对远期生存率无明显改善。

依据 NCCN 指南，局部晚期鼻咽癌患者行诱导化疗后，再接受放化疗作为Ⅲ类推荐。欧洲肿瘤内科学会（ESMO）指南推荐，根据患者的一般情况、KPS 评分及对治疗的耐受程度，综合评价患者能否接受诱导化疗。

以往研究显示，多西他赛、顺铂联合氟尿嘧啶组成的 TPF 诱导化疗方案，较经典的 PF（顺铂联合氟尿嘧啶）方案诱导化疗，显著提高了局部晚期头颈鳞癌患者的总生存率和无进展生存率，成为头颈鳞癌首选的诱导化疗方案。

目前国际上常用的 TPF 诱导化疗方案主要来源于 TAX323 和 TAX324 等几项基于欧美人群的研究，常规剂量为多西他赛 75 mg/（m² · d），顺铂 75 mg/（m² · d）和氟尿嘧啶 750 mg/（m² · d），1 ~ 5d，然而这些剂量推荐是否适用于亚洲人群仍未明确。

2. 同步放射治疗、化学治疗

局部晚期鼻咽癌患者中，几项大型的 Meta 分析均显示放疗联合各种形式的化疗用于鼻咽癌，最大的获益来自同期化疗。

目前，局部晚期鼻咽癌同期放化综合治疗已成为标准治疗方案，列入 NCCN 诊治指南并广泛应用于临床。

建议：根据 NCCN 指南推荐，单药顺铂作为首选同步放化疗方案。

3. 辅助化学治疗

在 NCCN 指南中，同步放化疗 + 辅助化疗推荐级别高于同步放化疗，但两者均是局部晚期鼻咽癌的标准治疗方案。

局部晚期患者的治疗结局差异较大，越来越多的临床医师认识到局部晚期并不是预后均一的整体，根据预后指标进行危险分级，探索诱导化疗和辅助化疗的价值，是今后的发展方向。

（三）区域动脉内插管灌注化学治疗

1. 经颞浅动脉或面动脉逆行插管化疗

多用于上行型（脑神经侵犯型）和放射治疗后局部复发的鼻咽癌，可提高病变局部的药物浓度，发挥治疗作用，减少全身不良反应。

2. 肝动脉阻断和局部插管化疗

适用于鼻咽癌经放疗原发病灶已消灭的单纯肝转移者。

七、鼻咽癌分子靶向治疗

在鼻咽癌靶向治疗中研究最热的两个靶点分别是表皮生长因子受体（EGFR）和血管内皮生长因子受体（VEGFR）。

EGFR 在 80% ~90% 的鼻咽癌组织中高表达，研究表明 EGFR 高表达与鼻咽癌不良预后相关。VEGFR 在 40% ~70% 的鼻咽癌患者中过表达，而 VEGFR 过表达的患者远处转移的发生率高、生存期短。因此，靶向 EGFR 或 VEGFR 成为鼻咽癌治疗的理想策略。

目前临床用药主要有 EGFR 单克隆抗体（西妥昔单抗、尼妥珠单抗等）、VEGF 单克隆抗体（贝伐单抗）及小分子酪氨酸激酶抑制剂（吉非替尼、索拉非尼等）。

八、支持治疗

（一）支持系统

鼻咽癌的治疗时间长、复杂，而且并发症多。这需要患者有良好的顺应性和意愿，而且需要一个专用的支持系统包括患者的照料者和医疗小组，患者应通过与医疗小组的协作获得帮助。

（二）营养

营养不良可降低机体修复能力、增加治疗毒性，并降低生存率。因此，应该采取主动、积极的态度治疗营养缺乏。

1. 营养评估

包括体重减轻史、摄取营养评估，以及确定充足营养摄取的障碍。

2. 持续监测和教育

包括常规体重的测量、脱水的评估，以及向有资质的营养学家咨询。

（三）预防第二原发肿瘤

传统危险因素，如吸烟史和饮酒史的头颈部肿瘤幸存者，有发生第二原发肿瘤的风险。绝大多数第二原发肿瘤发生在上气道和消化道。

有假说认为，这是因为烟草和酒精暴露的致癌作用发生在这些部位。因此，戒除烟酒是照料这些患者的重要补充方面。

化学预防药物异维 A 酸，已经被评估和确定其预防第二原发肿瘤的作用。虽然异维 A 酸（C13-顺式维 A 酸）1~2 mg/kg 可以在头颈部肿瘤患者中预防第二原发肿瘤，但是没有生存获益，而且在停药后作用消失。

尽管缺乏数据，但是大规模使用疫苗接种预防 HPV 感染，可能减少该病毒相关肿瘤的发生。

九、预后

（一）流行病学因素

影响预后的因素包括种族、年龄和性别。Perez 等发现年龄小于 50 岁的患者，有较好的生存和局部控制率，高龄患者的疗效相对较差。Sham 和 Choy 对 759 例患者进行回顾性分析得出相似结果。女性鼻咽癌患者，预后略优于男性。

（二）患者相关因素

营养状况、行为状态评分（KPS）、疗前血红蛋白浓度、人血白蛋白水平、患者身体质量指数、外周血乳酸脱氢酶（LDH）水平（治疗前 LDH 高于正常值上限者，疗效低于 LDH 正常值者）等影响预后。

（三）疾病相关因素

分期、病理类型、原发肿瘤的体积、颅底和脑神经受侵、咽旁间隙受侵等是影响鼻咽癌放射治疗的预后因素。颈部淋巴结状态，影响远处转移。

1. 分期

Sham、Choy 和 Perez 等认为，分期是决定生存和局部控制率的显著因素。肿瘤分期包括 T 分期、N 分期、M 分期。肿瘤分期是最重要的预后因素，是为患者选择治疗方案最重要的依据。T、N、M 的分期越晚，患者的预后越差。

已有较多研究显示鼻咽部原发肿瘤体积、肿瘤 PET 检查的 SUVmax 及外周血 EBV-DNA 拷贝数均是很强的不良预后因素，肿瘤体积越大，SUVmax 或外周血 EBV-DNA 拷贝数越高，患者接受根治性放疗后失败的概率越高。

2. 脑神经受累

几组研究都显示，脑神经受累与生存率下降显著相关。Lee 等、Sham 和 Choy 及 Perez 等，都认为它是预后显著相关因素。但 Chu 等，则认为它不是预后相关因素。

3. 淋巴结转移

鼻咽癌生存率随着颈淋巴结转移，从上颈向中颈和下颈进展，逐渐降低。双侧颈淋结巴受累：Lee 等认为，双侧颈淋巴结转移是预后不良因素，其区域失败风险更高。但 Sham 和 Choy 认为，双侧颈淋巴结转移不是预后相关因素。

4. 病理类型

122 例转移鼻咽癌患者分析结果显示，病理类型是最重要的生存预后因素；与未分化癌相比，非角化癌和鳞状细胞癌的相对死亡风险分别增加 3.4 和 3.2 倍。

另外，也有人认为，角化型和非角化鳞状细胞癌的生存率和远处转移率无差异。

（四）治疗相关因素

放疗的方式（分段治疗、连续治疗、加速超分割治疗）、总剂量、化疗与否，靶区勾画准确程度、处方剂量及实际获得的剂量水平，所采用的放射治疗技术，放射治疗实施的质量以及合理的综合治疗均会影响到患者的疗效，对预后有影响。

（五）分子生物学相关因素

研究显示，EB-DNA 具有判断预后价值的因素，尤其是治疗后 EBV-DNA 水平更为重要。初治鼻咽癌治疗后，持续存在可测得的 EBV DNA 是预后的不良因素；随访期间 EBV DNA 由 0 转为可测，提示肿瘤复发或转移可能。

表皮生长因子受体（EGFR）过度表达，是不良预后的指标。

第七章

乳腺癌

第一节　乳腺癌概述

一、发病情况

乳腺癌是影响女性健康的最主要的恶性肿瘤之一。2012 年全球女性乳腺癌新发病例约 167.1 万，位居女性恶性肿瘤发病首位。乳腺癌发病率在全球范围内地区差异较为明显，发达国家和地区的发病率明显高于欠发达国家和地区。中国女性乳腺癌发病率在 184 个国家中居第 160 位，死亡率居第 177 位，均处于全球较低水平。但由于我国人口基数庞大，女性乳腺癌发病例数和死亡例数分别占全球发病和死亡的 11.2% 和 9.2%，在世界范围位居前列。

全球乳腺癌发病率自 20 世纪 70 年代末开始一直呈上升趋势。中国不是乳腺癌的高发国家，但也不容乐观，近年我国乳腺癌发病率的增长速度高出高发国家 1~2 个百分点。我国乳腺癌现状如下。

1. 发病率

国家癌症中心发布的《2017 年中国肿瘤的现状和趋势》报告显示，乳腺癌发病率位列女性恶性肿瘤之首。城市发病率与死亡率均明显高于农村地区，标化发病率和死亡率分别为农村地区的 1.4 倍和 1.2 倍。随着国家经济水平的发展、人民生活水平的提高，乳腺癌的发病率也在增高。中国乳腺癌发病率低于西方国家，增速却位列世界首位。尤其是北京、上海、广州等城市发病率，已接近欧美发达国家水平。

2. 死亡率

2014 年全国女性乳腺癌死亡病例约 6.6 万，占女性恶性肿瘤死亡的 7.82%，死亡率位居我国女性恶性肿瘤死亡的第 5 位。美国乳腺癌平均 5 年生存率为 90%，中国只有 73.1%。我国女性乳腺癌死亡率在 25 岁之后上升迅速，于 60 岁年龄组达到第 1 个高峰后略有下降，70 岁年龄组后再次上升，并于 85 岁以上年龄组达到死亡高峰。

我国女性乳腺癌发病率在 20 岁后随年龄增长迅速上升，并于 55 岁年龄组达到高峰，比西方国家早十几年。有些人认为这可能是跟中国的老龄化刚刚到来有关。

二、病因学

1. 遗传因素

乳腺癌有明显的家族易感性。1974 年，Anderson 等注意到一级亲属患乳腺癌的美国妇女发生乳腺癌的概率较无家族史者高 2~3 倍，若一级亲属在绝经前患双侧乳腺癌则相对危险度更高达 9 倍，提示遗传因素的作用，个体存在着内在肿瘤易感性基因。女性乳腺癌最重要的特征基因是 *BRCA1* 和 *BRCA2*，与乳腺癌关联最强的遗传事件是 *BRCA1* 或 *BRCA2* 突变综合征。这些基因的遗传性改变会导致极高的乳腺癌和卵巢癌的相对危险度。研究认为，仅 5%~10% 的乳腺癌提示由某种遗传基因突变引起。

2. 生殖因素

乳腺癌的发生与多种生殖因素有密切关系。妇女乳腺在青春期受卵巢激素的作用发育成熟，而乳腺细胞受每个月体内激素水平的周期性变化以及妊娠期体内激素水平的升高而发生生理性的增生改变。这种细胞增殖分裂的形式于妇女绝经时终止。初潮年龄小的妇女患乳腺癌的概率大，绝经年龄大也是乳腺癌的危险因素，月经周期长短与乳腺癌发生也有一定关系，与妇女第一胎正常妊娠年龄、产次及是否母乳喂养均有一定的关系。

3. 性激素

乳腺癌危险因素多与体内性激素水平有着本质的联系，动物实验证实了性激素可以促进乳腺癌发生的观点。乳腺癌的年龄分布曲线于体内雌激素水平下降的绝经期出现增长平缓。雌激素、催乳素以及胰岛素样生长因子与绝经后乳腺癌有关。外源性雌激素替代疗法，使得内源性和外源性雌激素紊乱，也能增加乳腺癌的发病概率。口服避孕药也是一种外源性的性激素。一项 Meta 分析发现，近期 10 年内停药或正在口服避孕药者乳腺癌的患病风险较高。

4. 营养与饮食

（1）脂肪与高热量饮食：饱和脂肪酸可能增加乳腺癌的风险。大多数流行病学研究证实体重的增加与乳腺癌有关，还有资料显示少年时期高热量饮食使生长发育加速以及月经提前，从而导致中年以后体重增加，最终会增加乳腺癌的发病危险。

（2）乙醇：Longnecker 等和 Howe 报道每天饮酒 3 次以上的女性，乳腺癌的危险度增加 50% ~ 70%。日摄入乙醇量每增加 10 g，发生乳腺癌的风险就增加 9%。

（3）膳食因素：膳食中黄绿色蔬菜、萝卜、部分深绿蔬菜和水果摄入可降低乳腺癌的危险性。叶酸、豆类食品、十字花科蔬菜有保护作用。纤维素对乳腺癌有抑制发生的作用。

（4）微量营养素：实验研究发现维生素 A 类物质对乳腺细胞有保护作用，但仍无充分证据认为其可减少乳腺癌发生的危险性。

5. 环境因素

（1）大量电离辐射：在长崎及广岛原子弹爆炸幸存者中乳腺癌发病率有增高趋势；放射线可能损伤机体的 DNA，年轻时胸部受到中、高剂量电离辐射也会增加患乳腺癌的危险。暴露于放射线的年龄越小，乳腺癌的发病危险性越大。

（2）药物：化疗药物在治疗肿瘤的同时，其本身也有致癌作用。另外，多种治疗高血压的药物有增加催乳素分泌的作用，因而可能增加乳腺癌危险性。

（3）体育锻炼：身高和体重增加绝经后乳腺癌危险，而中心性肥胖者绝经前乳腺癌危险性增高。1994 年，Bernstern 等估计育龄妇女每周平均 4h 的体育锻炼较不锻炼的妇女危险性减少 60%。

（4）职业：调查显示从事美容、药物制造等职业的妇女患乳腺癌的危险性升高。

6. 其他系统的疾病

一些疾病会增加乳腺癌的危险性，其中最有代表性的是非胰岛素依赖型糖尿病；另一些疾病会减少乳腺癌的危险性，如子痫、先兆子痫或中度妊高征等。

第二节　乳腺癌病理类型与分期

一、病理类型

乳腺癌有多种分型方法，目前国内多采用以下病理分型（表7-1）。

1. 非浸润性癌

包括导管内癌（癌细胞未突破导管壁基底膜）、小叶原位癌（癌细胞未突破末梢乳管或腺泡基膜）及乳头湿疹样乳腺癌（伴发浸润性癌者，不在此列）。此型属早期，预后较好。

2. 早期浸润性癌

包括早期浸润性导管癌（癌细胞突破管壁基膜，开始向间质浸润）、早期浸润性小叶癌（癌细胞突破末梢乳管或腺泡基膜，开始向间质浸润，但仍局限于小叶内）。此型仍属早期，预后较好。

3. 浸润性特殊型癌

包括乳头状癌、髓样癌（伴大量淋巴细胞浸润）、小管癌（高分化腺癌）、腺样囊性癌、黏液腺癌、大汗腺样癌、鳞状细胞癌等。此型分化一般较高，预后尚好。

4. 浸润性非特殊型癌

包括浸润性小叶癌、浸润性导管癌、硬癌、髓样癌（无大量淋巴细胞浸润）、单纯癌、腺癌等。此型一般分化低，预后较上述类型差，而且是乳腺癌中最常见的类型，占80%，但判断预后尚需结合疾病分期等因素。

5. 其他罕见癌

见表7-1。

表7-1 乳腺癌病理学分类比较

中国分类	WHO 分类
1. 非浸润性癌	1. 非浸润性癌
（1）导管内癌	（1）导管内癌
（2）小叶原位癌	（2）小叶原位癌
（3）乳头 Pagets 病	（3）乳头 Pagets 病
2. 早期浸润性癌	（4）囊内乳头状癌
（1）导管早期浸润	2. 微小浸润癌
（2）小叶癌早期浸润	3. 浸润性癌
3. 浸润性特殊型癌	（1）浸润性小叶癌
（1）乳头状癌	（2）浸润性导管癌
（2）髓样癌伴大量淋巴细胞浸润	4. 小管癌
（3）小管癌	5. 浸润性筛状癌
（4）腺样囊性癌	6. 髓样癌
（5）黏液腺癌	7. 黏液癌和其他富含黏液的癌
（6）鳞状细胞癌	（1）黏液癌
4. 浸润性非特殊型癌	（2）腺样囊性癌和柱细胞黏液癌
（1）浸润性小叶癌	（3）印戒细胞癌
（2）浸润性导管癌	8. 神经内分泌癌
（3）硬癌	（1）实体神经分泌癌
（4）髓样癌	（2）不典型癌
（5）单纯癌	（3）小细胞癌
（6）腺癌	（4）大细胞神经内分泌癌
（7）大汗腺癌	9. 浸润性乳头状癌
5. 罕见癌	10. 浸润性微乳头状癌
（1）内分泌癌	11. 顶浆分泌癌
（2）高脂质癌	12. 伴化生的癌
（3）印戒细胞癌	（1）纯上皮化生癌
（4）腺纤维瘤癌变	（2）鳞状细胞化生癌
（5）乳头状瘤癌变	（3）含梭形细胞化生的腺癌
6. 伴化生的癌	（4）腺鳞癌
（1）鳞状细胞癌	（5）黏液表皮样瘤
（2）梭形细胞癌	（6）混合上皮间叶性癌
（3）软骨和骨型癌	13. 富脂质癌

续表

中国分类	WHO 分类
（4）混合型癌	14. 内分泌癌
	15. 嗜酸瘤细胞癌
	16. 腺样男性癌
	17. 腺泡状癌
	18. 富糖原透明细胞癌
	19. 皮脂癌
	20. 炎性乳癌

二、分期

乳腺癌 TNM 分期（2017AJCC 第 8 版）

1. T：原发肿瘤

T_X：原发肿瘤无法评估。

T_0：无原发肿瘤证据。

T_{is}（DCIS）：导管原位癌。

T_{is}（Paget）：乳头 Paget 病，乳腺实质中无浸润癌和（或）原位癌。伴有 Paget 病的乳腺实质肿瘤应根据实质病变的大小和特征进行分期，并对 Paget 病加以注明。

T_1：肿瘤最大径≤20 mm。

T_{1mi}：微小浸润癌，肿瘤最大径≤1 mm。

T_{1a}：1 mm＜肿瘤最大径≤5 mm。

T_{1b}：5 mm＜肿瘤最大径≤10 mm。

T_{1c}：10 mm＜肿瘤最大径≤20 mm。

T_2：20 mm＜肿瘤最大径≤50 mm。

T_3：肿瘤最大径＞50 mm。

T_4：任何肿瘤大小，侵及胸壁或皮肤（溃疡或者卫星结节形成）。

T_{4a}：侵及胸壁，单纯的胸肌受累不在此列。

T_{4b}：没有达到炎性乳癌诊断标准的皮肤溃疡和（或）卫星结节和（或）水肿（包括橘皮样变）。

T_{4c}：同时存在 T_{4a} 和 T_{4b}。

T_{4d}：炎性乳癌。

2. pN：区域淋巴结

pN_X：区域淋巴结无法评估（先行切除或未切除）。

pN_0：无区域淋巴结转移证据或者只有孤立的肿瘤细胞群（ITCs）。

$pN_{0(i+)}$：区域淋巴结中可见孤立的肿瘤细胞群（ITCs≤0.2 mm）。

$pN_{0(mo+)}$：无 ITCs，但 PCR 阳性（RT-PCR）。

pN_1。

pN_{1mi}：微转移（最大直径＞0.2 mm，或单个淋巴结单张组织切片中肿瘤细胞数量超过 200 个，但最大直径≤2 mm）。

pN_{1a}：1~3 枚腋窝淋巴结转移，至少 1 处转移灶＞2 mm。

pN_{1b}：内乳淋巴结转移（包括微转移）。

pN_{1c}：pN_{1a} + pN_{1b}。

pN_2：4~9 个患侧腋窝淋巴结转移；或临床上发现患侧内乳淋巴结转移而无腋窝淋巴结转移。

pN_{2a}：4~9 个患侧腋窝淋巴结转移，至少 1 处转移灶＞2 mm。

pN_{2b}：有临床转移征象的同侧内乳淋巴结转移，但无腋窝淋巴结转移。

pN_3：10 个或 10 个以上患侧腋窝淋巴结转移；或锁骨下淋巴结转移；或临床表现有患侧内乳淋巴结转移伴 1 个以上腋窝淋巴结转移；或 3 个以上腋窝淋巴结转移伴无临床表现的镜下内乳淋巴结转移；或锁骨上淋巴结转移。

pN_{3a}：10 个或 10 个以上同侧腋窝淋巴结转移（至少 1 处转移灶 >2 mm）或锁骨下淋巴结（Ⅲ区腋窝淋巴结）转移。

pN_{3b}：有临床征象的同侧内乳淋巴结转移，并伴 1 个以上腋窝淋巴结转移；或 3 个以上腋窝淋巴结转移，通过前哨淋巴结活检发现内乳淋巴结转移，但无临床征象。

pN_{3c}：同侧锁骨上淋巴结转移。

3. M：远处转移

M_0：无临床或者影像学证据。

$cM_{0(i+)}$：无临床或者影像学证据，但是存在通过外周血分子检测，骨髓穿刺，或非区域淋巴结区软组织发现 ≤0.2 mm 的转移灶，无转移症状或体征。

M_1：临床有转移征象，并且组织学证实转移灶大于 0.2 mm。

第三节　乳腺癌的诊断与鉴别诊断

一、临床表现

要做到乳腺癌的早期发现和早期诊断，必须系统了解和掌握乳腺癌的临床表现，特别是早期乳腺癌的临床表现，如乳腺局限性腺体增厚、乳头溢液、乳头糜烂、乳头轻度回缩、局部皮肤轻度凹陷、乳晕轻度水肿及绝经后乳腺疼痛等。

1. 乳腺肿块

乳腺肿块是乳腺癌患者最常见的临床表现，80% 的乳腺癌患者以乳腺肿块为主诉就诊。乳房肿块多由患者或其配偶无意中发现，但随着肿瘤知识的普及和防癌普查的开展，患者行乳腺自我检查和医生常规查体发现的乳房肿物比例逐渐增加。发现乳腺肿块后应注意其所具有的特征。

（1）部位：经过乳头画一条横线和一条竖线，两条垂直线将乳房分成 4 个象限，分别为外上象限、内上象限、内下象限、外下象限。以乳头为圆心，以乳晕外 2 cm 为半径画一个圆，圆内的部分称为中央区。临床研究发现，乳房外上象限是乳腺癌的好发部位，1/3 以上的乳腺癌原发于外上象限。

（2）数目：乳腺癌以单侧乳房的单发肿块为常见，偶尔也见单侧多发肿块及原发双侧乳腺癌。

（3）大小：乳房肿块就诊时的大小有明显的地区差异，这与民族习俗及医疗保健水平有关。已往因就诊较晚，5 cm 左右较大的肿块多见。近年随着乳腺自我检查的普及和肿瘤普查的开展，≤2 cm 肿块的比例明显增多，且不少为临床 T_0 癌。T_3 期乳腺癌逐渐减少。

（4）形态及边界：乳腺癌一般为不规则的球形块，边界欠清；有的也可呈扁片状，表面结节感，无清楚边界。应当注意的是，肿瘤越小，上述特征越不明显，有时可表现为表面光滑，边界比较清楚，很像良性肿块。即使较大的肿块，如有些特殊型癌，因浸润较轻，也可表现为边界较清楚、活动度良好。

（5）硬度：乳腺癌肿块大多为实性，较硬，有的似石样硬，但富于细胞的髓样癌也可稍软，甚至个别浸润性导管癌临床也可表现为囊样感。少数发生在脂肪型乳腺（多为老年人）的小肿块，因被脂肪组织包绕，触诊时可有表面柔软的感觉。

（6）活动度：肿块较小时，活动度较大。但值得注意的是，这种活动的特点是肿块及其周围的软组织一起活动，与腺纤维瘤可广泛推动不同。在双手用力掐腰使胸大肌收缩时，如肿瘤侵犯胸大肌筋膜，则活动性减少；如果累及胸肌，则活动性消失。晚期肿瘤累及胸壁时，完全固定。

（7）伴发症状：乳腺癌的肿块通常是无痛性肿块，乳腺肿块不伴发疼痛是乳腺癌延诊的主要原因。

仅≤10%的病例可自述患处有轻微不适。少数病例，即使肿块很小，癌瘤区域也可出现疼痛。

2. 乳头溢液

乳头溢液有生理性与病理性之分，生理性的乳头溢液主要包括：①妊娠期和哺乳期的乳汁分泌现象。②口服避孕药物、镇静剂、三环类抗抑郁药以及多潘立酮等引起的溢液。③绝经前后女性可有少量乳头溢液。病理性乳头溢液是指非生理状态下的乳腺导管泌液。临床所谓的乳头溢液仅指后者。病理性乳头溢液是易引起患者注意的乳腺疾病的临床表现，患者常以此为主诉而就诊。乳头溢液可因多种乳腺疾病所引发，发生率仅次于乳腺肿块和乳房疼痛，是乳腺疾病常见症状之一。

溢液的肉眼性状多种多样，可为血性（血色或棕色液）、血清样、浆液性、水样、脓性或乳样溢液等，其中浆液性、水样和乳样溢液较为常见，血性液多见于老年妇女；乳样液多见于年轻妇女；浆液性、水样液和脓性液则与年龄无明显的相关性。病变位于大导管时，溢液多呈血性；位于较小导管，可为淡血性或浆液性；如血液在乳管内停留过久，可呈黯褐色；病变并发感染时，分泌液可混有脓汁；坏死组织液化可呈水样、乳样或棕色液等。尽管乳腺癌时血性溢液较浆液性溢液常见，但血性溢液多由良性病变引起。生理性乳头溢液多为双侧性，其分泌液常呈乳汁样或水样液。

乳头溢液原因较多，可分为两大类，即全身性系统性原因（乳外因素）和乳腺自身病变（乳内因素）。①乳外因素：泌乳是催乳素刺激乳腺腺体分泌所致。催乳素主要由垂体的催乳素细胞产生，人催乳素细胞受到由垂体门脉系统释放的一些因子的长期遏制。下丘脑—垂体功能异常及一些外源性因素可引起非产妇的血催乳素过多，引发乳头溢液。严重的产后出血造成的垂体坏死（席汉综合征）可造成持续性的溢乳。垂体和下丘脑病变（如垂体的催乳素瘤、原发性甲状腺功能低下和库欣综合征）可伴发乳头溢液。胸壁损伤包括胸廓切开术、胸神经疱疹感染可引起乳头溢液，这是由于来自胸神经的刺激，像婴儿吸吮一样，促进催乳素的分泌。许多药物可导致血催乳素过多并产生乳头溢液，这些药物有吩噻嗪类药物、三环类抗抑郁药、口服避孕药、利血平和甲基多巴等。此外，持续的机械刺激，如长期反复的吸吮乳头或长期反复的乳房揉摸均可引发乳头溢液。血催乳素过多引起的乳头溢液多为双侧性，溢液为乳汁样、浆液性或水样。细胞学检查可见泡沫细胞、脂滴和丰富的蛋白背景。②乳内因素：非妊娠、哺育期乳腺作为一个功能器官，可以持续产生并回收分泌液。分泌液中的蛋白水解酶降解脱落的导管及小叶上皮细胞，使之通过导管静脉丛重吸收。乳管开口下数毫米处的括约肌阻止正常情况下分泌液的溢出。各种乳腺自身疾病只要干扰分泌与重吸收的平衡，使导管内压力超过了括约肌的约束力，就可出现乳头溢液。引起乳头溢液的乳腺疾病有外伤、炎症、退化性病变、增生性病变、良性和恶性肿瘤等。在引起乳头溢液的各种乳腺疾病中，导管内乳头状瘤、囊性增生症和乳腺癌占异常溢液的主因，约占75%以上。此外，也可见于大导管肉芽肿、腺纤维瘤、叶状囊肉瘤、乳腺结核和浆细胞性乳腺炎等。

乳腺导管内乳头状瘤（癌）引起的乳头溢液最常见，溢液性质多为血性、浆液性，偶可表现为清水样，大多为单孔溢液。乳管内乳头状瘤多发于乳晕区的Ⅱ、Ⅲ级乳管，瘤体较大时可于乳晕部扪及小结节，挤压结节乳头出现溢液，结节缩小。乳管内乳头状瘤病多发生于末梢乳管，可在乳腺周围区域扪及边界不清、质地不均的肿块。乳腺导管内乳头状瘤在病变早期，导管内的乳头状突起小于1 mm，超声难以发现，或仅见乳晕区导管扩张；病程较长、瘤体较大者，采用高分辨率的超声仪和10～20 MHz的高频探头，可发现在扩张的导管内壁有实性低至中回声向腔内隆起，有蒂与管壁相连，但导管内壁连续性好，无中断或被侵蚀的征象。乳腺导管造影可见单发或多发的圆形、椭圆形或分叶状充盈缺损，可有近端或远端导管扩张，或出现导管梗阻，梗阻处呈弧形杯口状，管壁光滑、完整，无浸润现象。乳管内镜下表现为导管内红色或红黄白相间的实质性占位，可呈球形、长圆形、草莓状或桑葚状，表面呈小颗粒状，而周围管壁光滑有弹性，多有蒂，可在管腔内小范围地移动。

乳腺癌时肿瘤侵蚀导管，肿瘤内部出血、坏死和分泌液的潴留，癌周扩张的乳腺导管腔内分泌物的潴留，黏液腺癌的黏液湖与导管相通，是乳腺癌发生乳头溢液的病理基础。溢液性质多为血性，少数表现为清水样、浆液性，多为单侧乳头溢液。其高危因素包括：年龄＞50岁；血性乳头溢液；单侧甚或单一导管溢液；伴有明显肿块者。乳头溢液对乳腺癌的早期诊断具有重要价值，乳腺癌早期，当乳房超声和钼靶X线片所显示的恶性征象不典型，而患者出现乳头溢液时，采用乳头溢液细胞学检查、乳腺导管造影、乳管内镜、乳头溢液 CEA 测定，可以提高早期乳腺癌的诊断率。乳头溢液细胞学检查的阳性率在 60% 左右。乳腺导管造影可见虫蚀征、鼠尾征、断续征、潭湖征以及肿瘤堵塞导管扩张等征象。乳管内镜下可见沿管腔内壁纵向伸展的灰白色不规则隆起，瘤体扁平，常较乳头状瘤大，直径 > 2 mm，基底部较宽，无蒂，管壁僵硬，弹性差，有时可见质脆的桥氏结构，癌先露部常伴有出血。乳头溢液 CEA 测定诊断乳腺癌的阳性阈值为 100 ng/mL，良性乳头溢液 CEA 一般 < 30 ng/mL，乳腺癌或癌前病变大多 > 100 ng/mL。同时，乳房超声和钼靶 X 线片这些基础检查也不容忽视。

综合文献资料，可将乳头溢液的病例分为患乳腺癌的高危人群和低危人群。伴有以下因素者为高危人群：①患者年龄 ≥40 岁，特别是 ≥60 岁。②溢液为血性。③单侧或单导管溢液。④伴发乳房肿物。低危人群则为：①患者年龄 < 40 岁。②溢液为乳样、绿色或脓性液。③双侧性溢液。④无乳房肿物伴发。

3. 乳腺局限性腺体增厚

乳腺局限性腺体增厚是指乳腺局部有较正常腺体增厚区，触诊为"片膜状"肿块，边界不清，肿块的范围难以准确测量。乳腺局限性腺体增厚是临床甚为常见但常被忽略的体征，由于该类病变临床检查无明显的恶性特征，大多数被诊断为乳腺增生症。值得注意的是，在一些增厚的腺体中有隐藏着癌的可能性。

4. 乳房皮肤改变

乳腺癌表面皮肤的改变与肿瘤部位深浅和侵犯程度有关，癌瘤初期或肿瘤位于乳腺组织的深部时，表面皮肤多正常。随着肿瘤的发展，乳房皮肤可出现不同的改变。

（1）皮肤粘连：肿瘤侵犯腺体和皮肤之间的 Cooper 韧带，使之短缩，牵拉皮肤，肿瘤部位的皮肤发生凹陷，状如"酒窝"，称为"酒窝征"。发生在末端导管和腺泡上皮的乳腺癌，与皮肤较近，较易出现这种现象，可为乳腺癌的早期临床表现之一。当肿瘤较小时，引起极轻微的皮肤粘连，如不仔细检查，有时不易察觉，检查应在良好的采光条件下，检查者轻轻托起患者的乳房，使乳房皮肤的张力增加。然后轻轻推动乳房肿块，随着乳房的移动，常可见到肿块表面的皮肤有轻微的牵拉、皱缩和紧张现象，这种早期的轻微皮肤粘连现象的存在，是鉴别乳腺良、恶性肿瘤的重要体征之一。

（2）皮肤浅表静脉曲张：生长较快或肿瘤体积较大的乳腺肿瘤，肿瘤表面的皮肤菲薄，其下浅表血管，特别是静脉常可曲张。这种征象乳腺癌少见，多见于乳腺的巨纤维腺瘤及叶状囊肉瘤。

（3）皮肤红肿：乳腺皮肤红肿和局部皮温升高常见于急性和亚急性乳腺炎，但也可见于乳腺癌，典型的是炎性乳腺癌。其皮下淋巴管中充满了癌栓，皮下的癌性淋巴管炎可使皮肤呈炎性改变，颜色由淡红到深红，开始比较局限，随着病情进展，可扩展到大部分乳房皮肤，同时伴有皮肤水肿。触诊时，在其边界线可感到皮肤增厚、粗糙和表面温度升高，其范围常比肿块的边界范围要大。

（4）皮肤水肿：乳房皮肤水肿是因各种原因引起的乳房皮下淋巴管回流受限所致。乳腺癌的皮肤水肿是由于乳房皮下的淋巴管为癌细胞所阻塞，或位于乳腺中央区的肿瘤浸润使乳房浅淋巴液回流受阻所致。由于皮肤与皮下组织的联结在毛囊部位最为紧密，因而在毛囊处形成许多点状小孔，使皮肤呈"橘皮样"，这一体征被称为"橘皮样变"。乳腺癌的皮肤凹陷并非均为晚期表现，但淋巴水肿所致的橘皮样变却属典型的晚期表现。肥胖而下垂的乳房，常在外下方有轻度皮肤水肿及皮肤的移动性减小，如双侧对称，乃因局部循环障碍所致；如为单侧发生，则要慎重查明原因，不可遗漏癌瘤。

（5）皮肤溃疡：乳房皮肤溃疡形成是典型的晚期乳腺癌直接侵犯皮肤的临床表现，现已不常见到。皮肤溃疡的形成过程多先是皮肤红晕发亮或呈黯红色，继之直接浸出皮肤，形成累及皮肤的肿块，肿块进一步增大破溃形成溃疡。有时大的肿块表面形成多个小溃疡灶，有时形成一个大的溃疡。大溃疡的边缘往往高出皮面，基底凹陷、高低不平，覆以坏死组织，可有不同程度的渗血和出血，多并发细菌感染，发生异样气味。

（6）皮肤卫星结节：乳腺癌晚期，癌细胞沿淋巴管、腺管或纤维组织直接浸润到皮内并生长，在主癌灶周围的皮肤形成散在分布的质硬结节，谓之"皮肤卫星结节"。结节的数目常为数个或十几个，直径数毫米，色红或黯红。复发性乳腺癌因淋巴回流受阻，淋巴管内癌栓逆行扩散所引发的皮肤广泛结节常出现在术区瘢痕周围，也可表现为大片状结节，伴皮肤红肿。

5. 乳房疼痛

疼痛不是乳腺肿瘤常见的症状，乳腺良性肿瘤和乳腺癌通常是无痛性肿物，但肿瘤部位的疼痛偶尔是早期乳腺癌的唯一症状，可在临床查到乳腺肿块之前出现。有报道，绝经后妇女出现乳房疼痛，尤其是伴有腺体增厚者，乳腺癌的发生率升高。尽管乳腺癌性肿块很少伴有疼痛，但某种形式的乳腺轻度不适却是不少见的，患者可有牵拉感，向患侧卧位时尤甚。晚期乳腺癌的疼痛常是肿瘤直接侵犯神经所致。

6. 乳头改变

乳腺癌的乳头异常主要有乳头脱屑、糜烂、回缩、固定及乳头溢液等。

（1）乳头脱屑、糜烂：为乳头湿疹样癌的特有表现，常伴有瘙痒感，约2/3患者伴有乳晕附近或乳腺的其他部位肿块。病初，绝大多数表现为乳头表皮脱屑，或发生小裂隙，随后可伴有乳房肿块；部分患者可先发生乳腺肿块，而后出现乳头病变；有的还伴有乳头血性或浆血性溢液。乳头脱屑常伴有少量分泌物并结痂，揭去痂皮可见鲜红的糜烂面，经久不愈。糜烂逐渐向周围蔓延，除乳头外，还可累及乳晕，甚至乳房大部分皮肤。在病变进展过程中，乳头可回缩或固定，常见乳头部分或全部溃烂。

（2）乳头回缩、固定：乳头回缩并非均为病理性，部分可为先天发育不良造成，乳头可以深陷，但可用手指拉出，无固定现象，多见于无哺乳史的妇女，乳腺慢性炎症及乳管扩张症也可引起乳头回缩。成年女性发生的乳头回缩并逐渐加重和固定，常为乳腺癌的表现，此时乳头常较健侧升高。因肿瘤病灶距乳头的远近，乳头回缩既可为乳腺癌的早期体征，又可为晚期体征之一。当癌瘤位于乳头深面或与乳头甚为接近，早期即可造成乳头回缩；癌瘤位于乳腺的边缘区域或位于深部乳腺组织内，因癌侵犯大乳管或管周围的淋巴管，使大导管硬化、抽缩，造成乳头上升、下降、扭向、回缩乃至固定，此为晚期乳腺癌的表现。

7. 同侧腋窝淋巴结转移的表现

乳腺癌最多见的淋巴转移部位为同侧腋窝淋巴结，其次为同侧内乳区淋巴结。表现为转移部位淋巴结肿大、质硬，甚至融合成团、固定。腋窝淋巴结转移的晚期，可压迫腋静脉，影响上肢的淋巴回流而致上肢水肿。小的胸骨旁淋巴结转移灶临床不易发现和查出，晚期可有胸骨旁隆起的肿物，质硬（系转移肿瘤顶起肋软骨所致），边界不清。

8. 锁骨上淋巴结转移的表现

乳腺癌可发生同侧锁骨上的淋巴结转移，甚至转移至对侧锁骨上淋巴结。锁骨上淋巴结转移者多有同侧腋窝淋巴结转移，尤其是有腋窝淋巴结转移，但锁骨上淋巴结转移症状及体征出现早于腋窝淋巴结转移者。锁骨上淋巴结转移常表现为锁骨上大窝处扪及数个散在或融合成团的肿块，直径在0.3～5.0 cm不等。转移的初期淋巴结小而硬，触诊时有"沙粒样感觉"。部分锁骨上淋巴结转移病例触不到明显的肿物，仅有锁骨上窝饱满。以锁骨上淋巴结转移为首发症状的隐性乳腺癌少见，但以锁骨上淋巴结肿大就诊而发现的乳腺癌病例并非少见。这种病例多是患者对自己身体的变化反应比较迟钝，锁骨上病变是由他人发现而促其就诊。因此，乳腺癌的治疗前，应对锁骨上淋巴结进行细致的检查，对可疑的病例，必要时需行锁骨上淋巴结活检。

9. 远处转移的表现

癌细胞通过血行转移至远处组织或器官时，可出现相应的症状及体征。是乳腺癌的主要致死原因。常见的转移部位是胸内脏器、骨、肝和脑。

（1）对侧腋窝淋巴结转移：文献报道，一侧乳腺癌发生对侧腋窝淋巴结转移者占4%～6%，多发生在晚期病例。其转移途径可能是通过前胸壁及内乳淋巴网的相互交通。以对侧腋窝淋巴结转移为首发症状的乳腺癌是罕见的。

（2）胸内脏器转移：胸内脏器转移占远处转移乳腺癌病例的50%左右。血行及淋巴途径均可引起胸膜转移，转移的初期可有胸部疼痛，以吸气为著。晚期可引起胸腔积液，有气促、呼吸困难、呼吸动度减低、气管向对侧移位、胸部叩诊实音及呼吸音减低等胸腔积液的临床表现与体征。乳腺癌的肺实质转移常见，多为血行转移所致。转移的早期多无临床表现，仅在常规胸部乳房 X 线摄影平片发现单发或多发的结节阴影，以双肺多发为多。转移的晚期才出现胸痛及干咳等症状。痰中带血为转移瘤侵犯较大支气管的症状。乳腺癌的晚期可有肺门或纵隔淋巴结转移，初期多无症状，仅在乳房 X 线摄影胸片上表现为纵隔增宽。晚期可有呼吸困难及进食阻挡感等压迫症状。少数病例可因肿瘤压迫喉返神经而引起声嘶。

（3）骨转移：占乳腺癌血行转移的第 2 位，有些患者是以骨转移症状（如压缩性骨折）就诊而发现乳腺癌。骨转移以多灶发生为多见。常见的转移部位依次是骶骨、胸椎及腰椎、肋骨、骨盆和长骨。骨转移的初期多无症状，晚期可有转移部位的疼痛、压痛、压缩性骨折甚至截瘫等临床表现。部分病例骨转移发展得特别迅速，短期内突发全身多处骨转移，很快出现各种功能障碍，预后恶劣。

（4）肝转移：血行或淋巴途径均可转移到肝脏。肝转移多发生在晚期病例，占临床统计资料的10%～20%。转移的初期无任何症状和体征，在出现肝区疼痛的临床表现和肝肿大、肝功能障碍、黄疸及腹腔积液等体征时，往往伴有全身的广泛转移。

（5）脑转移：占临床统计的乳腺癌病例的 5% 左右，以脑膜转移较常见。以脑占位症状为首发症状的乳腺癌病例罕见。

（6）卵巢转移：单发的乳腺癌卵巢转移并不多见，占临床统计资料的 2% 左右。但不伴有腹腔广泛转移的单发卵巢转移的特殊现象确实存在，这种特殊现象可能是乳腺癌细胞与性激素依赖性器官的特殊"亲和性"有关，即"种子—土壤"学说。卵巢转移的初期无任何症状和体征，在有卵巢占位的临床表现和体征时，往往伴有腹腔的广泛转移。

二、辅助检查

（一）临床检查

1. 病史

应听取患者的叙述，并详细记录，如何时、如何发现肿块，有无疼痛、红肿、乳头溢乳溢液，疼痛是否与月经有关，肿块的生长速度，颈部、腋下是否同时发现肿块，有无做过检查、治疗等。还需要注意是否存在乳腺癌家族史、乳腺不典型增生、长期服用雌激素等情况。

2. 体格检查

应在光线良好的地方并充分显露患者的前胸和乳房，以免遗漏细微的皮肤变化。患者端坐或站立，双臂自然下垂；对于肥胖或乳房较大，或肿块位置较深的患者，在坐位检查后还可以取卧位检查。乳腺检查的最佳时间是月经来潮后 9～10d，此时雌激素对乳腺的影响最小，乳腺处于相对静止状态，容易发现病灶。

（1）视诊：观察乳腺的发育情况，两侧乳房是否对称，大小是否相似；乳头是否在同一水平上，是否内陷、糜烂，有无溢液、溢血等；乳房皮肤色泽如何，有无水肿或橘皮样改变，是否有红肿，浅表静脉是否曲张等。

（2）触诊：触诊前应详细询问有无人工植入物的病史，以免将植入物误诊为"乳房肿块"，触诊应按先健侧后患侧的顺序进行。按顺时针或逆时针方向进行各个象限的全面触诊，用指腹而不是指尖进行扪诊。恶性肿瘤呈浸润性生长，肿块往往边界不清，质地硬，活动度差，有皮肤粘连或酒窝征。对于较大的肿块还需检查与深部组织的关系，同时还要检查腋窝及锁骨上淋巴结的情况。

（3）腋窝触诊：患者站立位或坐位。检查患者右侧腋窝时，检查者用右手托起患者右臂，使胸大肌处于松弛状态，然后用左手触诊，检查患者左侧腋窝则用右手检查。检查要全面，勿遗漏，如触及肿大淋巴结，应明确大小、质地、活动度及与周围组织的关系。

（二）影像学检查

1. 乳房 X 线摄影检查

（1）肿块型：最多见，>70% 的乳腺癌属于此型。乳房 X 线摄影主要表现为大小不等的肿块，密度较高、形态不规则、分叶状、毛刺状为恶性征象。肿块内外可有钙化，呈簇状分布，钙化多呈泥沙样或混合小杆状、曲线分支状。肿块合并簇状微细钙化可作为定性诊断。较表浅而具有毛刺的肿块常合并局部皮肤增厚、酒窝征及乳头和乳晕等改变。

（2）片状浸润型：8%～10%的乳腺癌在乳房X线摄影上表现为局部或弥漫的致密浸润阴影，呈片状、小片状，无明确肿块轮廓可见。约1/3浸润灶有沿乳导管向乳头方向蔓延之势，此型较易合并有皮肤广泛增厚、乳头内陷及钙化。钙化的数目较多，范围较广泛。部分病灶浸润边缘有较粗毛刺呈牛角状、伪足状突起，诊断不难。早期乳腺癌可表现为新出现的小灶致密影，应引起重视。单纯片状浸润灶尤其发生在致密型乳腺中，乳房X线摄影诊断困难，可借助B超检查。

（3）钙化型：乳房X线摄影上以钙化表现为主，无明显肿块、致密阴影等改变，乳腺癌中约7%属于此型。钙化可较密集遍布于乳腺的1/4～1/2范围，也可只表现为小范围簇状分布的微小钙化，需仔细搜寻，否则极易漏诊。单纯钙化可以是早期乳腺癌唯一的乳房X线摄影征象。

2. 超声检查

（1）形态：乳腺恶性肿块形态多不规则，常为虫蚀样或蟹足样向周围组织浸润性生长，占70%。

（2）边界：多数乳腺恶性肿块边界不清晰。

（3）边缘：肿块周边厚薄不均的强回声晕环为恶性肿瘤的特征性表现，占23.3%。据有关文献报道不规则强回声晕在病理上与癌组织浸润及周围纤维组织反应性增生有关；而肿瘤周边无恶性晕环者则多与淋巴细胞浸润有关。

（4）纵横比：恶性肿瘤纵径多数大于横径，占56.7%。

（5）内部回声：多数乳腺恶性肿块内部回声为弱回声或低回声。

（6）病灶后方回声：恶性肿瘤后方回声可增强、无变化或衰减，其中后方回声衰减为恶性肿瘤特征之一，占13.3%；无变化，占46.7%；衰减，占40.0%。部分病例侧壁见声影。

（7）微小钙化灶：细砂粒样钙化为乳腺癌特征之一，占16.7%。乳腺恶性肿瘤的微小钙化属于营养不良性钙化，是恶性肿瘤组织变性坏死和钙盐沉着所致。粗大钙化则多见于良性肿瘤。

（8）彩色多普勒表现：多数乳腺恶性肿瘤内部和或周边探及丰富血流信号，阻力指数多 >0.7，占83.3%。穿入型血流为乳腺癌表现之一。肿瘤内血流的分布及肿瘤滋养血管的内径多不规则。肿块大小、分化程度及患者年龄对血流丰富程度有显著影响，其中以肿块大小对血流丰富程度影响最大，患者年龄对血流丰富程度影响最小。肿瘤越大，血流越丰富；组织分级增高，血流越丰富；年龄越大，血流越不丰富。

（9）淋巴结转移：晚期病例于腋窝、锁骨上扫查发现肿大淋巴结，占40%。表现为腋窝圆形或椭圆形低回声结节，髓质偏心或消失，大多数淋巴结血流丰富。

3. MRI检查

MRI对乳腺疾病的检查始自20世纪80年代初，特别是1994年以后，由于造影剂（Gd DTPA）的广泛应用，使MRI对乳腺良恶性病变的鉴别更具特点。一般情况下，良性病变为均匀强化且边界清楚，而乳腺癌多出现强化不均，特别是边缘不整且较中心增强明显，另外，用时间增强曲线反映乳腺良恶性病变在注射造影剂后不同的动态变化：乳腺癌在增强后2min内信号强度迅速增高，而良性病变的信号强度则明显较低。乳腺肿物MRI图像表现：一般情况下，乳腺癌往往在T_1及T_2加权像呈现较低的信号，而部分良性病变，特别是囊性病变在T_2加权像信号较高，可与乳腺癌相鉴别。乳腺癌边缘不光滑，出现"毛刺征"为诊断提供重要依据，这一特征在早期乳腺癌也可以见到，尤其在脂肪抑制成像中更加清楚，约87.5%的病例可以观察到"毛刺征"。乳腺癌的另一个特征是其内部信号不均匀，约70.8%的病例呈现出"网眼"或"岛状"表现。良性病变一般边界清楚且光滑，其内部信号也较均匀。

造影后病变增强效果的动态观察：快速静脉推注Gd DTPA后测定2min内病变的MRI信号强度，乳腺癌在增强后2min内MRI信号强度均显著高于良性病变，差异有显著意义（$P<0.01$），同时对病变的增强效果进行动态观察，并绘出时间增强曲线，乳腺癌在2min内MRI信号迅速增强，形成高圆形曲线，而良性病变则为低平或低平上升曲线。

4. CT 检查

乳腺癌的 CT 表现：大部分肿块表现为不规则或分叶状，少数呈椭圆形或圆形，边缘不光滑或部分光滑，可见分布不均匀、长短不一的毛刺；多数肿块密度较腺体高或略高，少数密度相仿；肿块内可见条索状、丛状、颗粒样钙化，较大肿块的中央可出现低密度坏死区、高密度出血灶；累及皮肤可见皮肤增厚，呈橘皮样改变，脂肪层模糊、消失；累及胸壁可见乳房后间隙消失，局部肌肉受侵犯，肋骨骨质破坏；乳晕区的乳腺癌可见乳头内陷；Cooper 韧带受累，见其增粗、扭曲、收缩，局部皮肤凹陷；如有淋巴结转移，可见腋窝、内乳及纵隔淋巴结肿大；肺转移，可见肺内结节状转移灶。较少见的炎性乳腺癌，呈片状或大片状病灶，密度高或略高于乳腺，边界不清，无明确局灶性块影，边缘可见长短、粗细不一的毛刺，导管腺体结构紊乱、消失。增强扫描表现为病灶均匀或不均匀的明显强化，较大肿块内的低密度坏死区、高密度出血灶不强化。一般认为增强前后 CT 值增高到 50 Hu 或更大，诊断为乳腺癌的可能性更大；增强前后 CT 值增高 <20 Hu 或更小，则诊断为乳腺良性病变的可能性更大。

（三）乳腺活组织病理检查

用于乳腺癌诊断的活组织病理检查方法有切取活检、切除活检、影像引导下空芯针穿刺活检、真空辅助活检、溃疡病灶的咬取活检和乳管内镜咬检等。文献报道，通过乳房 X 线摄影检查发现而临床不可触及的乳腺病变（NPBL）呈逐年上升的趋势，有 20% ~30% 为乳腺癌，随着乳房 X 线摄影等先进的筛检设备的广泛应用，使得大量影像学异常而体检未扪及肿块的亚临床病灶被检出并需要行活检来明确性质。微创活检技术运用已成为乳腺疾病，尤其是乳腺亚临床病灶活检的趋势。

1. 指征

临床发现下列问题需要进行乳腺活检：①不能肯定性质的乳腺肿块、长期存在或有扩大趋势的局限性腺体增厚，特别是绝经后伴有乳腺癌易感因素者。②乳头及乳晕部的溃疡、糜烂或湿疹样改变，乳头轻度回缩，局部皮肤轻度凹陷、乳晕轻度水肿等可疑为早期乳腺癌症状者。③乳腺 X 线摄影表现为可疑肿块，成簇的微小钙化、结构扭曲区域等早期乳腺癌的影像。④乳腺高频彩色 B 超、高频钼钯 X 线片及 MRI 影像学异常而体检未扪及肿块的乳腺亚临床病灶。⑤乳头溢液，伴有或不伴有乳腺肿块。⑥非炎症性乳腺皮肤红肿、增厚等。

2. 方法

（1）切取活检：切取部分病变组织进行组织学检查的方法。适用于较大的肿瘤性病变（直径 >3 cm）；术中基本确定为乳腺增生性病变等。切取活检有促进肿瘤转移的可能，除非肿瘤很大，尽量避免行切取活检。对术中疑为癌的病例，在没有进行即可手术治疗的情况下，一般不做肿瘤的切取活检，否则切口缝合后，局部因渗血等原因而压力升高，有促进癌细胞进入血管、淋巴管的可能性。

切取病变时，切忌挤压瘤体，要用锋利的手术刀，不用剪刀。切取的组织最好带有一定量的正常组织。乳腺癌切取活检应取足够大的组织以便同时行激素受体等免疫组化测定。

（2）切除活检：自肿瘤缘外一定距离，将肿瘤及其周围部分乳腺组织一并切除的活检方法。如果肿物小而浅，良性病变或良性肿瘤的可能性大，可于门诊手术室局部麻醉下进行。如果肿物稍大而深，或考虑恶性可能性较大时，则以住院手术为妥，采用一步法或二步法处理。

手术活检和根治手术在一次手术中完成的作法，称为一步处理法。切除活检和根治性手术分两次进行的作法称为两步处理法。由于常规病理诊断组织学类型及分级、DNA 倍体测定及 S 期比例、受体状况和肿瘤有无广泛的导管内癌成分等分析，对治疗方案的确定、手术方式（是切除乳房还是保留乳房等）的选择等有重要意义，美国国立卫生研究院推荐在大多数病例中，应采用诊断性活检与决定性治疗分开施行的二步处理法。国内则多采用切除活组织冰冻切片病理检查、根治性手术一期进行的一步处理法。两步处理法的安全性一直存在争议，但目前取得了较一致的共识，即切除活检后 8 周内行根治性手术，对预后无不良影响。

切除活检应注意的事项有：①≥30 岁的患者切除活检前应行双乳 X 线摄像，以便确定有无须行切除活检的多灶病变。②要将肿块连同周围少许正常乳腺组织一并切除。③术中疑为癌的病例，切除标本应同时送部分组织作激素受体等免疫组化测定。④对于瘤体较小的病例，手术医生应对切除标本的病变定位标记,为病理科医生标明标本的方位。⑤术中应严密止血,一般不要采用放置引流条的引流方式。⑥对于术中诊断为良性病变不需行进一步手术的病例,乳腺组织最好用可吸收线缝合,对于切取组织大、残腔大的患者,为预防术后乳房变形,可在严密止血的前提下不缝合残腔,必要时在乳房下弧线的隐蔽点戳孔放置细管引流。⑦病理科医生在取材前,应用印度墨汁或其他标记溶液涂擦其表面,以准确地观察所有切缘。对于要求保留乳房治疗的乳腺癌患者,如活检切缘无癌残留,则原发部位无须再行切除。

(3)钩针定位下的手术活检:无论是钩针定位下的手术活检还是空心针穿刺活检,乳腺亚临床病灶的活检都需要定位装置来引导穿刺和活检,定位准确与否是决定穿刺活检是否成功的最关键因素。目前,常用的病灶定位针定位下的手术活检(NLBB)系统有计算机辅助X线立体定位系统、B超定位系统和MRI引导定位系统3种。其中以立体定向钼靶摄片引导下的活检(SNCB)最为普及。

计算机辅助X线立体定位系统是通过将乳腺X线摄片后的影像(一般为3张从不同角度曝光的图像)通过数字化处理后输入计算机,经电脑运算后自动设定病灶的三维方位以及穿刺针的进针点和进针深度。该装置的优点是:①计算机辅助处理数据和定位,操作简便。②图像清晰直观,可随意调节病灶与周围组织的对比度。缺点是:①为避免过度暴露于放射线而无法对定位穿刺和活检过程进行动态跟踪。②患者在活检过程中必须固定体位,稍一移动便会导致定位不准确。

B超定位系统引导的穿刺活检适用于超声检查发现的乳腺亚临床病灶,而且由于其能够实现动态实时显像以及具有安全、操作灵活和不压迫乳房等优点,因而成为诊断此类病灶的首选措施。它的缺点是对操作者的技术要求相对较高;而对于大量B超无法发现的乳腺亚临床病灶,如乳腺的微小钙化灶,只能借助于X线立体定位活检。

乳腺X线摄像术检出的临床触不到肿块的乳腺病变,如成簇的微小钙化、可疑肿块、乳腺组织致密或结构扭曲区域,切除活检证实导管内癌占20%~50%。高频彩超显示可疑结节及结构紊乱伴血流丰富的病变,及MRI检测到X线、B超未能检测到的病变,最初对这些微小病变的切除活检主要依靠染料注射或插入细针作为标志进行乳腺腺叶或象限切除,这不仅可因过多切除正常的乳腺组织而造成乳房畸形,更重要的是容易遗漏肿瘤。随着乳腺定位穿刺系统的建立,可以确定病变的精确位置。几乎在乳房的任何部位,定位金属丝均可安放在距离病灶≤1 cm的位置,>90%的病变可以定位在≤0.5 cm,减少了正常乳腺组织的切除量,大大提高了切除活检的准确性。

切除活检在局部麻醉下进行。在靠近金属丝入口处做皮肤切口,沿其到达病变所在的深部。通常切2~3 cm直径的标本,标本切下后立即拍标本的X线片,与术前片比较,了解病灶是否确已切除,再送病理检查,以免遗漏。对活检诊断为非癌性的患者,术后2~3个月内应行随访性乳腺X线摄像检查。

(4)影像引导下空芯针穿刺活检:采用NLBB来确诊乳腺亚临床病灶,结果发现有60%~90%为乳腺的良性病变,所以广泛开展手术活检无疑会造成医疗成本与效益的失衡。影像导向下空芯针穿刺活检(CNB)与传统的金属丝定位切除活检相比,患者的痛苦小,对乳腺组织结构的破坏不明显,其诊断和术后病理确诊的一致性高达84%,尤其对于高级别病变的诊断。此外CNB还具有经济省时的特点,国外统计显示,粗针穿刺较手术活检可节省77%的费用,并且省去了术前准备、术后复查等复杂过程,对于多发性病灶的活检,穿刺的优越性就更加显著。

影像导向下的经皮活检术患者取俯卧位,乳房通过一开口向下悬垂,取样的操作在下方进行,采用一个带切割功能的大孔径针头,经B超或X线立体定位引导,通过皮肤戳孔对乳腺病变穿刺切割取样,一般需多次穿刺取得标本送病理组织学检查。近年来SNCB的操作已经有了很多标准可循,包括采用14号的粗针、俯卧位、数字化显像设备、穿刺前后的定位摄片、钙化样本的扫描、对比影像学和组织学两种结果的一致性等,从而使误诊率大大降低。在空芯针活检的同时将一个惰性材料制成的定位夹置入切除的病灶部位,不仅可为手术活检做定位,而且也便于随访。

目前一致认为,影像学诊断BI-RADS分级为低到中度可疑(2%~50%)和高度怀疑(50%~80%)病灶行SCNB意义较大,而恶性可能性为2%~20%的病灶从中获益最大。X线检查有以下表现为SNCB的适应证:①主要表现成簇状细小钙化伴或不伴肿块。②局限性致密影或结构紊乱区。③孤立的肿块影或结节。④放射状毛刺或星芒状影。⑤局部腺体边界缺损及凹陷。⑥两侧乳腺不对称致密，随访病变有所增大。但是某些特定病变的结果仍有组织学低估的发生，仍不能鉴别乳腺非典型增生（ADH）和导管内癌（DCIS），也不能鉴别 DCIS 和浸润性癌，穿刺活检要取得明确的诊断一般需获取 5 块以上的标本，因而需进行多次乳腺穿刺操作。

（5）真空辅助活检：Mammotome 是在 B 超或 X 线引导下的真空辅助活检（VABB）系统。该系统可安置 3 种型号的旋切针（8、11、14 gugue），常用为 11 号，其获取组织量 3 倍于 14 号针。皮肤切口处局部浸润麻醉，超声引导下将 Mammotome 旋切刀穿刺到病灶深面，固定旋切刀不动，用真空吸引将组织吸入针槽内，旋转切割刀截取标本，经探针套管取出标本。可旋转旋切刀方向多次旋切，对较小的病灶，可将病灶完全切除，超声探测无残留。利用纤维软管通过旋切刀套管，将标记夹置入在已被活检的组织周边。

Mammotome 具有准确性高、标本量足并发症少的特点，定位准确性与立体定位自动核芯活检枪、导丝定位活检等方法无差异，但 Mammotome 可在 B 超或 X 线引导下进行，设备更具灵活性，一次穿刺即可获得足量标本，足量标本保证了病理确诊的准确性，而核芯活检枪需反复多次穿刺，且组织病理学检查的准确性明显高于细针穿刺细胞学检查。Mammotome 一次穿刺即可完成操作，旋切刀的自动传输装置使取样标本从探针内移到体外，减少了针道种植肿瘤的机会。

乳腺亚临床病灶的空芯针活检有可能将病灶完全切除，特别是由于近年来越来越多的直径 <1 mm 的病灶被发现以及采用 VABB，使得这种情况的发生率增加。尽管完全切除标本可能会减少组织学低估的发生，但它却影响了进一步手术的定位以及行保留乳房手术时病灶边缘的确定。

目前，无论是标准的 SCNB 还是定向真空辅助空芯针活检都不可能完全取代手术活检。推荐的补充手术活检指征包括：①穿刺活检提示高危病灶（如 ADH）或 DCIS。②标本量不足或穿刺结果提示为正常乳腺、皮肤和脂肪等组织。③穿刺结果与 X 线影像学诊断极不相符。④随访中，若 X 线发现病灶增大或钙化点增多应该建议再次活检。

（6）咬取活检：适用于已破溃的肿瘤。一般在肿瘤破溃的边缘咬取部分肿瘤组织进行组织学检查及受体等免疫组化测定。咬检钳要锋利，取材时切忌挤压肿瘤组织，同时要避开坏死区，以免影响诊断。

（7）乳管内镜咬取活组织检查：乳管内镜是一种微型内镜系统，可以直观乳管内病变，定位定性准确，运用乳腺定位钩针在乳腺镜协助下将乳腺定位针通过溢液乳孔放置病灶处，并用钩针钩住病灶部位，定位针固定后不易移动。乳管内镜检查对乳管肿瘤诊断的准确性为 95%，特别是对 DCIS 的诊断，54% 由乳管内镜发现。乳管内镜有助于手术定位，还可进行乳管内活检和一些相关的治疗。乳管内镜可确定病变的准确位置和性状，特别是从乳管开口部到病变部位的距离，通过内镜咬取组织活检，不仅提供准确的术前诊断，而且能对乳腺癌病例确认病变乳头侧乳管内浸润的情况，为施行保留乳头的乳腺癌根治术或保留乳房手术提供可靠的组织学依据。

（四）肿瘤标志物检查

1. 癌胚抗原（CEA）

是位于细胞表面的糖蛋白，1965 年由 Gold 和 Freeman 在人胎儿结肠组织中发现，应用于乳腺癌已近 30 年。CEA 是一种酸性糖蛋白，基因编码于 19 号染色体上。早期认为是结肠癌的标志物（60% ~ 90% 患者升高），但之后发现胃癌及乳腺癌（60%）等多数腺癌也有较高表达。CEA 水平可反映乳腺癌的进展程度。Ⅰ、Ⅱ期乳腺癌阳性率为 13% ~ 24%，而Ⅲ、Ⅵ期乳腺癌阳性率则为 40% ~ 73%，有转移的患者尤其是有骨转移的乳腺癌，CEA 明显升高。有研究认为，CEA 水平尚可反映治疗效果。因其灵敏性和特异性不高，不适宜用于筛选和诊断。

2. CA15-3

CA15-3 是乳腺细胞上皮表面糖蛋白的变异体，即糖链抗原，并由癌细胞释放在血液循环中的多形上皮黏蛋白，存在于多种腺癌中。乳腺癌患者Ⅰ、Ⅱ期阳性率为 0 ~ 36%，Ⅲ、Ⅵ期阳性率为 29% ~ 92%，对乳腺癌特异性为 85% ~ 100%。其血清水平与乳腺癌的进展呈正相关，与治疗效果呈负相关，可作为监测指标，因其灵敏性及特异性相对较高，有取代 CEA 的趋势。

3. CA125

1984 年美国学者 Bast 发现，是从卵巢癌中提出的一种高分子糖蛋白抗原。CA125 单独不能用于早期诊断和反映病程，但与 CA15-3 联合，或再加上 CEA 可显著提高灵敏性，但特异性下降，三者均阳性者可视为晚期乳腺癌，对选择必要的辅助治疗有应用价值。

三、鉴别诊断

1. 良性增生病

乳腺良性增生病是乳腺组织中常见的病变，多见于 30～50 岁，青春期及绝经后则少见。其病因主要与体内雌激素水平升高及雌、孕激素比例失调有关，表现为月经周期的乳腺实质过度增生而复归不全，在前一周期异常形态的基础上又发生下一周期的变化。该病在临床上的名称较多，如乳腺囊性病、乳腺囊性增生病、乳腺结构不良症、慢性乳腺病等。乳腺良性增生病的病程从数周到数年不等、在临床上主要表现为乳房疼痛。①显著性周期乳房疼痛：疼痛与月经周期有关，有时整个月经周期都有疼痛感，常无固定部位，月经来潮后疼痛缓解；可在乳房的外上象限触及结节感或局部增厚感，部分患者乳房疼痛可放射至上臂中部；该病在钼靶检查上没有特异性的表现。②非周期性疼痛：发病平均年龄为34 岁，大约占乳痛症患者的 27%，与显著性周期乳房疼痛不同，该疼痛往往有固定的位置，以单侧乳房的外上象限居多，两侧乳房同时疼痛较少，大多患者描述为"针刺感""牵拉感"或"烧灼感"，月经来潮后疼痛不缓解，在钼靶检查上也无特异性表现。多数病例根据典型的临床表现即可确诊。肿块形成难以与纤维腺瘤和乳腺癌相鉴别，需结合必要的辅助检查进行诊断。

2. 导管内乳头状瘤

乳腺导管内乳头状瘤是发生于乳腺导管内上皮的良性肿瘤。2003 年版 WHO 乳腺肿瘤新分类将导管内乳头状瘤分为中央型乳头状瘤和外周型乳头状瘤。自发性乳头溢液是乳腺导管内乳头状瘤最常见和最主要的临床症状，乳头溢液的诊断和鉴别诊断对于诊断乳腺导管内乳头状瘤具有重要的意义。乳腺导管内乳头状瘤需与早期仅表现为乳头溢液的乳腺癌相鉴别：乳腺癌早期临床上常扪不到乳腺肿块或仅有小片状腺体增厚，极易被忽略，乳头溢液可能是早期诊断的唯一线索。应特别注意：早期乳腺癌或其他类型乳腺癌侵犯导管时可引起各种性质的乳头溢液，但以清水样、浆液性、浆液血性和血性乳头溢液多见，若乳头溢液伴有相应区域的乳房内浸润性肿块则提示恶性肿瘤可能大。

3. 乳腺分叶状肿瘤

乳腺分叶状肿瘤是一种少见的纤维上皮性肿瘤，在所有乳腺肿瘤中，发病率不到 1%。乳腺分叶状肿瘤在拉丁美洲白种人和亚洲人群中发病率较高，发病年龄主要在 35～55 岁，较纤维腺瘤发病时间推迟 20 年左右。分叶状肿瘤主要表现为临床上良性的乳房肿块迅速增长，有些患者也可表现为长时间存在的乳腺病变的体积急剧增大。肿块体积一般较纤维腺瘤为大，但是随着患者自检及筛查的开展，目前分叶状肿瘤就诊时的体积趋向变小。巨大肿瘤的乳房表面皮肤往往变得菲薄，皮下可见扩张的静脉，有时可因张力过高而出现坏疽。分叶状肿瘤在钼靶影像上与纤维腺瘤表现相似，一般表现为肿块体积较大，边界清楚，椭圆形或偶有分叶的实性肿块，周边可伴有透明的晕轮和肿块内见粗大的钙化点。乳腺B 超检查表现为不均一的内部低回声的实性肿块，可有囊性变性区，囊壁光滑，对内有囊性区的肿块应高度怀疑分叶状肿瘤。

4. 乳腺恶性淋巴瘤

乳腺淋巴瘤临床上分为原发性及继发性，前者属于结外恶性淋巴瘤，后者为全身疾病的一部分。原发性乳腺恶性淋巴瘤发病率较低，占同期乳腺恶性肿瘤的 0.04%～0.53%，结外恶性淋巴瘤的 1.7%～2.2%。大多数乳腺恶性淋巴瘤为 B 细胞来源的非霍奇金淋巴瘤。乳腺恶性淋巴瘤好发年龄为 50～60岁，女性多见，常为单发性，偶尔可双侧同时发生。临床表现与乳腺癌相似，一般表现为无痛性肿块，活动，边界清楚，质软，生长迅速；肿块多位于外上象限或乳腺中央部，大小 1.0～20 cm 不等；与皮肤及胸肌多无粘连，无乳头凹陷或溢液，无乳房皮肤橘皮样改变；可伴腋下淋巴结肿大；肿物上方皮肤可呈青紫色改变。乳腺恶性淋巴瘤临床诊断常较困难，确诊需依赖于病理学诊断。

5. 浆细胞性乳腺炎

浆细胞性乳腺炎是乳腺组织的化学性非细菌性炎性病变，炎性细胞以浆细胞为主。哺乳障碍、乳房外伤、炎症、内分泌失调及乳房退行性变等各种原因引起的乳腺导管阻塞，导致乳管内脂性物质溢出管外，进入管周组织而造成无菌性炎症。详细追问病史和认真分析病情即能对部分患者做出诊断。临床上60%的患者有急性炎症病史，表现为红肿热痛、腋窝淋巴结肿大，部分患者症状自行缓解后又可出现乳房的红肿热痛，肿块较大时皮肤可呈橘皮样水肿。40%的患者一开始即表现为慢性炎症，多以单发乳腺肿块为首发症状而就诊，肿块多位于乳晕深部，质实，边界不清，无包膜；由于病变在乳晕旁，乳腺导管缩短和管壁纤维化，可引起皮肤粘连和乳头凹陷。急性期浆细胞性乳腺炎需与急性化脓性乳腺炎和炎性乳腺癌相鉴别，炎性乳腺癌临床上表现为乳房弥漫性增大、变硬和触痛，乳房皮肤广泛红肿热痛、变厚及出现橘皮样外观，肿块穿刺物为鱼肉样组织颗粒，细胞学检查可查到癌细胞，病程进展迅猛。

第四节 乳腺癌的治疗

近年来乳腺癌的治疗效果有了较大提高，这主要是由于采用合理的综合治疗的结果。在强调早期诊断、早期手术的同时，必须进行有计划的综合治疗，制订系统的术前、术中、术后化、放疗及内分泌治疗方案，适时地给予治疗。

一、手术治疗

（一）术前评估

早期乳腺癌的治疗是以手术为主的综合治疗。然而乳腺癌的手术治疗模式在近30年发生了重大的变革，保乳手术、前哨淋巴结活检术替代传统腋淋巴结清扫术、各种方式的一期乳房重建手术越来越为患者所接受，治疗前对病情的评估显得尤为重要。

1. 病史询问和体检

询问乳房肿块发现时间、有无疼痛，记录肿块大小、部位、形态、质地，与皮肤、胸肌有无粘连；乳头凹陷及位置改变，乳头皮肤改变，是否溃破、糜烂，乳头溢液是否自发，溢液时间、颜色，单管或多管，是否存在增厚、水肿、红斑、溃破；腋窝淋巴结是否肿大、具体大小、与周同组织粘连情况；既往乳房手术史、婚育史、月经史、家族史，特别是乳腺癌、卵巢癌家族史。

2. 术前常规理化检查

血、尿、便常规，肝、肾功能，心电图，胸部正侧位片或胸部 CT，腹壁超声。

3. 双侧乳房钼靶检查以及 MRI 检查

术前（通常指术前3个月内）的乳腺钼靶 X 线片是决定患者是否适合做保乳治疗的必备条件。该项检查要求在高质量的钼靶机下进行，并按照规范进行分级报告。钼靶摄片有利于了解病变的程度，是否存在多中心病灶以及其他可能影响治疗决策的因素，同时也可了解对侧乳房的情况。在铝靶片报告中需记录肿块大小，若肿块同时伴有微小钙化灶，则需报告钙化范围及其与肿块的位置关系；对于微小钙化灶，必要时可进行放大的钼靶摄片。乳房 MRI 在良性和恶性病变的鉴别诊断、乳房恶性病变范围评价、多中心病灶的评估中均显示出独特的优势。

4. 病理诊断

对乳房原发灶的病理诊断已不再依赖于术中快速冷冻切片检查，肿块的空芯针活检、钙化灶的真空辅助活检已广泛应用于临床，术前明确的病理学诊断有利于医生与患者就手术方案进行充分沟通。如果病例已行手术活检，则应与病理科医生充分沟通，了解原发肿块组织类型、切缘情况，是否存在广泛导管内癌成分，导管内癌患者应报告核分级，有无粉刺样坏死，手术切缘距离。

5. 其他特殊的评估

采用曲妥珠单抗时需评价心功能；接受芳香化酶抑制剂治疗需进行骨密度测定；明确患者是否处于

绝经状态，需检测血清雌二醇、黄体释放激素、促卵泡生成激素等；对Ⅲ期患者进行放射性核素骨扫描。患者自身的要求和愿望是影响治疗决策的一个极为重要的因素。患者与医生应就保乳治疗与根治术的优缺点、前哨淋巴结活检、乳房一期重建手术做详细的讨论。患者在对治疗做出选择时应考虑到自身对疾病控制的认识、术后机体的功能、性生活及其他方面的生活质量。

（二）手术适应证与禁忌证

手术治疗适用于符合国际临床分期0、Ⅰ、Ⅱ期及部分Ⅲ期无以下禁忌证的患者。

（1）有远处转移者。

（2）机体健康状态不佳，不能耐受根治性手术者。

（3）Ⅲ期患者有下列情况之一时：①橘皮样变范围超过乳房面积的1/2。②皮肤上出现卫星结节。③肿瘤侵犯胸壁而固定者。④胸骨旁淋巴结被证实发生了转移。⑤锁骨上淋巴结肿大，病理证实为转移。⑥患侧上肢水肿。⑦炎性乳腺癌。

（4）出现以下情况中的任何2项以上者：①癌肿破溃。②橘皮样变超过全乳面积的1/3。③癌肿与胸大肌固定。④腋窝淋巴结最大直径超过2.5 cm。⑤腋窝淋巴结相互粘连或与周围组织粘连。

（三）常见术式

根治性切除乳腺癌的手术疗法已有百年历史，目前仍是乳腺癌治疗的主要手段，对早期尚无腋窝淋巴结转移的乳腺癌疗效最为满意。并已从经典的Halsted根治术发展到现在广泛应用的改良根治术及保留乳房的乳腺癌切除术。无论选择何种术式，都必须严格遵循以根治为主和保留功能及外形为辅的基本原则。早期乳腺癌保留乳房手术和放射治疗的综合疗法，以及前哨淋巴结活检技术的开展，是近30年来乳腺癌外科重视根治与功能兼顾的最好体现。

1. 乳腺癌根治术（Halsted手术）

（1）原发灶及区域淋巴结应整块切除。

（2）切除全部乳房组织及广泛切除其表面的皮肤（肿瘤切口边缘距正常皮肤不小于3 cm）。

（3）切除胸大肌、胸小肌。

（4）腋窝及其周围皮下组织，腋静脉水平以下的脂肪淋巴组织整块切除。

2. 乳腺癌扩大根治术

乳腺癌的扩大根治术，实际是在Halsted经典根治术的基础上，清除第1～第4肋间内乳淋巴结，术中需切除第2、第3、第4肋软骨。20世纪70年代后，对乳腺癌的进一步认识及综合治疗的开展，此术式临床已很少采用，仅在少数适合病例采用胸膜外扩大根治术。

3. 乳腺癌改良根治术

Patey和Dyson认为，胸大肌筋膜淋巴结相对较少，或无淋巴结，因而手术时仅将胸大肌筋膜切除，保留胸肌，即为改良根治术。与乳腺癌根治术的主要区别是保留了胸大肌或同时保留胸小肌，对腋窝淋巴结的清除与一般根治术相同。该术式适用于乳腺癌Ⅰ期、Ⅱ期早的患者。改良根治术有两种术式：保留胸大肌的改良根治术（Patey或Dyon手术）及同时保留胸大肌、胸小肌的改良根治术（Auchinaloss或Madden手术）。

4. 单纯乳房切除术

适应证：①原位癌及微小癌；尚未出现区域淋巴结转移者（术后视情况辅以放射治疗）。②患者年龄过大、全身情况不佳、难以接受根治术者。③乳腺肉瘤及晚期乳腺癌的姑息治疗。④某些特殊型乳腺癌如乳头湿疹样癌、乳头状囊腺癌等。⑤乳腺多发性或弥漫性恶性病变者。⑥乳腺癌并发破溃、出血，作为综合治疗一部分。⑦Pagets病，腋窝淋巴结阴性。⑧重要脏器功能障碍。

5. 乳腺癌保留乳房术

（1）适应证：①中等大小的乳房，原发肿瘤直径≤3.0 cm。②肿瘤不是多中心病灶。③肿瘤分期为Ⅰ、Ⅱ期。④肿瘤距乳晕>2.0 cm，乳腺区段切除或肿块扩大切除可获镜下切缘癌者。⑤肿瘤组织学为高分化型癌或癌分级为Ⅰ～Ⅱ级者。⑥患者自愿保留乳房者。⑦无胶原性血管性疾病。⑧有条件进行放疗及长期随访者。

（2）相对禁忌证：①过大而悬垂的乳房（如果放疗摆位的重复性和剂量分布的均匀性能够保证可施行 BCT）。②原发瘤直径 < 3 cm 而乳房过小。③单一孤立的肿瘤，但 X 线示区域性云雾状钙化灶。④组织学分化不良或核分化Ⅲ级者，伴周围淋巴管浸润或者其他组织学、分子生物学明显不利因素者，有乳腺癌家族史者。

（3）绝对禁忌证：①原发癌灶为多发且位于不同象限，或乳腺钼靶显示广泛的癌性微小钙化灶者。②乳房区域曾行放疗。③多次合理的外科扩大切除后切缘仍阳性。④病理检查显示广泛管内癌。

6. 前哨淋巴结活检术

循证医学Ⅰ级证据证实，乳腺癌前哨淋巴结活检（SLNB）是一项腋窝准确分期的微创活检技术。SLNB 可准确评估腋窝淋巴结病理学状态，对于腋窝淋巴结阴性的患者，可安全有效地替代腋窝淋巴结清扫术（ALND），显著降低并发症，改善生活质量。

乳腺癌 SLNB 的流程包括适应证的选择，示踪剂的注射和术前淋巴显像，术中前哨淋巴（SLN）的检出，SLN 的术中和术后组织学、细胞学和分子生物学诊断，SLN 阳性患者的腋窝处理及 SLN 阴性替代 ALND 患者的术后随访等。

SLNB 指征：SLNB 是早期浸润性乳腺癌的标准治疗手段，具体适应证见表 7-2。随着乳腺癌 SLNB 研究的不断深入，越来越多的相对禁忌证已逐渐转化为适应证。目前认为，可手术的乳腺癌患者如腋窝淋巴结细针穿刺证实为淋巴结转移可不必再进行 SLNB（表 7-2）。

表 7-2　乳腺癌前哨淋巴结活检（SLNB）指征

适应证	有争议的适应证	禁忌证
早期浸润性乳腺癌	预防性乳腺切除	炎性乳腺癌
临床腋窝淋巴结阴性	同侧腋窝手术史	临床 N_2 期腋窝淋巴结
单灶或多中心性病变	导管内管	
性别不限	临床可疑腋窝淋巴结肿大	
年龄不限	新辅助化疗前	
肥胖		
此前细针穿刺、空芯针活检后切除活检阴性		

（四）手术并发症

1. 皮下积液

常因皮片固定不佳或引流不畅所致。

2. 皮瓣坏死

皮瓣剥离过薄或皮肤缝合张力过大所致，故皮肤缺损较大时，宜行植皮。

3. 患肢抬举受限

为皮下瘢痕牵引所致，应鼓励患者早期进行功能锻炼。

4. 患肢水肿及功能受限

腋窝淋巴结清扫术后，机体代谢机制不能保证正常淋巴引流时，所致的患肢淋巴水肿，治疗尚困难。

二、放射治疗

通常用于手术后，以防止局部复发。对于晚期乳腺癌的放射治疗，可使瘤体缩小，有的甚至可使不宜手术的乳腺癌转为可手术切除。对于孤立性的局部复发病灶，以及乳腺癌的骨转移均有一定的姑息性疗效。但对早期乳腺癌确无淋巴转移的患者，常规进行放射治疗无益。①辅助性放疗：为综合治疗的重要组成部分。依放疗时间的安排可分为术前放疗和术后放疗。术前放疗主要用于局部晚期患者，可使部分不能手术的转变为"可手术的乳腺癌"。术后放疗指保留乳房手术（区段切除加腋窝淋巴结清扫或活检）后的乳房放疗（必要时加区域淋巴结放疗）和乳房切除术后的辅助放疗。②根治性单纯放疗：乳腺癌单纯放疗效果不理想，5 年生存率为 10% ~ 37%。主要用于有手术禁忌证及拒绝手术的患者。③姑息性放疗：主要用于晚期复发、转移灶的姑息治疗，对缓解疼痛有很好的疗效。另外，有时用放射性照射双侧卵巢，以抑制卵巢功能而达到去势的效果。

（一）早期乳腺癌保乳术后放射治疗

原则上所有保乳手术后的患者均需要放射治疗，可选择常规放射治疗或适形调强放射治疗。70 岁以上、TNM 分期为 I 期、激素受体阳性的患者可以考虑选择单纯内分泌治疗。

1. 照射靶区

（1）腋窝淋巴结清扫或前哨淋巴结活检阴性，或腋窝淋巴结转移 1 ~ 3 个但腋窝清扫彻底（腋窝淋巴结检出数十个），且不含有其他复发的高危因素的患者，照射靶区为患侧乳腺。

（2）腋窝淋巴结转移大于等于 4 个，照射靶区需包括患侧乳腺、锁骨上/下淋巴引流区。

（3）腋窝淋巴结转移 1 ~ 3 个但含有其他高危复发因素，如年龄小于等于 40 岁，激素受体阴性，淋巴结清扫数目不完整或转移比例大于 20%，*Her-2/neu* 过表达等，照射靶区需包括患侧乳腺，和（或）锁骨上/下淋巴引流区。

（4）腋窝未做解剖或前哨淋巴结阳性而未做腋窝淋巴结清扫者，照射靶区需包括患侧乳房，腋窝和锁骨上/下区域。

2. 放射治疗靶区设计及计量

（1）常规放射治疗乳腺/胸壁野：采用内切野和外切野照射全乳腺。

上界：锁骨头下缘，即第一肋骨下缘；

下界：乳腺皮肤皱褶下 1 ~ 2 cm；

内界：体中线；

外界：腋中线或腋后线。

照射剂量：6 MV-X 线，全乳 DT 50 Gy/5 周/25 次，不加填充物或组织补偿物，原发灶瘤床补量。

原发灶瘤床加量：在模拟机下根据术中银夹标记定位或手术瘢痕周围外放 2 ~ 3 cm，用合适能量的电子线或 X 线小切线野。

加量总剂量：DT 10 ~ 16 Gy/1 ~ 1.5 周/5 ~ 8 次。也可采用高剂量率近距离治疗技术进行瘤床补量。

（2）常规放射治疗锁骨上/腋顶野。

上界：环甲膜水平；

下界：与乳腺/胸壁野上界相接，即第 1 肋骨下缘水平；

内界：体中线至胸骨切迹水平沿胸锁乳突肌的内缘；

外界：肱骨头内缘。

照射剂量：DT 50 Gy/5 周/25 次，可应用电子线和 X 线混合线照射，以减少肺尖的照射剂量，并与乳腺切线野衔接。

（3）调强适形放射治疗：需在 CT 图像上逐层勾画靶区和危及器官，以减少乳腺内照射剂量梯度，提高剂量均匀性，改善美容效果；降低正常组织如肺、心血管和对侧乳腺的照射剂量，降低近期和远期不良反应。采用正向或逆向调强放射治疗计划设计（仍以内切野和外切野为主）。年轻、乳腺大的患者可能受益更大。CT 扫描前要用铅丝标记全乳腺和手术瘢痕，以辅助 CT 确定全乳腺照射和瘤床补量的靶区。

（二）乳腺癌改良根治术后放射治疗

1. 适应证

对术后全身治疗包括化疗或（和）内分泌治疗者，具有下列高危因素之一，需行术后放射治疗。

（1）原发肿瘤最大直径大于等于 5 cm，或肿瘤侵及乳腺皮肤、胸壁；

（2）腋窝淋巴结转移大于等于 4 个；

（3）T₁、T₂、淋巴结转移 1~3 个，包含某一项高危复发因素（年龄小于等于 40 岁，激素受体阴性，淋巴结清扫数目不完整或转移比例大于 20%，*Her-2/neu* 过表达等）的患者，可以考虑术后放射治疗。

2. 放射治疗靶区及剂量

（1）锁骨上/下野。

上界：环甲膜水平；

下界：与胸壁野上界相接，即第 1 肋骨下缘水平；

内界：体中线至胸骨切迹水平沿胸锁乳突肌的内缘；

外界：肱骨头内缘。

照射剂量：DT 50 Gy/5 周/25 次，可应用电子线和 X 线混合线照射，以减少肺尖的照射剂量。

（2）胸壁野。

上界：锁骨头下缘，即第 1 肋骨下缘；

下界：对侧乳腺皮肤褶折下 1~2 cm；

内界：体中线；

外界：腋中线或腋后线。

照射剂量：可采用 X 线或电子线照射，全胸壁 DT 50 Gy/5 周/25 次。

电子线照射时常规全胸壁垫补偿物 DT 20 Gy/2 周/10 次，以提高胸壁表面剂量。常规应用 B 超测定胸壁厚度，并根据胸壁厚度调整填充物（组织补偿物）的厚度，并确定所选用电子线的能量，减少对肺组织和心脏大血管的照射剂量，尽量避免放射性肺损伤。采用 X 线切线野照射时需给予胸壁补偿物以提高皮肤剂量。

（3）腋窝照射野：对未做腋窝淋巴结清扫，或腋窝淋巴结清扫不彻底者，需做腋窝照射。

锁骨上和腋窝联合野。

照射野范围：锁骨上和腋窝区，与胸壁野衔接。

照射剂量：6 MV-X 线，锁骨上区 DT 50 Gy/5 周/25 次。锁骨上区深度以皮下 3 cm 计算。腋窝深度根据实际测量结果计算，欠缺的剂量采用腋后野补量至 DT 50 Gy。

（4）腋后野。

上界：锁骨下缘；

下界：腋窝下界；

内界：沿胸廓内侧缘；

外界：肱骨头内缘。

照射剂量：6 MV-X 线，补量至 DT 50 Gy。

对于原发肿瘤位于内侧象限、同时腋窝淋巴结有转移的患者可考虑内乳照射，但存在争议。常规定位的内乳野需包括第 1 至第 3 肋间，上界与锁骨上野衔接，内界过体中线 0.5~1 cm，宽度一般为 5 cm，原则上 2/3 及以上剂量需采用电子线以减少心脏的照射剂量。和二维治疗相比，基于 CT 定位的三维治疗计划可以显著提高靶区剂量均匀性，减少正常组织不必要的照射。对于特殊解剖患者的照射野衔接具有优势。采用常规定位时，也建议在三维治疗计划系统上优化剂量参考点，选择楔形滤片角度，评估正常组织体积剂量，以更好地达到靶区剂量的完整覆盖，降低放射损伤。

（三）乳腺癌新辅助化疗后放射治疗

放射治疗指征与未接受新辅助化疗相同。参考新辅助化疗前的初始分期。放射治疗技术和剂量同未接受新辅助化疗的改良根治术后放射治疗。对于有辅助化疗指征的患者，术后放射治疗应该在完成辅助化疗后开展；如果无辅助化疗指征，在切口愈合良好的前提下，术后 8 周内开始放射治疗。辅助赫塞汀治疗可以和术后放射治疗同期开展。放射治疗开始前，要确认左心室射血分数（LVEF）大于 50%，同时避免内乳野照射，尽可能降低心脏的照射剂量，尤其是患侧为左侧时。

（四）乳腺癌术后复发的放射治疗

胸壁和锁骨上淋巴引流区是乳腺癌根治术或改良根治术后复发最常见的部位。胸壁单个复发原则上手术切除肿瘤后进行放射治疗；若手术无法切除，应先进行放射治疗。既往未做过放射治疗的患者，放射治疗范围应包括全部胸壁和锁骨上/下区域。锁骨上复发的患者如既往未进行术后放射治疗，照射靶区需包括患侧全胸壁。如腋窝或内乳淋巴结无复发，无须预防性照射腋窝和内乳区。预防部位的放射治疗剂量为 DT 50 Gy/5 周/25 次，复发部位缩野补量至 DT 60 ~ 66 Gy/6 ~ 6.5 周/30 ~ 33 次。既往做过放射治疗的复发患者，必要时设小野局部照射。局部区域复发患者在治疗前需取得复发灶的细胞学或组织学诊断。

三、化学药物治疗

（一）晚期乳腺癌化疗

晚期乳腺癌的主要治疗目的不是治愈患者，而是提高患者生活质量、延长患者生存时间。治疗手段以化疗和内分泌治疗为主，必要时考虑手术或放射治疗等其他治疗方式。根据原发肿瘤特点、既往治疗、无病生存期、转移部位、进展速度、患者状态等多方面因素，因时制宜、因人制宜，选择合适的综合治疗手段，个体化用药。

1. 符合下列某一条件的患者首选化疗

（1）年龄小于 35 岁。

（2）疾病进展迅速，需要迅速缓解症状。

（3）ER/PR 阴性。

（4）存在有症状的内脏转移。

2. 化疗药物与方案

（1）多种药物对于治疗乳腺癌均有效，其中包括蒽环类、紫杉类、长春瑞滨、卡培他滨、吉西他滨、铂类药物等。

（2）应根据患者特点、治疗目的，制订个体化方案。

（3）序贯单药化疗适用于转移部位少、肿瘤进展较慢、无重要器官转移的患者，注重考虑患者的耐受性和生活质量。

（4）联合化疗适用于病变广泛且有症状，需要迅速缩小肿瘤的患者。

（5）既往使用过的化疗药物应避免再次使用。患者首次化疗选择蒽环类药物为主方案，或蒽环类药物联合紫杉类药物，蒽环类药物治疗失败的患者一般首选含紫杉类药物的治疗方案。而蒽环类和紫杉类均失败时，可选择长春瑞滨、卡培他滨、吉西他滨、铂类等单药或联合化疗。

（二）可手术切除乳腺癌的术后辅助化疗

对患者基本情况（年龄、月经状况、血常规、重要器官功能、有无其他疾病等）、肿瘤特点（病理类型、分化程度、淋巴结状态、HER-2 及激素受体状况、有无脉管瘤栓等）、治疗手段（如化疗、内分泌治疗、靶向药物治疗等）进行综合分析，若接受化疗的患者受益有可能大于风险，可进行术后辅助化疗。

1. 适应证

（1）腋窝淋巴结阳性。

（2）对淋巴结转移数目较少（1 ~ 3 个）的绝经后患者，如果具有受体阳性、Her-2 阴性、肿瘤较小、肿瘤分级Ⅰ级等其他多项预后较好的因素，或者患者无法耐受或不适合化疗，也可考虑单用内分泌治疗。

（3）对淋巴结阴性的乳腺癌，术后辅助化疗只适用于那些具有高危复发风险因素的患者（患者年龄 <35 岁、肿瘤直径 ≥2 cm、分级Ⅱ ~ Ⅲ级、脉管瘤栓、Her-2 阳性、ER/PR 阴性等）。

2. 化疗方案与注意事项

（1）首选含蒽环类药物联合化疗方案，常用的有：CA（E）F、AC（C 环磷酰胺、A 阿霉素、E 表柔比星、F 氟尿嘧啶）。

（2）蒽环类与紫杉类药物联合化疗方案，如 TAC（T 多西他赛）。

（3）蒽环类与紫杉类序贯方案，如 ACT/P（P 紫杉醇）或 FECT。

（4）老年、较低风险、蒽环类禁忌或不能耐受的患者可选用非蒽环类联合化疗方案，常用的有 CMF（C 环磷酰胺、M 氨甲蝶呤）或 TC。

（5）不同化疗方案的周期数不同，一般为 4~8 个周期。若无特殊情况，不建议减少周期数和剂量。70 岁以上患者需个体化考虑辅助化疗。

（6）辅助化疗不与三苯氧胺或术后放射治疗同时进行。

（7）育龄妇女进行妊娠试验，确保不在妊娠期进行化疗，在化疗期间要避孕。

（8）所有化疗患者均需要先行签署化疗知情同意书。

（三）新辅助化疗

新辅助化疗是指为降低肿瘤临床分期，提高手术切除率和保乳率，在手术或手术加局部放射治疗前，先进行的系统性化学药物治疗。

1. 适应证

（1）临床分期为 ⅢA（不含 T_3，N_1，M_0）、ⅢB、ⅢC。

（2）临床分期为 ⅡA、ⅡB、ⅢA（仅 T_3，N_1，M_0）期，除了肿瘤大小以外，符合保乳手术的其他适应证。

2. 化疗方案

术后辅助化疗方案均可应用于新辅助化疗，推荐含蒽环类和（或）紫杉类药物的联合化疗方案，常用的化疗方案如下。

（1）蒽环类方案：CAF、FAC、AC、CEF、FEC（C 环磷酰胺、A 阿霉素、E 表柔比星、F 氟尿嘧啶）。

（2）蒽环类与紫杉类联合方案：A（E）T、TAC（T 多西他赛）。

（3）蒽环类与紫杉类序贯方案：ACT/P（P 紫杉醇）。

（4）其他可能对乳腺癌有效的化疗方案。

（5）HER-2 阳性患者化疗时可考虑联合曲妥珠单克隆抗体治疗。

3. 注意事项

（1）化疗前必须对乳腺原发灶行核芯针活检明确组织学诊断及免疫组化检查，区域淋巴结转移可以采用细胞学诊断。

（2）明确病理组织学诊断后实施新辅助化疗。

（3）不建议 Ⅰ 期患者选择新辅助化疗。

（4）一般周期数为 4~8 个周期。

（5）应从体检和影像学两个方面评价乳腺原发灶和腋窝淋巴结转移灶疗效，按照实体肿瘤疗效评估标准或 WHO 标准评价疗效。

（6）无效时暂停该化疗方案，改用手术、放射治疗或者其他全身治疗措施（更换化疗方案或改行新辅助内分泌治疗）。

（7）新辅助化疗后根据个体情况选择乳腺癌根治术、乳腺癌改良根治术或保乳手术。

（8）术后辅助化疗应根据术前新辅助化疗的周期、疗效及术后病理检查结果确定治疗方案。

（四）化疗的剂量强度

乳腺癌化疗的疗效与应用药物的剂量有一定的关系，Bonadonna 等的研究发现，辅助化疗药物的剂量为标准剂量的 85% 以上时效果较好，但如果低于标准剂量的 65% 则疗效明显降低，而且有诱发肿瘤耐药的风险。CALGB 8541 研究分为 3 个组：①中剂量高强度组：CAF（400/40/400），28d 为 1 个周期，共 6 个周期。②高剂量组：CAF（600/60/600），28d 为 1 个周期，共 4 个周期。③低剂量组：CAF（300/30/300），28d 为 1 个周期，共 4 个周期。在中剂量高强度组与高剂量组之间无差异，而低剂量组疗效较差。

然而加大药物剂量是否会提高疗效也有争议的问题，NSABP B-22 及 CALGB 9344 方案分别比较不同剂量的 CTX 及 ADM，观察是否疗效有差异，CALGB 9344 方案发现不同剂量的 ADM（60、75 和 90 mg）的疗效相似，NSABP B-22 则在相同的 ADM 剂量下比较不同剂量的 CTX 的疗效，其结果为辅助化疗的剂量与疗效有一定的关系。然而超过标准剂量时，疗效并未有提高，相反可能增加毒性。有研究证实，乳腺癌患者经过手术、常规化、放疗达到临床治愈时，体内仍残留 10^4 肿瘤细胞。停止治疗后，残留的肿瘤细胞又开始增殖，经若干时间后会达到 10^9，出现临床复发，这就是治疗失败的主要原因之一。只有加大强度的化疗，进一步杀灭残余肿瘤细胞，方可达到真正的治愈。随着化疗剂量的增大，对肿瘤细胞杀伤效应也增大，特别是烷化剂类药物，当剂量增加 5～10 倍时，无论对敏感肿瘤细胞，还是对耐药肿瘤细胞均有杀伤作用。由于乳腺癌对化疗敏感程度较高，又存在剂量效应关系，提高化疗剂量，加大化疗强度有望改善预后不良的乳腺癌患者远期疗效。基于这一理论，20 世纪 90 年代后期，乳腺癌辅助化疗中又相继展开了高剂量化疗加干细胞移植。但随后的几项大规模临床实验证实，高剂量化疗联合干细胞移植对患者的无复发生存率及 OS 较常规化疗并无优势，但也有学者证实高剂量化疗可以改善患者的 DFS，结果并不一致。考虑到高剂量化疗相关的并发症，如顽固性血小板减少、肺毒性和感染等均较常规化疗多发且严重，目前并不推荐在辅助化疗中应用高剂量化疗联合干细胞移植。

（五）化疗的剂量密度

化疗药物总是以一定的比例杀伤体内残存的肿瘤细胞，而且因为肿瘤细胞的增殖周期不同，因此，化疗药物不能 100% 杀灭体内的肿瘤细胞。研究发现，对抑制化疗间期体内残存肿瘤细胞的增殖，提高化疗药物的剂量密度比提高剂量强度更有效。提高乳腺癌术后辅助化疗方案的剂量密度，能提高生存率。如果剂量密度相同，序贯化疗和联合化疗疗效相似，但不良反应较轻。

四、内分泌治疗

其机制是改变激素依赖性肿瘤生长所需要的内分泌微环境，使肿瘤细胞增殖停止于 G_0/G_1 期，从而达到临床缓解。近年来乳腺癌内分泌治疗已有较大发展。特点：不良反应轻，经选择的病例缓解与联合化疗相似，中数有效期比联合化疗长（12～18 个月）。

（一）手术治疗

手术治疗是乳腺癌内分泌治疗历史最悠久的方法。传统的手术有 3 种，即卵巢切除术、肾上腺切除术及垂体切除术。近年除卵巢切除术外，另两种已甚少采用。卵巢切除术主要用于绝经前患者，其中雌激素受体（ER）阳性病例的有效率可达 76%，卵巢切除术可以立即取得体内 ER 水平下降是其主要优点。对绝经前病例，病情发展较快，ER 阳性者目前仍可考虑进行卵巢切除术。卵巢切除术的主要缺点是造成不可逆性绝经，出现绝经期症状。用放疗代替卵巢切除，见效较慢（需历时 8 周），有时可能抑制不完全。

（二）药物治疗

1. 竞争性治疗

又名抗激素治疗，主要用药为三苯氧胺（TAM）。目前在乳腺癌内分泌治疗中，此药应用最广。TAM 抑制乳腺癌细胞增殖的真正机制尚不清楚，多数认为 TAM 的作用是与 E2 竞争性结合 ER，在 ER 水平达到阻断 E2 与 ER 结合的目的。TAM 与 ER 结合比 E2 与 ER 结合快 4 倍，而 TAM 与 ER 的解离比 E2 慢 100 倍。TAM 也可与 ER 的抗雌激素结合位点相结合且更具有特异性，但其作用尚不清楚。TAM 还能促进肝脏合成性激素结合球蛋白（SHBG），使血浆内有生物活性的游离 E2 水平下降。常用剂量为 10 mg，每天 2 次，增加剂量未证明使疗效提高。TAM 也可用于可手术病例的术后辅助治疗，根据 30 000 例的随机试验和远期疗效总结，治疗组的复发率、生存率，对侧乳腺癌的预防均明显优于对照组，尤其术后长期（2~5 年）用 TAM 组，效果较短期用药组更为突出。毒性较小是 TAM 的主要优点。对绝经后患者最常见的不良反应为潮红、轻度恶心及阴道分泌物增加等。绝经前患者尚可有停经（30%）、月经不规则（30%）。

2. 添加性治疗

曾应用于临床的药物较多，包括雌激素、黄体酮、雄激素、皮质激素等。目前以黄体酮类药物使用最多，各种制剂中以甲黄体酮（MPA）和甲地黄体酮（MA）使用最广。

3. 促生殖腺激素释放激素类似物（GnRH-A）

目前较方便的剂型是长效缓解型的制品（如 Goserelin），一次注射可保持血浆水平 28~35d，因此每月注射 1 次即可。GnRH-A 给药后开始可促进雌激素分泌，历时 1~2 周后即下降保持于卵巢切除后水平。GnRH-A 多用于绝经前患者。用药后主要不良反应为绝经前出现绝经期综合征，可有潮红、阴道干燥、乳房缩小、性欲减退、情绪不稳定、骨密度减低等。

4. 抑制性治疗

芳香化酶抑制剂，其作用就是抑制芳香化酶的活性，从而抑制或减少雄激素转化为雌激素。降低体内雌激素水平，有研究表明乳腺癌组织中存在芳香化酶的特异性、高活性，故此类药还可直接作用乳腺癌。主要用于绝经后妇女，早期代表药为氨鲁米特（AG），因抑制肾上腺功能，不良反应大，疗效不高，已被相继问世的新芳香化酶抑制剂取代。新型的芳香化酶抑制剂有阿那曲唑（瑞宁得）、来曲唑（弗隆、美瑞）等，疗效优于 TAM、AG 而不良反应小，服用方便，1 mg/d 或 2.5 mg/d，是当今备受重视的新药。

（三）内分泌治疗的注意事项

（1）不重复应用治疗已失效的药物。

（2）不先行放疗再行内分泌治疗及化疗，因为放疗是局部治疗，不能兼顾同时存在的亚临床灶，放疗使脉管闭塞（骨转移、脑转移除外）。

（3）不要各种手段同时堆加，因难于安排有效后的共同治疗。

（4）骨转移不重时不必过早应用骨磷（无抗癌作用）和核素治疗（对骨转移外的病灶无效），而应先用内分泌治疗或化疗。

（5）不要为了减瘤目的切除体表结节。

五、生物治疗

根据对肿瘤免疫学的认识，新一代生物反应调节剂正在临床应用，其作用为 0 级动力学（一定免疫活性细胞或抗体可消灭一定数量的瘤细胞），人们希望通过免疫调节功能来消灭手术、放疗、化疗后残存的瘤细胞，从而提高治愈率。基因工程的发展，已可大量提供各种细胞因子、干扰素、白介素，但尚无资料证明单用生物疗法可治愈乳腺癌，故现仅作为辅助治疗。

六、基因靶向治疗

肿瘤分子靶向治疗，是利用肿瘤细胞表达而正常细胞很少或不表达的特定基因或基因的表达产物作为治疗靶点，最大程度杀死肿瘤细胞而对正常细胞杀伤较小的治疗模式。Her-2 是乳腺癌明确的预后指标和药物治疗效果的预测指标。作为第一个靶向 Her-2 的人源化单克隆抗体，曲妥珠单抗的问世改变了 Her-2 阳性乳腺癌患者的预后，影响了乳腺癌的诊治模式，是乳腺癌药物治疗的重要突破。2007 年拉帕替尼作为晚期乳腺癌二线治疗药物在欧美批准上市，2013 年已在中国上市，帕托珠单抗也即将在全球上市。

血管生成抑制剂是一类能破坏或抑制血管生成，从而有效组织肿瘤生长和转移的药物。血管内皮生长因子（VEGF）主要通过与血管内皮细胞生长因子受体 1（VEGFR1）特异性结合，激活受体酪氨酸激酶，引起一系列的信号传导，促进内皮细胞有丝分裂，最终引起新生血管生成。多数研究显示，VEGF 可能是乳腺癌患者预后的影响因素之一。贝伐珠单抗是抗 VEGF 的重组人源化的单克隆抗体，通过中和 VEGF 达到组织 VEGF 的生物学效应，抑制新生血管的形成，从而达到抑制肿瘤生长的效果。多数的乳腺癌研究发现贝伐珠单抗能够提高患者的预后。VEGFR 酪氨酸激酶抑制剂如索拉非尼、舒尼替尼等均有相关研究用于治疗乳腺癌，但疗效不令人满意，此外多个 VEGFR 酪氨酸激酶抑制剂处于临床研究阶段，如西地尼布、莫特塞尼等。尽管目前没有针对 VEGFR 的分子靶向药物上市，但对抗血管生成治疗肿瘤仍具有研究和应用价值。

七、预后

乳腺癌的预后受多种因素影响，其中主要与肿瘤侵犯范围及病理生物学特性有关。

1. 已确立的预后指标

（1）肿瘤侵犯范围：在没有区域淋巴结转移及远处转移的情况下，原发灶越大和局部浸润越严重，预后越差；腋窝淋巴结无转移时预后好，有转移时预后差。且转移数目越多预后越差。转移位置高，预后差；远处转移者多于 1 年左右死亡。

（2）肿瘤的病理类型和分化程度：肿瘤的病理类型、分化程度，肿瘤的侵袭性以及宿主对肿瘤的免疫能力是影响预后的重要因素。特殊型乳腺癌的预后较非特殊型好，非特殊型癌中非浸润性癌比浸润性癌预后好，分化好的肿瘤预后比分化差的好。有些肿瘤恶性程度高，在生长迅速时可出现坏死，肿瘤坏死严重说明肿瘤的侵袭性强，预后较差。

（3）临床分期：TNM 分期为临床医师所熟悉，期别高预后差。但需认识两点：其一，从分期来讲同属一个期别的病例，腋窝淋巴结有无转移较肿瘤大小更为重要；其二，临床腋窝淋巴结检查有无转移常有误差。

（4）甾体激素受体与预后：甾体激素受体测定不仅可作为选择激素治疗的参考，还可作为估计预后的一个指标，受体阳性患者的预后较阴性好，两者的预后相差约 10%，尤其在淋巴结转移阳性的病例中更明显。

（5）DNA 倍体情况：DNA 含量检测的结果通常与乳腺癌的临床病理特性相关，二倍体 DNA 为主的肿瘤倾向于低恶度，且 ER、孕激素受体（PR）多为阳性；异倍体为主的肿瘤多表现为分级较高而激素受体阴性。

（6）肿瘤增殖分数：多采用流式细胞分析测定肿瘤细胞增殖指数，S 期细胞比例反映了肿瘤的增殖活性，其数值与肿瘤细胞的倍体相关，高 S 期细胞比例乳腺癌的复发率明显增高。

2. 一般公认的预后因子

（1）癌基因：*Her-2/neu*、*EGFR*。

（2）抑癌基因：*p53*、*nm23*、*BRCA*1、*BRCA*2。

（3）与激素有关的因子：PS2、HSP。

（4）与浸润、转移有关的分子：Cath-D、血管生成因子、u-PA、PAI、骨髓微转移（BMM）。

尽管乳腺癌的发病率逐年上升，但死亡率近 30 年来基本无大变化，呈现较稳定状态。有效提高乳腺癌生存率和降低死亡率的决定性因素并不完全在于治疗手段，关键在于早发现、早诊断和早治疗。相信随着对乳腺癌研究的不断深入，诊治方法的不断进步，乳腺癌的生存率有望进一步提高。

第八章

肺癌

第一节　肺癌概述

肺癌是指原发于肺、气管及支气管的恶性肿瘤。20 世纪初，肺癌在全世界都是罕见的肿瘤。由于吸烟的流行，接近 20 世纪中叶时，肺癌的发病率和病死率先是在发达国家，随后在发展中国家迅速增高，肺癌已成为全世界最常见的恶性肿瘤。目前，我国肺癌发病率每年增长 26.9%，如不及时采取有效控制措施，预计到 2025 年，我国肺癌患者将达到 100 万人，成为世界第一肺癌大国。

一、发病情况

肺癌全称为原发性支气管肺癌，是来源于气管、支气管黏膜或腺体的恶性肿瘤。肺癌是目前全世界发病率最高的恶性肿瘤，也是排名第 1 位的肿瘤死因。根据世界癌症报告（Globocan）的数据统计，2018 年全世界新发肺癌 210 万例，占所有新发肿瘤病例的 11.6%（排名第 1）；死亡 180 万例，占所有肿瘤死亡病例的 18.4%（排名第 1）。全世界超半数的肺癌新发病例发生在欠发达国家，在发达地区，肺癌发病居恶性肿瘤的第 3 位，其新发病例数低于乳腺瘤和前列腺癌；而在发展中地区，肺癌发病位居恶性肿瘤的首位，这可能与不同地区人群危险因素暴露存在差异有关。

根据我国四次恶性肿瘤患者抽样回顾性调查数据，我国肺癌死亡率逐年攀升，肺癌在我国居民前 10 位恶性肿瘤死亡率的排名已经由 20 世纪 70 年代的第 5 位上升到现在的第 1 位，对患者及社会造成了严重的负担。肺癌发病率在我国男性恶性肿瘤中位居第 1 位，在女性人群中，乳腺癌发病率最高，其次为肺癌。

我国肺癌发病率在 44 岁以前的人群中处于较低水平，自 45 岁以后快速上升，80 ~ 84 岁组达到峰值，其后有所下降。城市地区和农村地区的肺癌年龄和发病率趋势相似。80 岁以前，城市地区与农村地区的肺癌发病率基本相同；80 岁以后，城市地区的肺癌发病率明显高于农村地区。

死亡情况上，我国肺癌死亡数在总体肿瘤人群中依旧排名第 1。性别上，男性肺癌与女性肺癌的死亡率均居癌症死亡率榜首。其中男性肺癌死亡占全部癌症的 29.28%，女性肺癌死亡占 22.99%。与世界上其他国家相比，中国肿瘤患者的死亡率排在第 11 位，与发病率的第 16 位有所差距，说明我国肺癌的诊疗水平有待提高。

此外，中国肺癌分布还存在明显的地区差异，东北部、四川盆地等地区是肺癌相对高发的地区。这不完全是烟草暴露高的原因，还有可能与空气污染、燃料等有一定的关系。

二、病因学

（一）烟草暴露

自 20 世纪 50 年代初，英国和美国在回顾性分析病例和对照研究中发现吸烟与肺癌发病率增加有很强烈的关联以来，很多国家的流行病学研究相继印证了这一发现，揭示吸纸烟、烟斗和嚼烟叶等烟草消费行为不仅增加肺癌、口腔癌、喉癌、食管癌、肝癌和肠癌等恶性肿瘤的患病风险，还与心脏病、中风和高血压等慢性疾病有着密切的因果关系。比较分析 20 世纪 80 年代中期我国 24 个城市和 74 个农村县

35～69 岁吸烟者和非吸烟者死亡率的结果发现，吸烟与我国多种肿瘤及多种疾病的死亡密切关联。吸烟可增加我国居民肺癌、食管癌、胃癌、肝癌、呼吸道疾病、慢性阻塞性肺病、缺血性心脏病和脑卒中等死亡风险，其中对肺的危害最大。城市 35～69 岁男性每日吸香烟 1～19 支、20 支和 >20 支的肺癌相对危险度分别为 2.08、3.59 和 6.92，农村男性分别为 2.23、3.65 和 7.26，有明确的剂量反应关系，提示肺癌死亡与吸烟直接相关。对我国上海市区中老年男性居民随访了 15 年的前瞻性观察发现，45～64 岁每日吸香烟 1～19 支和 ≥20 支者与非吸烟者相比较的相对危险度分别为 4.27 和 8.61，74% 肺癌死亡归因于吸烟；持续每日吸烟 1～19 支和 ≥20 支者与一直从不吸烟者相比较，肺癌死亡相对危险度分别为 6.14 和 10.73。调查北京市妇女被动吸烟发现，被动吸烟显著增加妇女发生肺癌的危险，随着被动吸烟指数和被动吸烟年限的增加，肺癌的发病显著增加。由此预测，如果不能有效控制人群吸烟行为的蔓延和年轻人群吸烟率上升，我国居民近期肺癌发病水平仍将继续上升。

（二）室内空气污染

除烟草暴露外，室内空气污染与肺癌，特别是与女性肺癌的发病有重要的关系。在地处山区、农村人口占 90% 的我国云南省宣威市，男性和女性肺癌平均死亡率分别为 27.66% 和 25.33%，高于我国一些大、中城市。调查发现，宣威肺癌的高发与工业污染未见明显联系，吸烟不是主要的危险因素，但生活燃料、室内燃煤空气污染却与肺癌发病关系密切。采集燃煤农户室内空气分析苯并芘浓度发现超过建议卫生标准的 6 000 倍，远远超过焦炉顶工作的暴露水平。分析认为，宣威肺癌高发区主要燃料烟煤将大量的致癌物排入室内，导致居民肺癌高发。对上海市区妇女非吸烟者肺癌危险因素的研究发现，厨房小环境污染是肺癌发病的主要危险因素之一。有研究指出，油炸煎炒食物可造成空气中苯并芘明显污染。家庭妇女尿中苯并芘含量增高显然是来自厨房的空气污染。经常食用榨菜和菜籽油等，其相对危险度分别为 1.94、2.12 和 2.16；影响鳞癌发病的主要危险因素有厨房在卧室内和做饭时厨房内有较多烟雾等，相对危险度分别为 2.35 和 4.40。

（三）职业暴露

WHO 国际癌症研究中心公布的工业致癌物中，有 9 种被列为肺癌的致癌物，包括砷和某些砷的化合物、石棉、二氯甲醚和氯甲基甲醚、铬及铬酸盐、芥子气、焦油、煤的燃烧产物、矿物油和氯化乙烯；还有 12 种其他化合物被列为可疑致癌物，有镍和某些镍的化合物、红铁矿（氧化铁）、丙烯腈、铍和某些铍的化合物、镉和镉的化合物、硫酸二甲酯、表氯醇、六氯环己烷、异烟肼、铅和某些铅的化合物和氯化亚乙烯等。

调查研究结果发现，我国云南锡矿工人中肺癌发病率异常增高主要与职业性暴露因素有关，如氡子体、砷和粉尘等，以及与职业因素有协同作用的如吸烟、慢性支气管炎、受教育年限等因素。云南锡矿工人的肺癌发病风险，随着工作年限和暴露于氡和砷的年限增加而增加。高水平氡暴露矿工的肺癌风险是低水平暴露的 3.91 倍。随访广州市工厂职工的研究结果发现，接触粉尘者的肺癌死亡相对危险度为 1.53，其中男性接触粉尘者为 1.67，接触煤尘者为 3.24。此外，接触环境焦炉逸散物、粉尘、温石棉和青石棉者均有增加肺癌的风险。

（四）饮食与营养

营养与肺癌的关系是目前广泛重视的领域。维生素 A 和其类似物（通称维甲类）与上皮分化有关。食物中如缺少维甲类，实验动物对致癌物质的敏感性增强。维甲类能抑制正常细胞因受辐射、化学致癌物或病毒引起的细胞转化过程，能抑制由化学致癌物诱导的大鼠移行细胞癌和鳞状细胞癌。进一步研究证明，维甲类能作为抗氧化剂直接抑制甲基胆蒽、苯并芘、亚硝胺的致癌作用，抑制某些致癌物与 DNA 的结合，拮抗促癌物的作用，因此可直接干扰癌变过程。最近，其他微量营养素如维生素 C、维生素 E、硒等均被认为能够降低肺癌危险度，土壤中硒、锌含量低的地区癌的发病率较高。越来越多的研究提示，绿茶中的茶多酚可能对肺癌具有预防作用。另外，高温条件下烹饪肉类会产生杂环胺，已经发现其摄入过多会增加肺癌危险度。

（五）遗传因素

肺癌发病机制的分子生物学、免疫学和遗传学领域的研究目前十分活跃。越来越多的证据表明，遗传因素在肺癌发病的危险度方面起重要作用。所有组织学类型肺癌的发生都与多步骤累积的遗传学改变有关。这些遗传学改变包括等位基因缺失、杂合性丢失、染色体不稳定和失衡、癌基因激活和抑癌基因突变，通过启动子超甲基化所致的表遗传性基因沉默和控制细胞增殖基因的异常表达等。在非小细胞肺癌中常见的基因异常包括 $p53$ 突变，表皮生长因子受体（EGFR）及其配体 TGF-α 表达异常。此外，肺癌特别是小细胞肺癌存在分子遗传学事件是直接引起肺癌发病，抑或是恶性转化过程中产生的基因不稳定尚不清楚。

三、肺癌的预防

目前发现与肺癌发病密切相关的病因有吸烟、职业暴露、空气污染等，因此肺癌的预防即从消除这些危险因素入手。

（一）控制吸烟

大量的流行病学研究证明了吸烟与肺癌发生的密切关系，吸烟使肺癌的发病率和病死率持续上升。在因肺癌死亡的患者中，90% 是由吸烟，包括被动吸烟引起的，男性吸烟者肺癌病死率是不吸烟者的8～20 倍，同时吸烟与肺癌的发生呈剂量—效应关系。每个公民都应该被告知吸烟和暴露于烟雾环境可对健康产生危害，导致成瘾并可威胁生命。中国是世界上最大的烟草生产国，我们目前年生产 17 000亿支香烟，是世界第二烟草生产国——美国的 2.5 倍。同时我国也是世界上最大的烟草消费国，目前全球一共有 11 亿烟民，我国占了 3.5 亿；当然我国也是世界上最大的烟草受害国，每年约有 100 万人死于烟草相关疾病。如果现在的吸烟模式不变，控烟工作还不努力，估计到 2025 年，我国每年约有 200万人死于烟草的相关疾病。到 21 世纪中叶，估计每年将有 300 万人死于烟草的相关疾病。

显然，降低肺癌死亡率需要采取有效的公共卫生措施来预防吸烟以及监督烟草制品和其他控制烟草措施。肺癌防治与控烟是关系我国人民健康十分重要和紧迫的事，关系着全面建设小康社会目标的实现和民族的强盛。我国政府历来重视控烟与癌症防治工作。2003 年 12 月卫计委颁布了《中国癌症预防与控制规划纲要》，其中将肺癌防治列为重中之重，同时将控烟作为我国癌症预防与控制的主要策略。

吸烟和有吸烟史的人发生肺癌的风险明显增高，对于这些人，目前尚无可用的化学预防药物。如有可能，应该鼓励这些人参加化学预防研究。然而，我们也应该看到，中国的控烟与肺癌防治工作面临十分复杂而艰巨的情况，涉及社会经济增长与就业，某些地区的生计，烟民的行为习惯，青少年的教育，研究和开发有效的戒烟措施，以及有效的基于人群的控烟模式和经验。政府有关部门和相关的社团组织，只有持之以恒，通过长期不懈的努力，才能使问题逐步得到解决。

（二）控制大气污染及进行职业防护

做好环境保护工作，有效地控制大气污染，从而达到预防肺癌的目的。随着城市和农村工业化进程和现代化进程的加快，空气污染、水污染、食品污染、环境污染，包括室内装修所造成的环境污染已经成为癌症发病率增高的重要因素。长期暴露于工作场所的致癌物质是导致肺癌高发的另一重要原因。解决职业暴露的关键问题是立法和执法，应尽量制定不同致癌物暴露的阈值，同时对从事相关职业的员工进行健康教育和防护培训也十分必要。对开采放射性矿石的矿区，应采取有效的防护措施，尽量减少工作人员受辐射的量。对暴露于致癌化合物的工人，必须采取各种切实有效的劳动防护措施，避免或减少与致癌因子的接触。

（三）改变生活方式

中青年人由于工作、事业、婚姻、家庭、生活方面的种种压力，易发生精神上的压抑和抑郁，再加上不健康的生活方式，如吸烟、喝酒，对身心都会带来"污染"，从而导致免疫功能下降而引发疾病。值得注意的是，上述人群目前健康体检的意识并不强，往往到临床确诊时多已是肺癌晚期，失去了最佳治疗时机。水果和蔬菜的高摄入与肺癌危险度降低相关。在不吸烟的肺癌患者中，饮食习惯的因素中保护因素是多吃胡萝卜和饮茶，危险因素是吃油炸食物和熏肉。1991 年加拿大和美国的两组报告说明胡萝卜素的摄入和肺癌的发生相关以后，很多地区开展了以胡萝卜素为主的干预试验。但在美国和芬兰开展的双盲临床试验迄今均为阴性结果，即补充高剂量的胡萝卜素不能降低肺癌的发生率，在芬兰的试验中甚至是有害的。健康的生活方式对肺癌发病率的影响越来越受到人们的关注。

（四）做好普查工作

随着医学现代化进程的加快，新一代螺旋 CT 扫描机和正电子计算机扫描技术（PET 或 PET-CT）的普及和推广，人民群众健康意识和健康体检意识的增强，医务人员对肺癌诊疗水平的提高，健康教育工作的不断深入，以及肺癌高发地区的高危人群筛查项目的开展等，使早期肺癌的确诊率有所提高。非小细胞型肺癌专家组建议有肺癌高危因素的人群应参加低剂量、非增强螺旋 CT 筛查的前瞻性研究，或其他可行的临床试验，鼓励高危人群参加正在进行的临床试验。目前，应用计算机进行痰细胞检查，不但可以初筛痰中的异常细胞，而且可以对相应的基因异常进行分析。这样不但大大提高了肺癌细胞的诊断率，而且可以诊断癌前病变，但仍需进一步验证。

第二节　肺癌病理类型与分期

一、病理类型

肺癌有若干种组织病理学类型。本文分类根据 WHO 第 4 版肺肿瘤组织病理学分类，数项独立的研究已经证明该分类有很好的可重复性和应用价值（表 8-1）。

表 8-1　肺癌的 WHO 组织学分类

1. 鳞状细胞癌	4. 大细胞癌
1.1 乳头状	4.1 大细胞神经内分泌癌
1.2 透明细胞	4.1.1 复合性大细胞神经内分泌癌
1.3 小细胞	4.2 基底样癌
1.4 基底样	4.3 淋巴上皮瘤样癌
2. 小细胞癌	4.4 透明细胞癌
2.1 复合性小细胞癌	4.5 伴横纹肌样表型的大细胞癌
3. 腺癌	5. 腺鳞癌
3.1 腺癌，混合性亚型	6. 肉瘤样癌
3.2 腺泡性腺癌	6.1 多形性癌
3.3 乳头状腺癌	6.2 梭形细胞癌
3.4 细支气管肺泡癌	6.3 巨细胞癌
3.4.1 非黏液性	6.4 癌肉瘤
3.4.2 黏液性	6.5 肺母细胞瘤
3.4.3 混合性非黏液性及黏液性或未定性	7. 类癌
3.5 伴有黏液的实性腺癌	7.1 典型类癌
3.5.1 胎儿型腺癌	7.2 不典型类癌
3.5.2 黏液性（胶样）腺癌	8. 唾液腺肿瘤
3.5.3 黏液性囊腺癌	8.1 黏液表皮样癌
3.5.4 印戒细胞腺癌	8.2 腺样囊性癌
3.5.5 透明细胞腺癌	8.3 上皮—肌上皮癌

二、分 期

国际抗癌联盟（UICC）第 8 版肺癌 TNM 分期标准于 2017 年 1 月颁布实施。这是全球肺癌研究和治疗领域的一件大事，它是推动新一轮肺癌诊断和治疗发展的重要的指导性文件。上一版是 2009 年颁布的第 7 版 TNM 分期，而在之后的几年内，肺癌的诊断和治疗研究领域取得了巨大的进展和长足的进步，特别是薄层高分辨 CT 及正电子发射计算机断层显像（PET-CT）的广泛应用，筛查出大量早期肺癌患者。随着胸腔镜技术广泛应用于临床，手术治疗更加微创化，手术切除更加精准，同时伴随着分子遗传学研究进展，中晚期肺癌也步入了个体化分子靶向治疗时代。因此，旧的分期标准已暴露出一些问题，难以满足目前的临床需求，迫切需要对其进行修订。新标准所采纳的数据来自 16 个国家的 35 个数据库，包含了自 1999 ~ 2010 年间 94 708 例肺癌病例。

肺癌 TNM 分期（2017 UICC 第 8 版）适用于：肺非小细胞肺癌、小细胞肺癌和支气管肺类癌。

1. T：原发肿瘤

T_X：原发肿瘤无法评估，或通过痰细胞学或支气管灌洗发现癌细胞，但影像学及支气管镜无法发现。

T_0：无原发肿瘤证据。

T_{is}：原位癌。

T_1：肿瘤最大径 ≤3 cm，周围包绕肺组织或脏层胸膜，支气管镜见肿瘤侵犯未超出叶支气管（未侵及主支气管）。

$T_{1a(mi)}$：微浸润性腺癌，肿瘤最大径 ≤3 cm，以贴壁为主以及浸润灶最大径 ≤5 mm。

T_{1a}：肿瘤最大径 ≤1 cm。肿瘤浅表、任何大小、侵犯局限于支气管壁的，可延长至近主支气管，也可归类于 T_{1a}，但是这些肿瘤罕见。

T_{1b}：1 cm < 肿瘤最大径 ≤2 cm。

T_{1c}：2 cm < 肿瘤最大径 ≤3 cm。

T_2：3 cm < 肿瘤最大径 ≤5 cm；或有以下任一特征：①侵犯主支气管，但未侵及气管隆突。②侵及脏层胸膜。③累及肺门的阻塞性肺炎或者部分或全肺不张。

T_{2a}：3 cm < 肿瘤最大径 ≤4 cm。

T_{2b}：4 cm < 肿瘤最大径 ≤5 cm。

T_3：5 cm < 肿瘤最大径 ≤7 cm；或者侵及以下任何一个器官，包括：胸膜、胸壁、膈神经、心包；或者同一肺叶出现孤立性癌结节。

T_4：肿瘤最大径 >7 cm；或者无论大小，侵及以下任何一个或多个器官，包括：纵隔、心脏、大血管、主支气管、喉返神经、食管、椎体、膈肌；或者同侧不同肺叶出现孤立癌结节。

2. N：区域淋巴结

N_X：淋巴结转移情况无法判断。

N_0：无区域淋巴结转移。

N_1：转移至同侧支气管周围淋巴结和（或）同侧肺门及肺内淋巴结，包括原发肿瘤的直接侵犯。

N_2：转移到同侧纵隔和（或）气管隆突下淋巴结。

N_3：转移到对侧纵隔、对侧肺门、同侧或对侧斜角肌或锁骨上淋巴结。

3. M：远处转移

M_0：无远处转移。

M_1：有远处转移。

M_{1a}：原发肿瘤对侧肺叶内有孤立的肿瘤结节；胸膜播散（胸膜结节或恶性胸腔积液或心包积液）。

M_{1b}：远处单个器官单发转移（包括单个非区域淋巴结的转移）。

M_{1c}：多个器官或单个器官多处转移。

三、肺癌分期的临床意义及重要性

肺癌是人类癌症中死亡率最高的病症，其预后主要取决于诊断时肺癌的病变范围。正确的分期能评定其局部范围和远处的病变，对判断病变切除可能性和预后是十分重要的。该系统的主要作用包括：①帮助临床医师制订治疗计划。②提供预后分析。③评价治疗效果。④便于各个治疗中心之间交换信息。⑤有助于人类研究肿瘤的连续性。

临床分期是进行常规治疗前对疾病程度的最好估计，肺癌患者的临床全面检查和分期（cTNM）为外科和其他治疗提供客观适应证；经外科治疗包括电视辅助胸腔镜外科手术（VATS）和开胸手术切除所得的标本送病理检查可对疾病程度作出较准确的病理 TNM 分期（pTNM），为患者进一步治疗和推测预后提供参考。

需强调的是，手术分期（sTNM 分期）也很重要，因术者探察病变范围后未能或不能切除送检病理时，病理分期会不够全面。因此，评价分期尤其对手术治疗患者应综合临床、病理和手术分期才能作出较为准确的分期。

肺癌患者治疗方案的制订及生存期受多种因素的影响。肺癌的组织细胞类型和恶性程度分级是决定治疗和预后的重要因素。其他重要的影响因素有肿瘤本身引起的症状及持续时间，患者年龄、性别、伴随疾病，肿瘤的生长速度、肿瘤的分期等。上述各种因素中，组织细胞类型和分期可能是决定治疗和估计预后的重要因素。根据分期标准确定期别后，结合细胞类型、分化程度及细胞生物学行为，按期别制订治疗方案。肺癌治疗策略的制定和终点疗效评价均有赖于准确的分期。

肿瘤的分期是指对肿瘤解剖范围的描述。通过分期检查可确定原发灶部位及大小范围、病变有无向邻近组织或器官侵犯状况、有无胸内淋巴结或其他器官转移。分期检查对判定病情轻重和制订最佳治疗方案起决定性意义，临床不乏因忽视分期检查贸然手术，术后数个月出现脑、骨等部位转移或术中肿瘤不能切除，导致患者接受不必要的手术痛苦，甚至加速病情恶化，应引以为戒。故必须认真做好肺癌的分期检查，它是指导治疗的准则。肺癌诊断和治疗的进步，与多学科治疗的运用及精心筛选治疗过程相关，是多学科治疗的基础。

第三节　肺癌的诊断与鉴别诊断

一、临床表现

肺癌的症状和体征与肿瘤发生的部位、大小、病理类型、病程长短、有无转移和有无并发症有关。大致可以归纳为 4 大类，即由于原发肿块、胸内蔓延、远处转移引起的症状和肺外表现。从诊断意义上来讲，肺癌早期患者约 1/3 以上无症状；中心型肺癌与周围型肺癌由于其位置和功能损害不同，所产生症状也不尽相同；而晚期患者临床表现多样，易与其他疾病相混淆。

（一）原发肿块症状

1. 咳嗽

是肺癌首发的常见症状，在疾病的发展过程中几乎都要咳嗽，尤以中心型肺癌最为突出。肺癌咳嗽特点为早期多干咳，无痰或仅有少量白色泡沫样黏痰；如肿瘤长在总支气管或气管隆突附近，干咳更为剧烈，镇咳药物不易控制；肿瘤长在细小的支气管黏膜上，可无咳或少咳；肺癌的咳嗽多是阻塞性咳嗽，继发感染时，痰量增加，呈脓性；在肺泡细胞癌是可有大量泡沫样痰液，系病变肺泡分泌所致。

2. 咳血痰或咯血

痰中带血是肺癌的第 2 个常见症状，其发生率虽低于咳嗽，但诊断肺癌意义较咳嗽更为重要。这主要是生长在支气管黏膜上的肿瘤表面破溃而出血，常见于中心型肺癌。其特点为间歇性少量血痰，往往血多于痰，且较新鲜。肺癌侵蚀血管时可引起大咯血。血痰常来自肺癌肿块区，混有大量肺癌细胞，痰细胞学检出肺癌细胞率较高。

3. 发热

肺癌发热的原因，一是肿块压迫或阻塞支气管，炎症分泌物滞留、感染；二是癌性发热，肿瘤本身释放致热原，或代谢产物刺激体温中枢引起。前者经抗感染治疗有效，但易反复出现；后者需用吲哚美辛及皮质激素才能退热。

4. 胸痛

纵隔、胸膜、气管等胸内器官以及神经根、肋间神经等受侵或受压迫均可导致胸痛。肺癌早期胸痛较轻，主要表现为闷痛、隐痛、部位不定，与呼吸的关系也不确定。固定位置持续发生的胸部闷痛或钝痛，往往是肺内相应部位有癌灶的反应，特别是持续、剧烈、尖锐的疼痛，说明胸膜和胸壁及肋骨已被侵犯。

5. 呼吸困难

肿瘤的存在使正常肺功能受到影响，以中央型肺癌最为明显。肿瘤长于支气管口，管腔阻塞，出现通气功能障碍或肺不张，活动时表现气急或呼吸困难。当有胸膜转移伴胸膜腔积液时，也可发生此症状。呼吸困难的程度因肺功能、病变范围和发展速度、患者的耐受力不同而异。

（二）局部区域组织和器官受侵症状

1. 声音嘶哑

肿瘤或淋巴结压迫或侵犯喉返神经，则声带麻痹出现声音嘶哑。喉返神经左右两侧行走途径不同，右侧在锁骨下动脉之前离开迷走神经，绕动脉的前、下、后再折向上行，沿气管食管沟的前方上升，在环状软骨后方进入喉内；左侧行走途径较长，在迷走神经过主动脉弓时离开迷走神经，绕主动脉弓部之前、下、后，然后沿气管食管沟上行，在环甲关节后方进入喉内。左侧喉返神经临床受累明显多于右侧，左上肺肿瘤直接侵犯或5、6区淋巴结均可累及左侧喉返神经，有时声音嘶哑为患者就诊的首要症状。

2. 吞咽困难

肿瘤转移至纵隔，压迫食管可引起吞咽困难。

3. 心包积液

肺腺癌有时累及心包引起恶性心包积液，出现胸闷、气短、水肿等心功能不全的症状。

4. 胸腔积液

通常提示肿瘤转移累及胸膜或肺淋巴回流受阻。胸腔积液量多时，出现呼吸困难活动后加重，有时会有胸痛。

5. Horner 综合征

指的是自主神经主要是颈部交感神经节的损伤等引起的特征性的一群眼部症状，颈部交感神经径路的任何一段受损都可发生本病。肺癌患者常有颈部和锁骨上淋巴结压迫颈交感神经节，表现为患侧眼球凹陷，上眼睑下垂，瞳孔缩小，眼裂狭小，患侧上半胸部及脸部皮温较高、无汗等。

6. Pancoast 综合征

又称肺尖—肿瘤综合征，是指因肺尖部的肿瘤浸润、压迫而引起的上肢顽固性疼痛和同侧 Horner 综合征的一组病症。本征由 Pancoast 于 1924 年首先提出。生长在肺上叶尖部的肺癌压迫或侵犯位于胸廓上口的器官组织，如第 1 肋骨、上胸椎、锁骨下动静脉、臂丛神经、颈交感神经节等，可产生肩、背持续加重的剧烈疼痛，并扩展到上臂和前臂的尺侧，上肢静脉怒张水肿，上肢感觉异常，运动功能障碍，手部肌肉萎缩，以及 Horner 综合征。

7. 上腔静脉综合征

是一组由于通过上腔静脉回流到右心房的血流部分或完全受阻相互影响所致的症候群。患者出现急性或亚急性呼吸困难和面颈肿胀，常见症状为气短、气急、头颈部及胸背部水肿、咳嗽、头痛，卧位时尤甚；头晕，眼花，胸闷，晕厥等。从体征检查上可能见到颈静脉曲张、胸壁或腹壁静脉曲张，可出现皮肤毛细血管扩张，面部水肿，发绀，上肢水肿，胸腔积液（右侧为主），锁骨上窝淋巴结肿大，舌及喉头水肿，视神经盘水肿等。具体来说，奇静脉入口上方受压仅表现为头颈部水肿；奇静脉入口下方或奇静脉本身受压，则上臂、胸腔和腹壁静脉扩张，可能下腹壁及腹股沟的静脉也受累，血流方向相反，即由上向下引流。奇静脉入口以下梗阻，则头颈和胸壁静脉回流必须经下腔静脉回心脏，表现出一系列症状。

（三）远处转移症状

肺癌易于发生远处转移，其发生部位据频度依次为脑、骨、肾上腺、肝等。有时转移灶症状为其首发症状，需引起注意。

1. 脑转移

恶性肿瘤的脑转移 25%~30% 由肺癌引起，脑转移的临床症状及体征，随着转移部位、脑水肿范围及颅内压力而异。以颅内压增高为表现者，可出现进行性头痛、眩晕、恶心、喷射性呕吐及语言不清或失语、复视、视力模糊，一侧肢体无力，动作震颤，肢体感觉异常和疼痛，深部腱反射消失，进行性瘫痪等。精神上的改变也是脑转移常见的表现。有些患者脑转移的症状出现在肺部症状之前。

2. 骨转移

最常见的骨转移部位为脊柱、骨盆、肩胛骨、肋骨等，主要表现为局部、持续性、进行性刺痛和明显的压痛。脊柱转移可压迫或侵犯脊髓，导致阻塞或压迫症状，可表现为尿滞留或尿失禁、便秘，甚至造成该脊椎水平以下截瘫；如转移至长骨，除局部疼痛、压痛外，还可见局部红肿胀大；累及关节时常有邻近组织受累征象，如疼痛、活动受限等。当有骨转移时，可在某种外来原因作用下产生病理性骨折。

3. 肾上腺转移

一般无明显自觉症状，可呈现 Addison 病，血浆皮质醇减少或消失。临床上呈现乏力易倦、食欲减退、恶心呕吐、腹泻、皮肤色素增加、腋毛脱落、低血压等。

4. 肝转移

临床表现为明显的食欲减退、恶心、消瘦、肝区疼痛；检查时肝脏在短期呈进行性肿大，正常轮廓消失，柔韧度不一致，触之表面有高低不平的结节，甚至可见黄疸、腹水，腹部叩诊有移动性浊音。

5. 其他位置转移

肺癌的转移可涉及身体各个部位，呈现的体征也多种多样。较常见的还有皮肤、皮下组织、肌肉、腹腔内等部位的转移，症状常与转移部位相关。

（四）肺外表现

熟悉肺癌的肺外表现对于肺癌早期诊断、指导治疗、随诊、监测病情有着重要意义。肺癌出现肺外表现往往起病隐匿，临床表现复杂；由于患者缺乏呼吸道症状和体征，或肺外表现出现在呼吸道症状和体征之前；及临床医师对肺外表现与肺癌之间的生物关系认识不足或缺乏认识，容易误诊或漏诊。因此对于出现肺外表现者，尤其是肺癌高危人群，应警惕有隐性恶性肿瘤的可能。需要注意的是，不少肺外表现对肺癌早期诊断具有重要的价值；不应把所有以肺外表现为首发症状的肺癌患者都当作晚期肿瘤患者，应根据临床表现仔细鉴别，使那些有肺外表现、病变尚局限的患者得到正确及时的治疗，这一点具有十分重要的临床意义。

1. 抗利尿激素分泌异常（SIADH）

肺癌患者的稀释性低钠血症与肺癌细胞合成 ADH 有关。肺癌患者的 ADH 分泌异常，虽然患者的血钠水平通常很低（<120mEq/L），但只有 27%~44% 表现出临床症状，这可能与肿瘤生长时间较长有关，通常的症状包括恶性精神错乱、癫痫发作、谵妄甚至昏迷。肺癌 SIADH 最有效的治疗是针对原发病本身，80% 的患者可通过化疗症状得以纠正，大部分患者的血钠水平 2 周内可恢复至接近正常水平。在肿瘤复发的患者中，60%~70% SIADH 同时复发。在病理未明确而不能确定化疗方案时，可通过严格限制水摄入及药物治疗缓解症状，纠正低血钠。

2. 高钙血症

高钙血症的发病率大概在 8%~12.5%，可能由转移癌导致的骨质破坏、肿瘤分泌甲状旁腺激素导致骨对钙的重吸收、甲状旁腺激素相关蛋白的产生所致。鳞癌患者好发，其发病率高达23%。临床症状及体征包括恶心、呕吐、腹痛、便秘、厌食、多饮、多尿、精神状态异常、反射减弱。心电图改变包括 PR 和 QRS 间期延长，QT 间期缩短，心动过缓及心脏传导阻滞。出现高钙血症的肺癌患者预后较差，中位生存期仅为 1 个月。血钙 >150pmol/L 者更容易出现骨转移，而且生存期更短。

3. 异位库欣综合征（ECS）

ECS 是由于肿瘤细胞过量分泌 ACTH 及其前体而出现的皮质醇增多症，约占所有库欣综合征的12%。癌伴 ECS 的患者中，肺癌约占50%，其中27%为小细胞肺癌，21%为肺类癌。多数肺癌患者可以检测出免疫反应产生 ACTH，而且半数以上出现血清 ACTH 水平升高，但是仅有 1.6%~4.5% 的小细胞肺癌患者出现 ECS。ECS 的临床表现并不相同，伴 ECS 的小细胞肺癌患者很少出现所有的典型库欣综合征症状，有40%~52%呈现特征性满月脸，几乎所有患者都有低血钾，多数患者出现高血糖。64%~87%对化疗敏感性较低，其中位生存期约为 4 个月。伴 ECS 的类癌患者与典型的库欣综合征表现相近，明显的高血压，约50%的患者出现低血钾。有报道出现 ECS 的类癌可能是一种新的亚型，更容易出现局部浸润和淋巴结转移。

4. 杵状指和肺性肥大性骨关节病

非小细胞肺癌患者，特别是鳞癌患者经常出现杵状指，其中有一小部分发生肺性肥大性骨关节病。杵状指并不是肺癌特有的，可发生于慢性肺疾患和发绀性先心病等。肺性肥大性骨关节病多见于肺癌，通常是腺癌患者，可以作为肺癌的首发症状，极少见于慢性肺疾病。其他肺和胸膜肿瘤，尤其是单发的胸膜孤立性纤维瘤也可有肺性肥大性骨关节病。杵状指和肺性肥大性骨关节病可能在肺癌确诊前几个月即出现，通常在肺癌切除术后，疼痛可以缓解。

5. 副肿瘤神经综合征（PNS）

PNS 是恶性肿瘤间接效应引起的一组神经系统症状及体征，并不是由肿瘤本身或其转移造成，也不是由感染、局部缺血或代谢障碍引起。肿瘤患者 PNS 发病率很低，不到 1/10 000，只有 Lambert-Eaton 综合征相对发病率较高，约1%的小细胞肺癌患者出现此综合征。PNS 可累及脑、脊髓、周围神经、神经肌肉接头及肌肉等多处结构，临床表现多样，常见 Lambert-Eaton 综合征（LEMS）、脑脊髓炎、感觉神经元病（SN）、亚急性小脑共济失调、边缘叶脑炎（LE）、斜视性眼肌阵挛-肌阵挛（OM）、视网膜变性、多发性肌炎（PM）或皮肌炎（DM）、僵人综合征（SPS）等。临床表现有精神失常、抑郁或痴呆。小脑退化变性者，则呈现共济失调，步履困难；感觉神经受累者，则出现周围神经感觉异常、腱反射消失、失聪；运动神经受累者，则呈现肢体近端肌群无力，进行性肌炎和肌肉萎缩等。这些临床表现常在肺癌的早期就出现，有时在肺癌确诊前数年即已出现。多数观点认为，PNS 与肿瘤表达一种特异抗原有关，只有正常神经系统表达这种抗原。虽然肿瘤表达的抗原与神经系统表达抗原结构相同，但是仍被机体认为是外来物，从而导致对肿瘤和神经系统的免疫应答反应。近年来，很多 PNS 特异性神经抗体被报道，可这些抗体的描述还比较混乱，因为特定的抗体可以在不同的症状中出现，而特定的症状又与不同的抗体相关。

6. 贫血和血液系统异常

多种血液系统的异常与肺癌相关。约60%的肺癌晚期患者出现血小板增多症。约20%的肺癌患者出现正色素性正常红细胞贫血，缩短红细胞寿命、降低血清铁浓度及降低铁结合能力均能够导致贫血。其他与肺癌相关的血液系统异常还有铁粒幼红细胞性贫血、溶血性贫血、红细胞再生障碍性贫血、红细胞增多症、白血病样反应、血小板减少症、特发性血小板减少性紫癜、弥散性血管内凝血等。

7. 血栓

肿瘤细胞有促进血栓形成的能力，部分肺癌患者血液处于一种高凝状态，容易形成血栓。肺癌合并血栓的发生率可高达58%，腺癌最高。表现为游走性栓塞性静脉炎、非细菌性栓塞性心内膜炎、弥漫性血管内凝血等。

8. 皮肤病变

很多皮肤系统异常与肺癌相关，常发生于腺癌患者，进展较快，包括皮肌炎、黑棘皮症、匐行性回形红斑、获得性胎毛增多症等。

9. 自身免疫症状

肿瘤相关的自身抗体可能产生一些自身免疫症状。有报道肺癌以白细胞分裂性脉管炎、过敏性紫癜和系统性硬皮病为首发症状。

二、诊断

肺癌的诊断包括 3 个方面或层面，一是定性诊断，即确定病变性质是癌，这就需要细胞学和病理学证实。按肺癌的定义，只有组织学或细胞学证实的病变才是真正的肺癌。因此，定性诊断至关重要。二是定位诊断，即明确病变部位，如中心型或是周围型，左肺抑或是右肺等。三是分期，按 TNM 系统分期。

（一）定性诊断

定性诊断是肺癌诊断的根本，定性诊断要严格，有依据，决不能轻率下结论，否则会造成误诊、漏诊，乃至过度诊断，继而必然导致误治和漏治。临床上对非肺癌患者进行抗癌治疗，而真正的肺癌患者却延误治疗，失去最佳治疗时机的现象时有发生。因此，临床医生应该仔细、全面地查找诊断依据，最大可能地做出确切的定性诊断。为保证最大限度地降低误诊、漏诊率，需要临床医生，放射科、病理科乃至核医学科人员共同协作来完成诊断。国外有专门的多学科协作诊断小组，极大地提高了诊断的准确性。

定性诊断包括临床诊断和细胞学、病理学诊断。严格地讲，没有细胞学、病理学依据的临床诊断不能称为肺癌。但临床上由于各种因素限制，有时很难获得细胞学、病理学依据，只能依据危险因素、症状、体征、实验室检查、影像学检查等多因素综合考虑做出临床诊断，但一定要慎重，依据要充足、可靠，具有排他性。必须强调，临床医生不要轻易地停留在临床诊断层面，必须重视细胞学、病理学诊断的重要性。

临床诊断依据危险因素、临床症状、体征、实验室检查及影像学检查等多因素综合判断。因为这些因素都是非特异性的，因此，都不能作为确诊依据，但却为定性诊断和定位诊断的必须依据，尤其是影像学检查，有时可作为临床诊断的独立因素，甚至是唯一因素或依据。细胞学、病理学诊断为肺癌的确诊依据，因此，每例患者都应尽量获取标本进行细胞学及病理学检查。

1. 危险因素

危险因素是肺癌发病的基础。肺癌的危险因素随时间和环境而变化。常见的危险因素为年龄、吸烟、环境污染、粉尘接触、慢性基础性肺病（如肺结核、慢性阻塞性肺病）等。年龄以老年人居多，但近年肺癌发病年龄日趋年轻，50 岁以下患者发病明显增加，甚至 <20 岁者也非罕见，笔者曾经诊断过年仅 5 岁的肺癌患者。吸烟是肺癌发病的独立危险因素，长期吸烟者肺癌发病率明显升高。一般吸烟指数 >400 年支（年×每日支数），其肺癌发病率为不吸烟者的 16 倍，因此，吸烟是肺癌发病的最重要的危险因素。但近年发现，非吸烟者发病率明显增加，尤其是女性。其原因除与被动吸烟（二手烟）有关外，更重要的可能与环境污染有关。近年环境污染对肺癌发病的影响甚至超过吸烟。粉尘接触、基础性肺病对肺癌发病的影响同前，相对处于较次要的危险因素之列，但其相关者也是很重要的肺癌患者群。另外，遗传易感性也是重要的危险因素，并且与其他肿瘤存在交叉易感性。

2. 症状

咳嗽、血痰是肺癌重要的两大症状，但是非特异性的。其他症状如胸痛、憋气或呼吸困难、发热等并不普遍，或是在较晚期出现。这些症状一般不会被忽视，常常是促使患者就诊、医生进行影像学检查的原因。但有些患者并无呼吸道症状，称为"无症状肺癌"，占临床诊断肺癌的 10% 左右。笔者在 10年前曾经统计 500 例肺癌患者，其中"无症状者"有 20 例。所谓"无症状"，一是指完全没有临床症状，患者均为健康查体或其他检查时无意中发现的；这部分患者多为较早期，且随着健康查体的日趋重视和诊断手段的发展，其占诊断肺癌的比例不断提高。二是指"无呼吸道症状"，但有其他系统症状，且这些症状与肺癌有关，如肺癌转移病变的症状，常见有骨转移、颅内转移等表现；或是肺癌的肺外表现，如骨关节病变、异位内分泌表现、神经系统表现等。临床出现这些表现，应考虑到肺癌的可能。另外，应注意基础性肺病症状掩盖肺癌症状，若不重视，仅以基础病解释，可能会造成漏诊。因此对于有基础性肺病，如慢性阻塞性肺病、肺结核（陈旧性），若临床症状出现不能以当前病变解释时，如慢性阻塞性肺患者出现持续性干咳或反复血丝痰等，陈旧性肺结核患者出现新发的咳嗽、咯血等要注意进行相应检查，不要想当然地认为是基础病表现而将肺癌漏诊。

3. 体征

肺癌的体征因不同部位、不同时期而不同，有些患者甚至没有明显的体征。胸部体征要注意有无胸腔积液表现，特别注意气管移位情况。若一侧有大量胸腔积液，而气管不移位，甚至向患侧移位，就要高度怀疑患侧胸腔积液同时有阻塞性肺不张，恶性可能性较大。胸外体征应特别注意颈部、锁骨上窝等浅表淋巴结有无肿大以及有无双下肢水肿及杵状指、男性乳房发育等肺外表现的体征。有时浅表淋巴结可能成为明确诊断的关键依据，我们曾经多次接诊肺部阴影患者以颈部或锁骨上窝淋巴结肿大而确诊，患者双下肢不能解释的水肿和杵状指也常常是肺癌的重要甚至是早期表现。男性乳房发育是异位内分泌所致，应该予以重视。

4. 实验室检查

作为临床诊断的辅助检查，实验室检查是非特异性的，但如果两项以上的非特异性检查结果联合判断，可能对肺癌的诊断具有重要的提示意义。如血白细胞计数和红细胞沉降率，如果持续在高水平，特别是呈进行性升高，而又不能用其他疾病解释；若同时肺内有不能定性的阴影时，要高度重视肺癌的可能，若两项同时存在，其提示意义更大。碱性磷酸酶的持续高水平或进行性升高也是一个重要的提示。目前，开展的多项肿瘤标志物检测对肺癌的诊断具有重要的诊断意义，但每项指标都有其局限性。肺癌标志物分为癌细胞表面表型蛋白标志物和基因标志物，通过分子生物学手段检测其表达水平。因此，测定结果受许多因素影响，如检测方法、肿瘤分期及其他病理改变的影响等，其特异性和敏感性都受到限制。因此，在对结果进行判断时，既要考虑升高的水平，又要考虑综合的临床情况，不宜单凭检测结果轻率下结论，特别是轻度升高时，不少良性病变也可以低水平升高。所以，必须对升高的结果进行复查或动态观察，持续高水平或动态性升高才具有诊断意义。多种标志物联合检测，可明显提高诊断特异性和敏感性。目前，普遍开展的 CEA 检测是 NSCLC 的重要标志物，特别是腺癌。其特异性较好，尤其是高水平表达时，诊断特异性达 90% 以上，但敏感性较差，约 50%。NSE 是 SCLC 的一项重要标志物，其敏感性和特异性较好，达 60% 以上。CYFRA21-1 为 NSCLC 的标志物，尤其是鳞癌，阳性率达 80%以上。其他标志物还有许多，如糖链抗原（CA）等。癌基因的检测也是肺癌诊断的一项重要分子生物学手段。标志物的检测对肺癌的诊断可能将是以后发展的一个重要方向。

5. 影像学检查

影像学检查是肺癌诊断最为重要，有时是独立的依据。现代影像学检查技术发展快、种类多，目前常用的有 X 线平片、CT、MRI、PET-CT 和超声检查等，支气管镜和纵隔镜也属于影像学范畴，是肺癌诊断的重要手段。影像学既是一种独立的诊断技术，也是一种细胞学、病理学检查的基本平台。如 CT、超声可以引导进行穿刺获取细胞学、病理学标本，而支气管镜和胸腔镜检查最主要的目的就是获取细胞学、组织学标本。每一种影像学检查技术都有其适用范围、优势和不足。如 X 线平片检查简单、经济，但空间及密度分辨率不足。因此，对肺内早期病变，如微小病变发现率低，或被其他影像掩盖，特别是对纵隔淋巴结的分辨不理想。MRI 对肺内病变显示不清，尽管近年国外通过一些技术改进，如特殊介质，对肺内病变显示有所提高，但目前国内在肺癌诊断中应用较少。其主要优势在于对纵隔淋巴结及大血管情况的检查，用于肺癌的分期。超声检查主要用于引导淋巴结或肺内周围型病变的穿刺及胸腔积液的定位。PET-CT 是新近应用于临床的一项分子影像学技术，主要用于 CT 等常规影像发现肺内病灶不能定性、肺癌临床分期及复发的检查，也用于早期诊断，但不提倡作为肺癌筛查之用。其对肺部结节性病变诊断敏感性达 92% ~97%，特异性达 78% ~90%；对骨转移诊断敏感性为 92%，特异性达 99%；对纵隔、肺门淋巴结敏感性 85% ~95%，特异性为 81% ~100%；对肺癌的再分期敏感性和特异性分别为 97% ~100% 和 62% ~100%，但支气管肺泡细胞癌和类癌的假阴性率较高。肺结核、炎症或结节病等良性病变可出现假阳性。

6. 细胞学检查

细胞学标本的获取有多种途径，痰液脱落细胞学检查是最基本和最简便的，中央型肺癌痰细胞学检查的阳性率可达 70% ~90%，周围型肺癌痰检的阳性率则仅为 50% 左右。一般最好检查 6 ~8 次，前 3 次的阳性率可达 60%。留取标本的质量对阳性率影响较大，合格的标本要求晨起留取，先弃去口咽部分泌物，漱口后留取深部痰液，最好带有血丝。痰液留取后要在 2h，最好 1h 内处理，放置时间过长痰液中细胞会变性坏死。细胞学诊断与组织学诊断的符合率以小细胞肺癌为最高，其次为鳞癌，腺癌的符合率低。其主要原因是某些低分化腺癌、鳞癌和大细胞未分化癌在鉴别上有困难，有时非常难定型。临床经常遇到脱落细胞学检查阳性，即查到癌细胞，但无法判断类型。支气管镜下冲洗、毛刷及经支气管镜针吸活检术（TBNA）也是获取细胞学标本的重要途径，冲洗因液体较多，细胞学阳性率低，毛刷对可视病变刷取，阳性率高，TBNA 主要用于纵隔淋巴结检查以进行分期。胸腔积液脱落细胞学检查为肺癌胸膜转移重要的检查手段。对于小细胞肺癌，骨髓细胞学检查具有重要价值。细胞学检查采取三级分类，即未查到癌细胞（阴性）、查到可疑癌细胞和查到癌细胞（阳性）。

7. 组织病理学检查

组织病理学是肺癌诊断的金标准。获取组织病理学标本的途径有支气管镜、胸腔镜或纵隔镜下活检。对周围型肺癌需要经皮肺穿刺活检。病理学检查以普通光镜检查为主，辅以免疫组化检查。病理学分型按国际卫生组织分型较复杂，一般临床病理学主要分为鳞癌、腺癌（包括支气管肺泡细胞癌）、大细胞癌、腺鳞混合癌和小细胞癌；而从治疗角度考虑，仅分为两大型，即 NSCLC（包括前 4 种）和 SCLC。

（二）定位诊断

定位诊断对于外科手术及放疗至关重要，尤其是外科手术。肺癌定位最好准确至肺段，并确定距气管隆突、支气管分叉或开口的距离，与周围器官（如血管）的关系、与胸膜、胸壁的距离等以便于确定手术切除范围。应注意肿瘤周围有无侵犯或播散病灶，特别注意，其黏膜浸润可以呈跳跃性。

（三）肺癌的早期诊断

肺癌的预后与诊断时的临床分期关系密切。尽管近年诊断技术不断提高，但早期诊断仍很困难，约 80% 的患者诊断时已属晚期。因此，提高肺癌的早期诊断率对其预后有重要意义。

提高早期诊断率首要的问题是提高重视程度，定期健康查体有助于早期发现肺癌征象，尤其是肺癌的高危人群，要动态观察。

目前，用于肺癌筛查和早期诊断的简便方法是痰液脱落细胞学检查，痰标本能从 DNA、RNA、蛋白质和细胞形态学等多方面提供肺癌早期诊断的线索，其最大优势在于无创，易被检者接受。影像学技术是肺癌筛查及早期诊断最常规的方法，普通 X 线检查分辨率低，容易遗漏一些微小病变，但其费用低，便于普及；CT 检查提高了分辨率，但常规 CT 可能滤掉部分早期病变，且费用高，目前国内并不推荐用于常规筛查，但对普通 X 线可疑病变者，CT 检查是必要的。近年国外开展的低剂量螺旋 CT（LDCT）可显著提高肺癌的检出率，是进行肺癌筛查与早期诊断的良好方法。但其主要对早期周围型肺癌较敏感，而对侵袭前期和微侵袭期中央型肺癌的敏感性较差，且假阳性率高。如何改进 LDCT 检查方法，并联合应用其他检查技术提高检出率和诊断率仍然是急需探讨的问题。PET-CT 作为分子影像学技术的临床应用，使肺癌可以在未形成明显肿块时得到发现，但其高昂的费用限制其用于筛查。荧光纤维支气管镜是发现支气管黏膜癌变的灵敏技术，但也难以用于筛查。对反复血丝痰的患者进行检查，有助于发现早期的黏膜浸润。

肿瘤标志物的检查是一项简便的诊断方法，但目前开展的项目，其水平大多与肺癌的分期有关，早期诊断的敏感性尚差。因此，探讨用于早期诊断敏感性高的标志物检查将是今后的一个发展方向。

三、鉴别诊断

1. 肺结核

（1）肺结核球：应与周围型肺癌鉴别。结核球多见于年轻患者，病灶多见于结核好发部位，如肺上叶尖后段和下叶背段。一般无症状，病灶边界清楚，密度高，可有包膜。有时含钙化点，周围有纤维结节状病灶，多年不变。

（2）肺门淋巴结结核：易与中央型肺癌混淆，多见于儿童、青年，多有发热、盗汗等结核中毒症状。结核菌素试验常阳性，抗结核治疗有效。肺癌多见于中年以上成人，病灶发展快，呼吸道症状比较明显。痰脱落细胞学检查和纤支镜检查有助于鉴别诊断。

（3）粟粒性肺结核：应与弥漫型细支气管肺泡癌相鉴别。通常粟粒性肺结核患者年龄较轻，有发热、盗汗等全身中毒症状，呼吸道症状不明显。X线表现为细小、分布均匀、密度较淡的粟粒样结节病灶，经纤支镜肺活组织检查，常可帮助明确诊断。

2. 肺部感染

（1）肺炎：约1/4的早期肺癌以肺炎形式表现，需与一般肺炎鉴别。若起病缓慢，无毒性症状，抗生素治疗后吸收缓慢，或同一部位反复发生肺炎时，应考虑到肺癌可能，尤其是段性、叶性病灶，伴有体积缩小者。

肺部慢性炎症机化，形成团块状的炎性假瘤，也易与肺癌相混淆。但炎性假瘤往往形态不整，边缘不齐，有密度较高的核心，易伴有胸膜增厚，病灶长期无明显变化。

（2）肺脓肿：癌性空洞继发感染，应与原发性肺脓肿鉴别。前者先有肺癌症状，如刺激性咳嗽、反复痰血，随后出现感染、咳嗽加剧。原发性肺脓肿起病急，中毒症状严重，多有寒战、高热、咳嗽、咳大量脓臭痰等症状。肺部X线表现为大片状炎性阴影，空洞内常见较深液平。血常规检查可发现白细胞和中性粒细胞增多。

3. 肺部良性肿瘤

肺部良性肿瘤（如错构瘤、软骨瘤、纤维瘤）较少见，但都须与周围型肺癌相鉴别。良性肿瘤病程较长，临床上大多无症状，X线摄片上常呈圆形块影，边缘整齐，没有毛刺，也不呈分叶状。支气管腺瘤是一种低度恶性的肿瘤，常发生在年轻妇女，因此临床上常有肺部感染和咯血等症状，经纤维支气管镜检查常能作出诊断。

4. 纵隔恶性淋巴瘤（淋巴肉瘤及霍奇金病）

临床上常有咳嗽、发热等症状，影像学显示纵隔影增宽，且呈分叶状，有时难以与中央型肺癌相鉴别。如果有锁骨上或腋窝淋巴结肿大，应作活检明确诊断。淋巴肉瘤对放射治疗特别敏感，对可疑病例可试用小剂量放射治疗，可使肿块明显缩小。这种试验性治疗有助于淋巴肉瘤诊断。

5. 结核性胸膜炎

结核性胸膜炎的胸液多为透明，草黄色，有时为血性。癌性积液多为血性。肿瘤阻塞淋巴管时，可引起漏出性胸腔积液。胸腔积液常规、结核菌和病理检查，有助于诊断。

6. 结节病

典型的结节病表现为双侧肺门及纵隔对称性淋巴结肿大，可伴有肺内网状、结节状或片状阴影。组织活检病理诊断有助于诊断。

第四节　肺癌的治疗

根据肿瘤生物学特性和临床特征的不同，在临床实践中，一般把肺癌分为非小细胞肺癌（NSCLC）和小细胞肺癌（SCLC）两大类。NSCLC的分期沿用TNM分期，而SCLC的分期则一般沿用美国退伍军人医院肺癌研究组的分期法，即分为局限期和广泛期。局限期是指肿瘤局限在一侧胸腔和局部淋巴结，其可操作的定义为肿瘤的范围能够被合理的放射治疗（放疗）照射野所包括，而广泛期则是指肿瘤超出上述界限。

一、小细胞肺癌的治疗

SCLC 患者在接受治疗后的最初一段时间内，症状、体征及影像学的表现会有明显的改善，甚至达到完全缓解，这给患者及其家属带来了"曙光"。但是，临床医师却必须明白这样一个事实，即无论 SCLC 患者的近期疗效有多好，绝大多数患者仍将死于肺部肿瘤的复发和转移，因此，对 SCLC 的治疗，我们应该有计划地合理地应用现有的多学科的各种有效治疗手段来取得最佳的效果，同时很大程度地改善患者的生活质量。局限期小细胞肺癌（LSCLC）有潜在的治愈可能性，而广泛期小细胞肺癌（ES-CLC）的 5 年生存率不到 5%。因此，在临床实践中，明确肿瘤的分期是合理综合治疗的第 1 步，治疗方案应根据分期来制订。

（一）小细胞肺癌临床评估和治疗原则

1. 初步评估

原发灶或转移灶活检或细胞学检查诊断为小细胞肺癌（SCLC）或混合性小细胞肺癌，需完成以下检查，将疾病初步分为局限期和广泛期。

（1）病史和体检，骨扫描。

（2）病理回顾，血常规，血小板计数。

（3）胸部 X 线，电解质，肝功能，LDH。

（4）胸部/肝脏/肾上腺 CT，血尿素氮（BUN）和肌酐（Cr）。

（5）头部 MRI（优选）或 CT，PET 扫描。

2. 小细胞肺癌分期

（1）局限期：病变局限于同一侧胸腔，并可包括在一个可耐受的照射野内。

（2）广泛期：肿瘤超出一侧胸腔，有恶性胸腔积液或有明显转移。约 67% 患者就诊时已有明显转移，常见转移脏器是肝、肾上腺、骨、骨髓及脑。Ⅰ ~ Ⅲb 相当于局限期，Ⅳ期相当于广泛期。

3. 进一步检查

（1）局限期：对特殊患者（有核红细胞、粒细胞减少，血小板减少或 LDH 升高）行单侧骨髓穿刺、活检。如果胸部 X 线片示胸腔积液，可选用胸穿或胸穿 + 胸腔镜（如果胸穿不能确定）。大多数胸腔积液由癌引起。如果胸腔积液太少而不能做影像学引导下穿刺时可划为局限期。但如果反复检查胸腔积液未见癌细胞，胸腔积液不呈血性也非渗出性，并且临床判断支持非癌性胸腔积液，那么胸腔积液就不再作为分期因素。必要时行肺功能检查（PFT）。骨扫描或 PET 扫描示摄取异常者，异常区拍 X 线片。如果 X 线片阴性或不能确定，病灶骨组织行 MRI 检查骨髓或胸穿活检或骨活检发现转移，按广泛期处理。

（2）广泛期：对骨扫描显示不正常的负重骨拍 X 线平片。

4. 治疗原则

（1）局限期。

1）临床分期 $T_{1~2}$，N_0。①纵隔镜或纵隔分期阴性：先做 PET 扫描来识别远处转移并判断纵隔受侵情况，再做纵隔镜或纵隔分期。分期阴性，肺叶切除术（优先选择）和纵隔淋巴结清扫术；N_0，化疗；N_x（淋巴结转移情况不明），同步化疗 + 纵隔放疗；N +，同步化疗 + 纵隔放疗。②纵隔镜或纵隔分期阳性：身体状况好，同步化疗 + 纵隔放疗；身体状况较差（由于并发症），化疗 + 放疗。

2）超过 $T_1 ~ T_2$，N_0 的局限期。①身体状况好：化疗 + 同步放疗。②身体状况较差（由于并发症）：化疗或化疗 + 放疗。

3）局限期 SCLC 的手术切除治疗原则：诊断为 Ⅰ 期 SCLC 的患者不足 5%。$T_{1~2}$ 分期以上的 SCLC 患者不能从手术中获益。

临床分期为 Ⅰ 期（$T_{1~2}$，N_0）的 SCLC，并经过标准分期评估（包括胸部和上腹部 CT，全身骨 ECT、影像学检查甚至 PET）后可考虑手术切除。术前应做纵隔镜或其他外科纵隔分期术以排除隐性纵隔淋巴结转移；所有患者术后（优选肺叶切除＋纵隔淋巴结清扫或取样术）都要常规化疗，淋巴结阴性者单纯化疗，淋巴结阳性者还要在化疗基础上增加放疗。

由于完全切除后进行 PCI 能延长无病生存期和总生存期，因此，全切者在辅助化疗结束后开始 PCI。

4）局限期 SCLC 放疗原则：放疗有两种方案。①1.5 Gy 每天 2 次，至总量为 45 Gy。②1.8 ～ 2.0 Gy/d，至总量 60 ～ 70 Gy；于化疗的第 1 或第 2 周期开始放疗（1 类）；放疗靶体积设定以制订放疗计划时的 CT 为准，参考化疗前 CT，把最初累及的淋巴结包括在放射野内。合适患者优先同步化放疗，序贯治疗为次选，如有条件，3D 适形放疗优选。当胸部肿瘤完全缓解、治疗瘢痕残留或 CT 示瘤体不足原来 10% 的要进行预防性全脑照射 PCI（1 类），获部分缓解者可考虑 PCI（2B 类）。剂量：25 Gy，分 10 次。

（2）广泛期。

1）无症状性局部病灶、无脑转移的广泛期：联合化疗，包括支持疗法方案。$S_{3\sim4}$ 及极度虚弱者：个体化治疗，包括支持疗法或化疗。

2）有症状的广泛期：上腔静脉综合征或阻塞性肺不张或骨转移者，化疗或化疗症状部位放疗，有骨质破坏时参见骨肿痛治疗。脊髓受压者，化疗或化疗＋有症状部位的放疗。

3）有脑转移：有脑转移症状，全脑放疗后化疗；无脑转移症状，可先化疗后放疗。

5. 小细胞肺癌化疗常用方案

（1）一线化疗。

1）局限期：$S_{0\sim2}$ 同步放化疗，$S_{3\sim4}$（由 SCLC 引起）则化疗＋放疗；化疗＋放疗期间，推荐使用 DDP、VP-16。

2）广泛期：以化疗为主，如肿瘤引起上腔静脉综合征、一叶肺不张（阻塞）、骨转移或脊髓压迫时则可做减轻症状的姑息性放疗。$S_{3\sim4}$ 时做个体化治疗和支持治疗。当脑转移无症状时可先行全身化疗，有脑转移症状时可先做全脑放疗。

（2）二线化疗：优先考虑临床试验。

2 ～ 3 个月内复发，$S_{0\sim2}$：异环磷酰胺、紫杉醇、多西他赛、吉西他滨、伊立替康、拓扑替康；2 ～ 3 个月到 6 个月复发：拓扑替康、伊立替康、CAV（CTX/ADI/UVCR）、吉西他滨、紫杉醇、多西他赛、口服 VP-16、长春瑞滨；6 个月后复发：原始方案。

6. 治疗后疗效评价及监测

（1）疗效评价检查项目：①胸部 X 线检查。②胸部/肝脏/肾上腺 CT 检查。③如果行预防性脑照射（PCI）则做头部 MRI 或 CT 检查。④如有临床指征，做其他影像学检查来评估原有侵犯病灶。⑤血常规、血小板计数检查。⑥电解质、肝功能、Ca、BUN、肌酐检查。

（2）疗效评价：CR 或放疗后留下瘢痕或 CT 示病灶为原来 10% 或更小者，不论为局限期或广泛期，均应给予预防性脑照射。

（3）治疗结束后的监测：①随访：第 1 年内每 2 ～ 3 个月 1 次，第 2、第 3 年内每 3 ～ 4 个月 1 次，第 4、第 5 年内每 4 ～ 6 个月 1 次，然后每年 1 次。②每次随访包括：病史和体检，胸部影像学检查及必要的血液检查。③随访 2 年后肺内再出现结节，按新生原发灶进行检查。④劝患者戒烟。⑤原发灶进展者接受姑息治疗。

7. 二线治疗或姑息性治疗

（1）复发的处理：持续治疗直至获得最大效益或发生耐药或出现不能耐受的毒性，之后参加临床试验或给予姑息减症治疗（包括姑息性放疗）。

（2）原发灶进展：姑息减症治疗，包括局部放疗。

8. 其他

（1）肺神经内分泌肿瘤：伴神经内分泌特征的 NSCLC 或大细胞神经内分泌肿瘤，处理同 NSCLC。

（2）小细胞肺癌和非小细胞肺癌混合型，处理同 SCLC。

（3）类癌及不典型类癌：①Ⅰ～ⅢA 期，做肺叶切除或其他切除术或纵隔淋巴结切除术。②典型类癌，Ⅰ～Ⅲ期观察；不典型类癌：Ⅰ期观察，Ⅱ、Ⅲ期化放疗。③ⅢB、Ⅳ期或无法切除，全身治疗；奥曲肽扫描阳性或有类肿瘤症状，应用奥曲肽。

（二）局限期小细胞肺癌的治疗

局限期小细胞肺癌的治疗模式是一个渐进性发展的过程。直到 20 世纪 90 年代，全身化学药物治疗（化疗）和胸部放疗的综合治疗模式的确立及应用，其疗效才有了显著提高，5 年生存率达 25% 左右。手术治疗仅在很小一部分（$T_{1,2}N_0M_0$）患者中应用。目前对 LSCLC 的治疗，建议行全身联合化疗，早期同期应用胸部放疗；对完全缓解的患者行预防性全脑照射。

1. 手术治疗

肺功能为评估患者是否应行手术治疗时需要考虑的一个重要因素。若用力肺活量超过 2L，且第 1 秒用力呼气量（FEV_1）占用力肺活量的 50% 以上，可考虑行手术治疗。

早年的报道在少见的孤立性小细胞肺癌，手术治疗的效果良好。Ⅰ期患者，手术切除后 5 年生存率为 36%。但这样的患者只占就诊人数的 1%。近年来很多人重新对小细胞肺癌的手术治疗有兴趣，其原因有二：①有效的辅助化疗可以提高Ⅰ、Ⅱ期小细胞肺癌患者的生存率。②化疗和（或）放疗后手术去除残存的耐药细胞及可能存在的非小细胞成分，能在相当程度上提高治愈率。现在十分受人重视的是先期化疗，以后再手术。

2. 放射治疗

SCLC 对放疗敏感。放射生物学研究显示，在肺癌各病理类型中其受照射后的细胞存活率是最低的。胸部放疗是一种非常有效的方法，起效快，作用机制与化疗不同，与化疗结合有相加和协同的作用，对正常组织的损伤也不同，与化疗同期应用时毒性不会累加。放疗是一局部治疗手段，可以集中较高的照射剂量在肿瘤及其浸润的区域，有效地杀灭肿瘤细胞，而周围的正常组织则因受到较低或很低的剂量而受到保护。对 LSCLC 来讲，胸部放疗的参与，可以对胸部原发灶及转移淋巴结区域进行高剂量的照射，有效地杀灭肿瘤细胞，从而减少转移及具抵抗性的肿瘤细胞后代产生的可能，使得局部病灶得到有效控制。

（1）照射范围：对 LSCLC 来讲，其最初的定义就本质而言是该局限性肿瘤容易被可接受的放疗照射野所包容。因此，在早期经典的 LSCLC 患者的胸部放疗中，照射范围是比较大的，不仅包括肿瘤原发灶及受累的淋巴结，而且包括全纵隔和双侧锁骨上区。随着化疗的进展、现代放疗技术的进步和多学科综合治疗的广泛应用，目前的倾向是照射的范围较早期经典的为小，一般仅包括化疗后的原发肿瘤病灶及受累的淋巴结区。

（2）照射总剂量：胸部放疗的主要目的是消灭肺部原发灶和受累的淋巴结区域。通过根除局部病灶或消灭化疗抵抗的肿瘤干细胞，有望改善患者的生存率。LSCLC 对照射敏感，早期的一些实验及临床研究均显示较低的照射剂量就能达到较好的局部控制，因此，LSCLC 的照射总剂量较 NSCLC 为低，一般常规照射 45～55 Gy。但是，每日 1 次的常规照射中等剂量 45～55 Gy 的局部失败率在随访 2 年后高达 50%～75%，而当剂量提高到 60 Gy 时，局部失败率则降低到 3%。

目前的倾向为照射的总剂量接近于 NSCLC 的照射剂量。建议的照射总剂量为 45～56 Gy（每日照射 2 次）或 60 Gy（每日照射 1 次）。

（3）照射分割方式：传统的分割放疗即所谓的常规放疗是指每次照射 1.8～2.0 Gy，每日照射 1 次，每周照射 5d，周六、周日不予照射。此常规放疗的分割方式经近百年来的临床实践证实是有效实用且符合放射生物学原理的。在上皮源性恶性肿瘤的放疗中，常规放疗给予肿瘤灶 60～70 Gy 的吸收剂量，能达到约 50% 的局部控制率。对 LSCLC 而言，常规分割放疗给予 60 Gy 或 60 Gy 以上的吸收剂量也能达到较好的局部控制率。随着放射生物学的发展，研究证实 SCLC 增殖较快，其潜在倍增时间为 5～7d，对照射敏感。从理论上来讲，降低每次照射的分割剂量即能指数性地有效地杀灭肿瘤细胞，同时又能较好地保护后期反应组织；每日多次照射，使增殖周期中的 G_2/M 期肿瘤细胞重新分布，使得杀灭肿瘤的效应更强。因此，每日多次较低分割剂量的照射即所谓的超分割照射能够获得治疗增益。总之，对 LSCLC 胸部放疗的分割方式，目前建议采用分割剂量为 1.4 ~ 1.5 Gy，每日照射 2 次，每周照射 5d，总剂量为 45 ~ 56 Gy 较好。

（4）照射总疗程：近数十年来，逐渐认识到，许多肿瘤在常规放疗的 1 个多月的过程中，其增殖速度较治疗前明显加快。放射生物学的研究提示，当所有的细胞丢失活动都停止时，肿瘤干细胞的倍增时间甚至会超过其潜在倍增时间。因此可以认为，当照射的总疗程延长时，残留肿瘤干细胞发生的加速再增殖会抵消部分照射的杀灭效应。通过缩短照射总疗程以减少残留肿瘤干细胞发生加速再增殖的机会，能够获得治疗增益。大量的实验和临床资料证实，照射的总疗程对肿瘤的局部控制有明显作用。实验研究显示，放疗开始后的肿瘤干细胞的潜在倍增时间较放疗前明显缩短，也就是说，残留肿瘤干细胞发生了加速再增殖。因此，照射疗程延长，总照射剂量若不增加，肿瘤的局部控制率必然会降低。在 LSCLC 的治疗中，不仅要考虑照射的总疗程，而且还要考虑从治疗开始到放疗结束的时间长短。

总之，目前建议从治疗开始到结束的总疗程以不超过 30d 为宜。

（5）照射技术：肿瘤的放疗需要团队的协作，良好的质量保证和质量控制对疗效的取得有很大的影响。在肺癌的放疗中，重要的照射技术因素包括：①根据各项检查主要是影像学检查以确定照射的靶区。②治疗的设备参数。③质量保证的方法，用准确的成像 CT 扫描来确定最佳的照射野和减少放疗损伤。现代先进的照射技术如三维适形放疗及调强放疗主要就是利用了上述方法。这些放疗计划制订技术运用 CT 模拟定位以利准确地勾画正常组织，从而能够保护关键的正常组织，以利于提高肿瘤组织的照射剂量。这种技术方面的进步要达到何种程度才能导致临床疗效的提高目前还不清楚，但似乎能较安全地给予肿瘤组织更高的照射剂量，同时能够减少正常组织的照射。先进放疗技术的运用对疗效的提高有必然的影响，但在放疗的实施过程中，质量的控制也是关键的要素，如怎样以恰当的放疗方案来确保照射靶区的大小和正常组织的防护。回顾性临床分析提示，失败的模式正是受上述因素的影响。随着 CT 模拟定位技术引导的治疗计划系统的出现，通过应用斜野、侧野及旋转技术，使得给予肿瘤靶区的高剂量照射的同时又能避免周围关键脏器受量过高变得相对易行。

（6）注意事项：对 LSCLC 而言，胸部放疗能产生明显的效果。在放疗的实施中注意：①照射范围较早期经典的为小，包括化疗后的原发肿瘤病灶及受累的淋巴结。②照射总剂量接近于 NSCLC 的照射剂量，建议的剂量为 45 ~ 56 Gy（每日照射 2 次）或 60 Gy（每日照射 1 次）。③放疗分割方式，建议分割剂量为 1.4 ~ 1.5 Gy，每日照射 2 次，每周照射 5d，总剂量为 45 ~ 56 Gy。④从治疗开始到结束的总疗程建议以不超过 30d 为宜。⑤良好的质量保证和质量控制对疗效的取得有很大的影响。

3. 化疗

对肺癌有效的药不少。20 年来已有很多新药试用于肺癌，但总的来说对非小细胞肺癌还难以达到痊愈 CR；对小细胞肺癌有效率虽然已明显提高，但远期效果还不理想，多年来的抗癌治疗中得出一个比较一致的共识，那就是联合化疗比单一药物治疗好；较大剂量的突击疗法比小剂量、长程给药为佳；主张化疗应和手术、放疗、免疫等方法综合进行，局部应用和全身治疗相结合。

SCLC 是肺癌各病理类型中最为凶险的一种，确诊后未经治疗的患者，其中位生存期仅为 2 ~ 4 个月。大多数患者的死因为远处转移。有人研究证实 SCLC 容易早期发生远处转移。该研究对一组手术后 1 个月内死亡的患者进行尸检，发现术前检查没有明确远处转移的患者绝大多数发生了远处转移。鉴于这一生物学特性，对有潜在治愈可能性的 LSCLC，化疗应该成为其主要的治疗手段。

（1）单药化疗：SCLC 对多种化疗药物敏感。20 世纪 50 年代，采用盐酸二甲基氯乙胺治疗，结果半数以上的患者肿瘤缩小，第 1 次证明了 SCLC 对化疗药物敏感。对首次治疗的患者，很多化疗药物的有效率在 30% 以上。这些药物包括氮芥（HN_2）、多柔比星（ADM）、氨甲蝶呤（MTX）、异环磷酰胺（IFO）、依托泊苷（鬼臼乙叉苷，VP-16）、替尼泊苷（鬼臼噻吩苷，VM-26）、长春新碱（VCR）、长春碱酰胺（VDS）、顺铂（DDP）和卡铂（CBP）等。在近十几年中，又发现了几种新的有效药物，包括紫杉醇、托泊替康、伊立替康、长春瑞滨及双氟脱氧胞苷等。

（2）联合化疗：近 20 年来，LSCLC 的化疗主要采用联合化疗。从治愈可能性的角度来讲，LSCLC 的联合化疗优于单药化疗。尽管有效药物很多，但单药化疗较难达到完全缓解且缓解期短，而联合化疗的总有效率达80%～90%，完全缓解率可达50%，中位生存期约20个月，因此，目前临床上LSCLC很少应用单药化疗。20世纪70年代的临床研究表明，联合化疗在延长生存期方面明显优于单药化疗。联合化疗是能耐受治疗的患者的必然选择。

1）常用联合化疗方案：对LSCLC而言，应用最广泛的化疗方案有EP方案（依托泊苷＋顺铂）、CAV方案（环磷酰胺＋多柔比星＋长春新碱）和CAVE方案（环磷酰胺＋多柔比星＋长春新碱＋依托泊苷）。

20世纪70年代末和80年代初，主要采用以环磷酰胺为基础的化疗方案，尤其是CAV方案。对LSCLC而言，只有在其对正常组织的毒性反应较轻的前提下有机结合，联合化疗与同期胸部放疗的综合才可实施。虽然环磷酰胺、多柔比星、长春新碱的联合化疗加同期放疗比单独化疗能更有效地杀灭肿瘤并延长生存期，但是此优势却往往被不能耐受的心、肺毒性和骨髓抑制毒性所抵消，因此，制约了CAV方案与胸部放疗联合的临床应用。20世纪80年代中期，顺铂和依托泊苷的联合化疗方案使LSCLC的治疗有了新的进展。在EP方案中，常规剂量的顺铂不会导致严重的食管炎和胃炎，骨髓抑制毒性也较轻，而治疗剂量的依托泊苷骨髓抑制毒性是其唯一的严重不良反应。顺铂虽有轻度的放疗增敏性，但对正常组织的毒性没有环磷酰胺、多柔比星、长春新碱等协同照射的毒性作用严重。再者，顺铂和依托泊苷没有"放射记忆"的毒性。因此，EP方案和放疗的综合应用是一大进步，可以同期应用，毒性可耐受，既不需要化疗药物减量，也不影响放疗的实施。在LSCLC的同期放化疗中，EP方案可能是最适合的一个联合化疗方案。在目前的大多数临床研究中，EP方案是作为标准化疗方案而使用的。

2）非交叉耐药化疗方案的交替应用：要达到最好的抗肿瘤效应，多种有效药物应同时使用，而且每种药物的剂量应该是其单独应用时的最佳剂量，由于各种药物的毒性反应相互有重叠，临床上要做到这一点其实很困难。采用数学模型，将两个无交叉耐药且疗效相当的化疗方案交替应用，有可能减少肿瘤耐药的产生同时不产生严重的毒性反应。因此，交替给予无交叉耐药的联合化疗是可行的。20世纪70年代末期，人们对交替化疗进行过尝试，80年代，对交替化疗进行了大量的临床研究。目前对于SCLC给予交替化疗的观点多来自ESCLC患者的临床随机对照试验的分析。在ESCLC患者中并没有长期存活者存在，提示到目前为止所使用的交替药物潜在的耐药性问题仍未得到彻底解决。在LSCLC的回顾性分析中比较了交替化疗和序贯化疗，并没有得出和ESCLC相同的结论。4项临床随机试验比较了交替化疗与非交替化疗的作用，所得到的结果是不一致的。

（3）高剂量化疗：在动物实验中，加大药物剂量能提高完全缓解率和长期生存率，从而有望获得治愈。在临床实践中，有多种策略可用来提高LSCLC的化疗剂量，主要有：①提高化疗方案中某一药物的剂量。②缩短化疗间隔周期，加快给药。③提高化疗方案中的某一药物的剂量，同时缩短化疗间隔周期。④使用多药方案，每周给药或通过集落刺激因子支持治疗或自体骨髓移植来增加剂量。

对成人LSCLC患者而言，建议把具有治愈性的EP方案作为联合放化疗中的化疗方案；交替使用EP方案与CAV方案是可以接受的，但是，如果联合化疗与胸部放疗同期使用，则应避免应用CAV方案；建议使用标准剂量化疗，目前尚无证据提示常规应用高剂量化疗的优势；化疗的最佳用药周期数还不确定，没有充分的证据表明巩固化疗能提高生存期，目前推荐6个周期的化疗。

4. 全身化疗和胸部放疗联合治疗

LSCLC胸部放疗和化疗的最佳联合方案的制订需要了解治疗失败的原因和与长期生存有关的因素。某一治疗方案是否合理及最佳，不仅要有科学的理论基础，还需要临床随机对照试验来证实其有效性，其目标是通过减少局部复发和远处转移来提高生存率。

（1）LSCLC理论：模型根据是否存在化疗耐受干细胞及其所处位置，LSCLC患者可分为3群。第1群比例很小（约占9%），不存在耐受干细胞，单一化疗就能提供足够的治疗强度或剂量从而获得治愈。对于这群患者，除非化疗不足且唯一持续存在的病灶能被包含在放疗照射野之内，否则胸部放疗对于治愈患者无任何益处。第2群占30%～40%，患者存在耐药，但耐药的干细胞还隐藏在肿瘤干细胞的原始储藏部位，如果在它们扩散到放疗范围外之前给予治疗剂量的胸部放疗，有可能根除这些干细胞。除非化疗耐受的干细胞比例很高，否则即使局部肿瘤未被放疗根除，放疗也能减少亚临床的耐药病灶，这样的话，一个恰当的化疗方案就能控制局部残存和远处的化疗敏感病灶。第 3 群占 50% ~60%，大多数 LSCLC 患者属于这一群体。这群患者治疗失败的原因很简单，化疗耐受的干细胞广泛存在于胸部放疗范围之外，因此放疗不能根除它们。虽然胸部放疗可提高其局部控制率，却不能改变 LSCLC 患者最终的结局。只有在全身治疗对远处转移病灶产生治愈后，局部治疗方能起到根治性的作用。全身化疗成功地治愈了远处转移病灶，但未能治愈局部病灶时，胸部放疗才能提高这些患者的长期生存率。因此，对 LSCLC 而言，胸部放疗能提高长期生存率是基于全身化疗能有效地治愈远处病灶的基础上。LSCLC 中对化疗适度有效的患者，胸部放疗能达到治愈；如化疗无效或效果很差，则胸部放疗只有很弱的治愈潜力。如果化疗能治愈大多数患者，那么很难证实放疗的局部治疗效果。

（2）胸部放疗和化疗的有机结合方式：对 LSCLC 来讲，虽然对放化疗敏感，但放化疗的任意组合并不能产生最佳的疗效。理想的治疗模式的目标是最大限度地杀灭所有局部和远处转移的肿瘤干细胞，从而达到治愈。对放疗和化疗两种治疗方式的联合策略，可简单地分为两种方式。第 1 种方式（早期联合方案）的策略为力求在短时间内尽可能多地杀灭肿瘤细胞，其特点为快速地应用多种方案；多方式配合，要求早期多方法参加；治疗的不良反应更多。有 4 个观点（理论基础）支持早期放化疗的结合：减少转移的可能性；降低化疗耐受的可能性；降低放疗耐受的可能性；减少肿瘤细胞的快速增殖。第 2 种方式（序贯联合方案）强调序贯的合理性，其特点为两种治疗方法在应用上有时间上的分离；分阶段地杀灭肿瘤细胞；辅助配合少，治疗措施按顺序进行；治疗的不良反应较少。其理论基础为：通过新辅助化疗使最初不能进行放疗者变得可行；可逆性耐药的可能。无论支持早期放化疗结合还是赞同化疗与胸部放疗序贯应用，两者间的争论依据都是假设的，必须通过临床试验来证实。最佳放化疗结合的重要临床资料来自胸部放疗时机选择的临床随机对照试验。

（3）衰弱和年老的 LSCLC 患者的治疗：老年肿瘤患者在治疗过程中，医师应当更谨慎，需注意有损其生存质量的毒性。适宜的老年患者不能仅仅因为他们的年龄就否定标准的治疗方案和不让其进入临床试验。虚弱的老年患者或合并有其他严重疾病的任何年龄的患者均很难接受标准方案，尽管如此，这些患者仍不应放弃长期生存的希望。研究表明，短期化疗（如 2 个周期）加胸部放疗可能减轻症状，延长中位生存期和取得长期生存的机会。

总之，患者确诊为 SCLC 后，应尽快进行分期。治疗应选取一公认的方案而不是任意组合方案，且治疗应及早进行。原则如下：①放化疗结合，理论和临床资料均表明，最佳的综合治疗方案是全身化疗与胸部放疗相结合，胸部放疗在治疗的早期尽早与全身化疗相结合。②化疗方案，标准化疗方案有 EP 方案和 CAV/EP 交替方案，常规间隔 3 周，同期放化疗时采用 EP 方案，化疗剂量以标准剂量为宜，以不引起严重骨髓抑制为度，4 ~6 个周期化疗是必需的。对年老、衰弱及不合作的 LSCLC 患者不能完成标准疗程时，仅给予短期化疗（2 个周期）和胸部放疗也可缓解病情，并有长期生存的可能。③胸部放疗，Meta 分析及临床随机试验均提示，胸部放疗与化疗早期（第 1 或第 2 周期）同时施行能取得最佳的疗效。根据 CT 模拟定位，照射范围包括所有原发灶和纵隔可见病灶，对所有潜在的纵隔转移灶给予足够剂量的照射是不可能的，现代的放疗技术能使肿瘤照射剂量增加而正常组织照射减少。照射总剂量接近于 NSSCLC 的剂量，建议的剂量为 45 ~56 Gy（每日照射 2 次）或 60 Gy（每日照射 1 次）。分割方式，建议分割剂量为 1.4 ~1.5 Gy，每日照射 2 次，每周照射 5d，总剂量为 45 ~56 Gy。从治疗开始到结束的总疗程建议以不超过 30d 为宜。良好的质量保证和质量控制对疗效的取得有很大的影响。④支持治疗，在抗肿瘤治疗有效控制 LSCLC 症状以前，对症支持治疗是必需的，不仅因其能提高患者的生活质量，还由于这些措施可增加综合治疗的疗效。在治疗过程中，不良反应及并发症的预防和积极处理也能使综合治疗完整地实施。临床医师还得评估患者的社会、心理需求，并寻求相关专业同行的帮助。如果患者的心理支持不足，即使是最好的治疗也会受到影响。LSCLC 治疗成功后，应劝患者戒烟，可减少发生与吸烟有关的二重肿瘤的可能性。

5. 预防性全脑照射（PCI）

LSCLC 经综合治疗后，50% 的患者能取得完全缓解，5 年生存率可达 20% ~30%。随着新的化疗药物的出现和放疗设备及技术的发展以及最佳综合治疗模式的逐渐形成，经综合治疗后，LSCLC 患者的长期生存率有望得到进一步的提高。随着生存时间的延长，脑转转的发生率逐年提高，在长期生存的患者中，约80%的患者最终会出现脑转移。脑转移将严重影响患者的生存质量并可直接导致患者死亡。为了进一步提高生存率并改善生存质量，如何减少LSCLC的脑转移就成了临床医师值得关注的问题。

（1）脑转移发生的来源、概率及危害：LSCLC患者脑转移的病灶来源主要包括两个方面。①临床确诊时已存在的脑部亚临床转移灶。②脑外病灶控制失败后由进展的肿瘤细胞向颅内转移。经综合治疗后，LSCLC患者的生存期得到进一步的延长。在最初的研究报道中，Hansen发现随着生存期的延长，脑转移的发生率明显增加。

（2）预防性全脑照射的临床研究：除非脑部以外的病变所造成的死亡危险能被清除，否则，不能期望通过PCI杀灭脑内病灶就能够提高LSCLC治愈的可能性。因此，能从PCI中获益的患者应该是那些在未接受PCI的情况下脑部是第1个且是唯一一个转移部位的患者。如果PCI将在晚期给予，应当只选择那些达到CR的患者。

（3）预防性全脑照射的照射剂量、分割方式及靶区和应用时机：PCI的目的是杀灭脑部的亚临床病灶，同时将照射对正常脑组织的损伤降到最低。为了达到这个目的，就需要采取适当的照射剂量、分割方式和照射靶区。

1）照射的总剂量：只要不引起严重的正常组织并发症，或者说在正常组织的急性反应和后期损伤能够耐受的情况下，随着照射剂量的提高，肿瘤的局部控制率也会提高。

2）照射的分割剂量及分割方式：脑组织为晚反应组织，对每次分割剂量的大小较早反应组织更为敏感，因此若要将神经系统毒性反应出现的风险降到最低程度，每次照射的剂量应限制在2 Gy以内。应用超分割或加速超分割放疗可以降低每次分割剂量的大小而总治疗时间不变或有所缩短。虽然该方法在胸部病灶的治疗中取得了可喜的结果，但在PCI中尚未见有应用的报道，在临床实践中，PCI一般为常规照射，每日1次，每次分割剂量为1.8～2.0 Gy。

3）照射的靶区：PCI的照射一般采用两侧水平野相对照射，照射剂量以颅中间平面计算。PCI的照射靶区：上界、前界及后界应在皮肤外缘，下界一般应延伸至C_2的水平。

4）应用时机：脑转移的发生率随着生存期的延长而增加，因此推论若在化放疗综合治疗后尽早给予PCI可能会取得更好的效果，因为此时脑部亚临床转移瘤的负荷最小。

（4）毒性：任何一种治疗方法的使用，都要考虑到治疗获益与治疗损伤这两方面的因素。作为预防性应用的PCI，目前一致的结论是能降低脑转移的发生率，提高LSCLC经化放疗后患者的生存率。对临床医师和患者而言，主要考虑的是治疗的毒性问题。PCI的急性毒性反应主要包括恶心、呕吐、头痛和暂时的脱发，地塞米松等皮质激素的使用可以减轻其症状。PCI的晚期毒性是临床上关心的主要问题。反对行PCI的临床医师主要就是考虑行PCI后患者的生活质量下降的问题。①需要明确的是，对SCLC患者而言，疾病本身就会导致一定的神经系统并发症，其影响不依赖于且先于PCI的应用而存在。②全身化疗会对神经系统产生一定的损伤。③关于PCI神经毒性的报道的发生率变化范围很宽，10%～75%不等，大部分为回顾性的临床分析，而且大部分研究缺乏治疗前神经系统功能状态的评价。因此，PCI后的神经毒性发生原因就比较混杂，除了有基础性疾病和全身化疗的因素以外，还与不恰当的分割剂量等因素有关。④在前瞻性的研究中，行或不行PCI的神经系统损伤的发生率并无统计学方面的差异，脑部CT扫描发现脑皮质萎缩和脑室扩大的发生率无统计学方面的差异。行PCI的LSCLC患者，出现晚期神经系统毒性的原因是多方面的，除了基础性疾病本身和全身化疗的因素以外，不恰当的分割剂量和同期化疗等因素也在其中起作用。从前瞻性研究来看，并无明确证据显示以常规分割方式给予目前总剂量的PCI是晚期神经系统毒性的原因。

总之，根据现有的临床资料和实践，目前对于PCI较一致性的结论为，对经化放疗综合治疗后达到CR的LSCLC患者，在化疗结束后应尽早给予PCI，一般为常规照射，每日1次，分割剂量为1.8～2.0 Gy，建议的照射总剂量为（30～36）Gy/（15～18）次。

6. 其他治疗

（1）冷冻治疗：肺癌的冷冻治疗已开展近10年。过去主要针对术中无法切除的癌瘤进行冷冻治疗，有的患者存活 5 年以上。

（2）支气管动脉灌注及栓塞治疗：国内很多单位已开展，为缩小肿瘤创造手术切除条件，起到良好作用，也为不能担负手术切除的患者延长生命。目前的适应证为：中晚期肺癌的姑息性治疗；可手术的肺癌患者，但局部肿块较大者做术前准备。

（3）激光肺切除法：有人采用激光刀对 26 例患者的 32 个瘤灶做局部切除，应用的是 YAG 激光，对肺功能差及肺深部病灶不宜楔性切除者有利。

（4）生物缓解调解剂（BRM）治疗：BRM 为小细胞肺癌提供了一种新的治疗手段，如小剂量干扰素（2×10^6 U）每周 3 次间歇疗法。转移因子、左旋咪唑、集落刺激因子（CSF）在肺癌的治疗中都能增加机体对化疗、放疗的耐受性，提高疗效。

（5）中医药治疗：中医学有许多单方、配方在肺癌的治疗中可以与西药治疗起协同作用，减少患者对放疗、化疗的反应，提高机体抗病能力，在巩固疗效，促进、恢复机体功能中起到辅助作用。

（三）广泛期小细胞肺癌的综合治疗

ESCLC 的病期晚，存在广泛的远处转移，预后非常差，5 年生存率不到 5%。在确诊为 SCLC 的患者中，1/2 ~ 2/3 的患者属于 ESCLC，因此，对这些患者姑息性治疗的改进与提高，将对大多数患者症状的改善、生活质量的提高有帮助，也将改善其有效率和生存期。随着现代化疗的进展和其他治疗特别是放疗的综合参与，ESCLC 患者的中位生存期有了一定的提高，从未经治疗患者的 6 ~ 8 个月延长至 8 ~ 10 月。全身联合化疗是 ESCLC 治疗的基础与标准治疗，对残存病灶给予局部放疗能改善症状并提供延长生存期的机会。

1. 以化疗为主的综合治疗

ESCLC 是一全身性广泛播散的疾病，对这些患者的治疗是姑息性的。在 ESCLC 患者中，全身化疗的作用是显而易见的，中位生存期的延长使化疗成了此期患者的标准治疗方案。因为患者已不能获得真正的治愈，所以选择理想的姑息性治疗方案是困难的。在选择治疗时，不能仅仅追求肿瘤的杀灭，这就涉及姑息性治疗的疗效评价问题。传统的评价标准是治疗的有效性和生存期，但它们不再是唯一的标准，因为传统意义上的治疗无效的患者可以出现症状的缓解及生活质量的改善。因此，在 ESCLC 患者的姑息性化疗方案的选择上，有效性和生存期是疗效评价的一部分，同样重要的是症状的缓解和生活质量的提高。

（1）单药化疗和联合化疗：SCLC 对多种化疗药物敏感，已如前述。就 ESCLC 患者而言，大多数临床试验显示联合化疗优于单药化疗，其有效率尤其是完全缓解率更高，中位生存期更长，即使是一般状态较差的患者，联合化疗也是可供选择的治疗方式。

（2）化疗的剂量强度：动物实验及临床前研究提示，化疗所能取得的治愈率与剂量强度有一定的关系。在 SCLC 的化疗上，剂量强化是一个发展方向，但早期的临床研究并没有取得肯定的结论。虽然有证据表明生长因子支持的强化化疗能有效地延长生存期，但是这种治疗需要一般情况较好的患者，且多为局限期 SCLC 患者。在 ESCLC 患者中，由于有过多的治疗毒性且治疗目的又为姑息性，研究者们无法强化剂量，从而阻碍了研究的进程。

提高治愈率或有效率的另一途径是应用交替的非交叉耐药的化疗方案。CAV/EP 交替化疗与其中一个和（或）另一个方案单用的比较研究中发现，交替化疗在局限期 SCLC 患者中有一定的生存优势，但在 ESCLC 患者中并没有取得相似的结果。针对 ESCLC 患者的大样本的研究显示，6 个周期 CAV、3 个周期 EP 或 3 个周期 CAV 与 3 个周期 EP 交替使用在有效率或生存期方面均没有差异。有研究比较交替 CAV 和 IE（异环磷酰胺 + 依托泊苷）方案与序贯的 CAV 和 IE 方案，结果显示在生存期方面无显著性差异。交替化疗在 ESCLC 患者中的作用目前还有待肯定。

（3）化疗的持续时间：有一些研究探讨了 ESCLC 患者理想的化疗周期数，但它们只将有效率和生存期作为疗效评价的标准，而没有包括症状缓解或生活质量改善等指标。研究显示，ESCLC 患者接受 6 个周期 CAV 方案化疗有效者如果继续接受 8 个周期的化疗，可以延长其生存期（372d 对 259d，$P = 0.006$）。但这是唯一一个显示在姑息性化疗中延长化疗时间有益的临床试验。其他一些包括有 ESCLC

患者的研究表明，无论是更多周期的诱导化疗，还是有效患者的维持巩固化疗都没有益处，延长化疗时间还会增加治疗的毒性。目前大量证据支持短期诱导化疗（4~6 个周期）以及针对残存的有症状的病灶做进一步的局部放疗。

（4）挽救性化疗：诱导化疗有效的患者一般在完成治疗后的几个月内复发。证据表明在这种情况下行挽救性化疗能够提供有效的缓解，包括症状的缓解和生活质量的改善。治疗后复发的患者应优先考虑参加临床试验。对治疗结束后 2~3 个月复发及一般情况较好者，建议应用异环磷酰胺、紫杉醇、吉西他滨等新药治疗；对治疗结束后 3~6 个月复发者，建议应用伊立替康、长春瑞滨、口服依托泊苷、CAV 方案等治疗；对治疗结束后 6 个月复发者，可考虑应用原治疗方案。

总之，ESCLC 是一种全身播散性疾病，联合化疗是有效的姑息性治疗手段，也是标准的治疗方案。在化疗方案的选择上，不仅要考虑有效率和生存期，还要考虑症状的缓解和生活质量的改善。CAV 方案和 EP 方案是最为广泛使用的方案，建议使用标准剂量的化疗，没有充分证据表明交替化疗能改善疗效。有证据支持短期诱导化疗（4~6 个周期）以及针对残存的有症状的病灶做进一步的局部放疗。挽救化疗有一定的疗效。

2. 放疗在治疗中的作用

放疗的一个基本原则就是区分对肿瘤患者是给予根治性治疗或是姑息性治疗。对这样一种全身播散性疾病同时又对照射敏感的 ESCLC 来讲，在全身化疗的同时或先后，放疗的参与是一种非常有效的姑息性治疗方法。放疗不仅能有效地缓解症状、改善生活质量，甚至还能延长生存期。对某些急症情况，如脑转移、脊髓压迫综合征及上腔静脉压迫综合征等，放疗的及时参与能取得比化疗更有效和及时的临床效果。

（1）应用姑息性放疗时的注意事项：制订患者的姑息性放疗方案可能比制订根治性方案更加复杂。这是因为 ESCLC 患者通常都很虚弱，伴发多种器官和心理的疾病，所以常需要局部更加复杂的综合治疗和有力的支持治疗。在选择姑息性放疗时，以下的因素需加以综合考虑和判断：①病理确诊。ESCLC 患者一般都有明确的病理诊断，但有两种临床情况需加以重视。第 1 种情况是指既往无恶性肿瘤病史的患者。患者多以脑转移性病灶、脊髓压迫综合征或上腔静脉综合征为首发症状，而这些症状在临床上又都是需要紧急处理的急症。在采用包括放疗在内的任何抗肿瘤治疗方法之前，目前都必须强调获得病理学诊断。第 2 种情况是指有明确病理学诊断的患者出现单个部位的转移病灶。此时，在姑息性放疗前是否行活检是一个重要的临床问题。ESCLC 患者的远处转移常常是脑和骨骼。在全部脑转移中，单发转移病灶的可能性占 30%~50%。在一组单发脑转移病例中，采用手术切除加术后全脑放疗取得了改善生存的效果。因此在姑息性放疗前，因诊断和治疗原因而给予手术治疗的这类患者可能是有益的。而在所有采用放射性核素骨显像检查发现转移的患者中，单发的骨病灶仅占 6%~8%。②患者的预期寿命。在做任何有关姑息性放疗决定时必须考虑患者的预期寿命，这是因为晚期难治性的 ESCLC 患者很少能通过治疗获益。此时采用单次大分割剂量照射也许对患者来说是恰当的。③患者的一般状况和伴发疾病。一般状况是影响及预测患者对放疗反应的重要预后因素。一般状况差者疗效明显不如一般状况较佳者。伴发疾病也会影响患者的放疗效应，在实施放疗前应尽可能地控制伴发疾病。④临床与放射影像学的联系。在实施姑息性放疗时，最为重要的步骤就是照射靶区的准确定位。临床资料和放射影像学资料的相结合能帮助我们对局部病变给予最大治疗效益的放疗。姑息放疗中常用的放射影像学评估方法有普通 X 线片、骨显像、CT、MRI 以及动脉造影、脊髓造影等。对有典型的临床症状和明确的病变部位的患者来说，普通 X 线片仍是十分有用的一种检查方法，但现今人们越来越多地趋向于将 CT 或 MRI 技术用作最初的检查以替代普通 X 线片。⑤放射损伤与预期放射效果之间的关系。ESCLC 患者预期寿命短，姑息性放疗的目的主要是减轻患者痛苦，改善其生活质量。因此，姑息性放疗一般是采用较少分次、较大分割剂量的短程放疗。

（2）姑息性放疗的时间、剂量和分割：姑息性放疗的设计和实施中选择恰当的时间、剂量和分割是很重要的。一般来讲，姑息性放疗采用较少分次、较大分割剂量短疗程的放疗过程。一般每次分割剂量为 2.5~3.0 Gy，每日照射 1 次，每周照射 5d，总剂量为（30.0~37.5）Gy/（2~3）周。虽然放射生物学已证实这种放疗分割方式可能使晚期放射并发症的发生率增加,但由于绝大多数患者的生存期都很短而没有观察到这些毒性,所以这种治疗方式还是经常应用的。但需注意,统计表明仍有约10%的患者在接受姑息性治疗后能存活1年以上,因此不加选择地对所有的患者使用这种治疗方法就有可能导致一些生存期较长的患者出现晚期并发症。所以,对预期寿命较长的患者应该区别对待,以免产生晚期并发症。

3. 胸腔内病灶的姑息性放疗

SCLC对化疗极其敏感,ESCLC患者在经过4~6个周期全身化疗后,总的有效率可达50%~70%,完全缓解率可达20%~40%。但缓解期短,一般在数月内复发,不到10%的患者在确诊后能存活2年。因此,对胸腔内的残存病灶行放疗就有可能使得仅以胸腔病灶复发作为其治疗失败唯一原因的患者改善预后。

(1) 胸腔内残存病灶姑息性放疗的照射范围:ESCLC患者在经过有效的全身化疗之后,对胸腔内的残存病灶行姑息性放疗能有效地改善患者的局部控制情况,进而有可能改善生存。由于SCLC对照射敏感,对ESCLC来讲放疗又是姑息性的,因此对胸腔内残存病灶的照射范围就无须行淋巴引流区的预防性照射,仅需包括临床可见的肿瘤病灶及周围1.5~2.0 cm的正常组织。

(2) 胸腔内残存病灶姑息性放疗的时间、剂量和分割:ESCLC患者经4~6个周期化疗后,对胸腔内残存病灶行巩固性放疗,能减少局部残存病灶的复发。在放疗的实施中,对具体的时间、剂量和分割有一定的讲究。对全身其他病灶获得完全缓解、一般情况较好和预期寿命较长的患者,可给予与局限期小细胞肺癌一样的放疗;而对全身其他病灶未获得完全缓解、一般情况较差和预期寿命较短的患者,可仅给予大分割、少分次、短疗程的放疗以缓解症状、改善生活质量,如30 Gy/(10次·2周)或37.5 Gy/(15次·3周)等放疗方案。

(3) 胸腔内残存病灶姑息性放疗的时机:ESCLC为全身广泛性疾病,全身化疗是治疗的基础。胸腔内残存病灶的放疗一般应在化疗有效控制之后才予应用,也就是说,在4~6个周期化疗后再考虑采用放疗。在全身其他病灶获得完全缓解的患者,采用胸部残存病灶的放疗能减少胸腔内的复发,进而可能延长生存期;在全身其他病灶未获得完全缓解的患者,胸腔病灶的放疗也能取得缓解症状及改善生活质量的效果。

总之,对ESCLC患者而言,经过4~6个周期全身化疗以后,如果全身其他病灶获得完全缓解,对胸腔残存病灶建议给予与LSCLC一样的放疗,照射范围仅包括临床可见的肿瘤病灶外加周围1.5~2.0 cm的正常组织;如果全身其他病灶未获得完全缓解,则对胸腔残存病灶建议给予姑息性放疗,如30 Gy/(10次·2周)或37.5 Gy/(15次·3周)等方案。

4. 脑转移的放疗

SCLC患者在确诊时约有10%出现脑转移病灶,在其病程中有25%~35%的患者将出现脑转移。如果未给予预防性全脑照射,随着SCLC患者生存期的延长,存活2年以上的患者出现脑转移率将达到50%~80%。脑转移病灶的出现往往有显著的临床症状,使得患者及其家属痛苦不堪,而超过半数的患者最终将死于脑转移。因为脑转移病灶是造成ESCLC患者并发症和死亡的重要因素之一,所以对这些患者必须仔细地评估和治疗,以期改善患者的生活质量和延长生存期。

(1) 自然病程及预后因素:肺癌患者脑转移半数以上为多发病灶,尸检后的发生率可能更高。肺癌患者一般以多发性脑转移病灶为典型表现。肺癌发病到出现脑转移的时间比其他组织部位(如乳腺、直肠)相对较短。ESCLC患者的脑转移更常见和更广泛。若不治疗,所有脑转移患者的中位生存期为4~8周,而经过积极治疗后可达到3~6个月,少数患者可有1年或2年的生存率。美国肿瘤放射治疗协作组(RTOG)提出的较佳预后因素有:Karnofsky评分(90~100)、原发病灶状况(消失或控制)、患者年龄(<60岁)、神经功能(1级)、脑是唯一转移部位、转移灶的数量(单个)。具有其中4项者6个月的生存率达52%,而缺乏者则不到10%。

(2) 临床表现和诊断:ESCLC患者脑转移的诊断应该以病史、神经系统检查和相关的影像学检查为基础。临床表现有头痛(超过50%)、乏力(40%)、癫痫发作(15%)、感觉丧失以及共济失调等。通常患者是由其家属注意到他们嗜睡、情绪不稳以及行为异常而被发现的。体检可能会发现具体的神经系统体征，但这些体征往往并不重要。因为患者表现的症状和体征并不能与其他颅内占位性病变相区别，所以仅靠临床检查不能作为诊断的依据。除此之外，代谢紊乱、癌性脑膜炎和副瘤综合征也能表现出与脑转移相似的症状。对上述情况应加以鉴别。脑部 CT 和 MRI 都是敏感性和特异性很高的诊断方法，它们不仅用于脑转移的诊断，还用于脑转移的治疗计划的制订、评价治疗的效应以及随访、治疗脑转移的复发和并发症。

（3）脑转移的放疗：在明确脑转移后或对伴有颅内高压的患者作一般处理的同时，应立即给予全脑放疗。一般应用直线加速器所产生的 4~6 MV 的 X 射线进行全脑外照射。常规采用双侧水平野对穿照射，上界、前界和后界在皮肤外缘，下界一般应延伸至第 2 颈椎的水平。最佳的时间、剂量分割目前尚无一致的结论，建议的总剂量为（30.0~36.0）Gy/［（10~13）次·（2~2.5）周］。

（4）脑转移放疗后复发脑部病灶的再程放疗：ESCLC 患者脑转移经全脑放疗后仍有 30%~50% 的患者会出现脑部复发。一旦出现复发则预后非常差，中位生存期不到 6 个月。然而也有很少一部分患者经积极有效的治疗后有较长的生存期。因此，选择恰当的病例进行治疗仍有一定的收益。全身化疗无明显效果，局部再程放疗有一定的疗效。进行再程放疗的患者需有较长的预期寿命，距离上次脑部放疗至少 4 个月以上且以神经系统功能损伤为主要临床表现。再程放疗的方式有几种可供选择：第 1 种为针对脑部多发转移病灶的全脑放疗。建议的总剂量为 25.0 Gy/（10 次·2 周）。第 2 种为针对脑部单发病灶的局部放疗。可行局部病灶的分次适形放疗或立体定向放射外科治疗（即所谓的 γ 刀治疗或 X 刀治疗）。鉴于患者短的中位生存时间和治疗的便利性，建议采用立体定向放射外科治疗。

脑转移病灶是造成 ESCLC 患者死亡的重要原因之一，对该部分患者进行积极治疗，可改善患者的生活质量并可能延长其生存期。当患者有颅内高压症状时，开始的标准治疗方法是给予糖皮质激素（地塞米松、甲泼尼龙或泼尼松）和脱水利尿剂（呋塞米、甘露醇等）等对症处理。同时应给予全脑放疗，建议的总剂量为（30.0~36.0）Gy/［（10~13）次·（2~2.5）周］。对脑转移放疗后脑部复发的处理，可考虑行再程放疗。

5. 预防性全脑照射在 ESCLC 中的应用

预防性全脑照射可以减少 LSCLC 患者的脑转移率，延长其总生存时间。在过去的几十年中，这种方法并未应用到 ESCLC 的治疗中。最近的一项研究打破了这种局面，预防性全脑照射同样能够降低 ESCLC 患者的脑转移率，延长其生存时间。这项研究是由欧洲肿瘤研究和治疗组织（EORTC）发起的。根据这项研究的结果，研究者认为，化疗后达到缓解的 ESCLC 患者从现在起就应当常规地接受 PCI。无论对局限期还是广泛期小细胞肺癌，PCI 都是明智的选择。

二、非小细胞肺癌的治疗

（一）非小细胞肺癌的治疗原则

1. Ⅰa 期（$T_1N_0M_0$）

手术探查和切除，纵隔淋巴结采样或清扫。

（1）R_0 切除：观察随访；高危患者 + 可辅助化疗（高危患者包括低分化癌、侵犯脉管、楔形切除术、肿瘤靠近切缘）。

（2）R_1，R_2 切除：再手术或手术 + 化疗（化疗为 3 类建议）；化疗或化疗 + 放疗（化疗为 3 类建议）；或放疗（2 类）。

说明：R_0 = 无肿瘤残留，切缘阴性；R_1 = 镜下肿瘤残留，切缘阳性；R_2 = 肉眼肿瘤残留。

2. Ⅰb 期（$T_2N_0M_0$）

手术探查和切除，纵隔淋巴结采样或清扫。

（1）R_0 切除：观察，或辅助化疗。

（2）R_1，R_2 切除：再切除→化疗，或放疗 + 化疗。

3. Ⅱ期（Ⅱa：T_1N_1，Ⅱb：T_2N_1）

手术探查和切除，纵隔淋巴结采样或清扫。

（1）R_0：无不良因素——辅助化疗；有不良因素——辅助化疗，或放疗 + 化疗（不良因素包括：纵隔淋巴结清扫不充分、包膜外侵犯、多个肺门淋巴结阳性、肿瘤靠近切缘）。

（2）R_1，R_2：再切除→化疗，或放疗 + 化疗。

4. 临床分期 $T_{1\sim3}N_{0\sim1}$，术中发现为 N_2（Ⅲa 期）

（1）R_0：化疗，或化放疗 + 化疗。

（2）R_1，R_2：化放疗→化疗。

5. 肺上沟癌（$T_{3\sim4}N_{0\sim1}$，肺上沟瘤难区分 T_3 和 T_4）

（1）可切除：术前同步化放疗→手术切除→辅助化疗。

（2）接近可切除：先行同步化放疗，如肿瘤缩小后可切除者则手术→化疗；仍不可切除者完成根治性化放疗。

（3）不可切除：根治性同步化放疗。

6. 胸壁、接近气道或纵隔（$T_{3\sim4}N_{0\sim1}$）

（1）可直接手术（首选），或同步化放疗，或化疗，或放疗后再手术。

（2）R_0 切除：辅助化疗。

（3）R_1 或 R_2：再切除→化疗，或放疗 + 化疗。

7. Ⅲa 期（$T_{1\sim2}N_2M_0$）

根治性同步化放疗或诱导性化疗 ± 放疗，治疗后无进展：手术 + 辅助化疗 + 放疗（如未曾）；如果经化疗或放疗疾病进展，则放疗（如未曾） ± 化疗。

8. Ⅲa 期（$T_3N_2M_0$）

根治性同步化放疗。治疗效果较好者可以评价手术的可能性。

9. Ⅲb 期（$T_4N_{0\sim1}$）

（1）可切除的卫星灶：手术→化疗。

（2）可切除的非卫星灶：同步化放疗或诱导化疗→手术。

R_0：辅助化疗；R_1，R_2：放疗（如未曾） + 化疗。

10. Ⅲb 期（$T_4N_{0\sim1}$）

不可切除，无胸腔积液：同步化放疗→化疗。

11. Ⅲb 期（$T_{1\sim3}N_3$）

同步化放疗→巩固化疗。

12. Ⅲb 期（$T_4N_{2\sim3}$）

（1）对侧纵隔淋巴结（-），同侧纵隔淋巴结（ + ）：同步化放疗 + 巩固化疗。

（2）对侧纵隔淋巴结（ + ）：同步化放疗→巩固化疗。

13. Ⅲb 期（T_4 + 胸腔或心包腔积液）

如有指征胸穿或心包穿刺 + 胸腔镜，确定积液性质，如为阴性，按上述相应的 TNM 分期进行处理。如为阳性，必要的局部治疗（如胸膜固定术、引流术、心包开窗术），并按Ⅳ期肺癌治疗。

14. Ⅳ期 ~ M_1 单发转移

（1）脑转移治疗。

1）切除脑转移灶 ± 放疗（全脑放疗，或立体定向放疗）；或立体定向放疗 ± 全脑放疗。

2）肺部病变为 $T_{1\sim2}N_{0\sim1}$，或 T_3N_0 者：肺肿瘤切除→化疗；或先化疗→肺肿瘤切除。

3）如肺部肿瘤难以切除，如 $T_{1\sim2}N_2$；$T_3N_{1\sim2}$；任何 TN_3；T_4 任何 N：全身治疗（化疗和最佳支持治疗）。

（2）肾上腺转移。

1）首先做细针穿刺或切除活检，经病理确诊如果根据 T 和 N 分期，肺部病灶有切除治愈可能，则切除肾上腺转移灶（3 类）；或者做全身治疗。

2）肺部病变为 $T_{1~2}N_{0~1}$；T_3N_0 者：肺肿瘤切除后化疗，或先化疗后肺肿瘤切除。

3）如肺部病变为 $T_{1~2}N_2$；$T_3N_{1~2}$；任何 TN_3；T_4 任何 N：全身治疗 + 一线化疗和最佳支持治疗。

15. Ⅳ期（MI）

弥漫病变：全身化疗和最佳支持治疗。

（二）与放疗联合的化疗方案

1. 同步化放疗方案

顺铂 50 mg/m²，第 1，第 8，第 29，第 36 天。

依托泊苷 50 mg/m²，第 1 ~ 第 5 天，第 29 ~ 第 33 天同步胸部放疗，总量 61 Gy。

顺铂 100 mg/m²，第 1，第 29 天。

长春碱 5 mg/m²，每周 1 次×5。

同步放疗，总量 60 Gy。

紫杉醇 45 ~ 50 mg/m²，1h，每周 1 次。

卡铂 AUC2，30min 滴注，每周 1 次。

同步胸部放疗 63 Gy/7 周（2B 类）。

随机研究结果支持全量顺铂，含卡铂方案未得到充分验证。

2. 序贯化疗、放疗方案

顺铂 100 mg/m²，第 1，第 29 天。

长春碱 5 mg/m²，第 1，第 8，第 15，第 22，第 29 天。

然后于第 50 天开始放疗，30 次共 60 Gy。

紫杉醇 200 mg/m²，2h，每 3 周 1 次，2 周期。

卡铂 AIJC6，2 周期。

然后，于第 42 天开始胸部放疗，共 63 Gy。

3. 同步化放疗，随后化疗方案

顺铂 50 mg/m²，第 1，第 8，第 29，第 36 天。

依托泊苷 50 mg/m²，第 1 ~ 第 5 天，第 29 ~ 第 33 天。

同步胸部放疗，总量 61 Gy。

化放疗结束后 4 ~ 6 周，多西他赛 75 mg/m²，每 21d 重复，共 3 周期。

紫杉醇 45 ~ 50 mg/m²，每周 1 次。

卡铂 AUC2，每周 1 次。

同步胸部放疗 63 Gy。

之后，紫杉醇 200 mg/m² + 卡铂 AUC6，共 2 周期。

（三）晚期或转移性 NSCLC 全身治疗原则

1. 晚期 NSCLC 药物治疗价值

（1）治疗前的肿瘤分期、体重减轻、功能状态评分（PS）和性别等基本情况能预测生存期。

（2）与最佳支持治疗相比，以铂类为基础的化疗更能延长生存期、改善症状并提高生活质量。

（3）在适合化疗的患者中，新型药物与铂类的二联化疗代表了目前的治疗成就：总有效率（ORR）25% ~ 35%，疾病进展时间（TTP）4 ~ 6 个月，中位生存时间 8 ~ 10 个月，1 年生存率 30% ~ 40%，2 年生存率 10% ~ 15%。

（4）体格好的老年患者也可接受适当的化疗。

（5）年迈体弱者（PS 3 ~ 4）难以从化疗中获益。

（6）以铂类为基础的联合方案中，没有哪一个方案比其他方案明显优越。

2. 一线治疗

（1）化疗或化疗 + 贝伐单抗适用于 PS 0～1 的晚期或复发性 NSCLC。

（2）西妥昔单抗 + 长春瑞滨 + 顺铂用于 PS 0～2 的符合西妥昔单抗使用条件的晚期或复发性 NSCLC。

（3）目前有证据表明，在非鳞癌方面顺铂/培美曲塞比顺铂/吉西他滨方案有较好的疗效和较小的毒性。

（4）首先推荐两药方案，增加一个细胞毒药物（三药方案）不能延长生存期，除了初治 PS 0～1 的 NSCLC 在两药的基础上加用贝伐单抗或西妥昔单抗。

（5）PS 2 或老年患者，可选择单药或以铂类药为基础的联合化疗。

（6）PS 3 或 4 者不适于全身化疗。

（7）对于局部进展期 NSCLC，化放疗优于单一放疗，同步化放疗优于序贯治疗。

（8）对晚期、不能治愈的疾病，含顺铂的联合化疗优于最佳支持治疗，可延长中位生存期 6～12 周，可使 1 年生存率提高 1 倍（绝对值提高 10%～15%）。

（9）顺铂或卡铂与以下任一种化疗药物联合应用都有一定疗效：紫杉醇、多西他赛、吉西他滨、长春瑞滨、伊立替康、依托泊苷、长春碱和培美曲塞。

（10）如果有资料证明非铂类的新药联合方案（如吉西他滨/多西他赛）有一定疗效和可耐受的毒性，就可成为一种备选化疗方案。

（11）如果明确有 EGFR 活化突变或基因扩增且患者无吸烟史，可考虑厄洛替尼或吉非替尼（EGFR-TKI）±化疗（2B 类）。如果发现有 KRAS 突变，则不用 EGFR-FKI 类药物。

3. 二线治疗

（1）在一线治疗过程中或结束后疾病进展者，多西他赛、培美曲塞、厄洛替尼或吉非替尼单药已被确立为二线治疗药物。

（2）在延长生存期和提高生活质量方面，多西他赛优于最佳支持治疗、长春瑞滨或 IFO 化疗。

（3）培美曲塞与多西他赛疗效相当，但前者的毒性更小。

（4）厄洛替尼比最佳支持治疗更有效，能显著延长生存期，推迟症状恶化出现。

4. 三线治疗

与最佳支持治疗相比，厄洛替尼能延长生存期。

第九章

食管癌

第一节 食管癌概述

一、发病情况

食管癌是常见的消化道肿瘤。GLOBOCAN2018 研究显示，全世界 2018 年有 57.2 万人新诊断为食管癌，同时又有 50.9 万人死于食管癌，在所有肿瘤中分别排在第 7 位和第 6 位。食管癌患者还存在明显的地域差异，以东亚地区最为多见，欧美等发达国家相对较少。而中国是食管癌发病大国，根据 WHO 实时数据，我国食管癌患病率和死亡率都排在全球第 5 位，但因我国庞大的人口基数，食管癌新发患者和死亡患者数量都占全球的 55% 左右。

2019 年 1 月，国家癌症中心发布了最新一期的全国癌症统计数据，数据显示，2015 年全国男性食管癌发病占主要恶性肿瘤比例为 8.23%，位列男性恶性肿瘤发病第 5 位；全国女性食管癌发病占主要恶性肿瘤比例为 3.88%，位列女性恶性肿瘤发病第 8 位。而死亡率数据统计显示，2015 年全国男性食管癌死亡占主要恶性肿瘤比例为 9.26%，位列男性恶性肿瘤死亡第 4 位；全国女性食管癌死亡占主要恶性肿瘤比例为 5.94%，位列女性恶性肿瘤发病第 6 位。

我国食管癌流行的特点是发病率男性高于女性，农村高于城市，高发区主要集中在太行山脉附近区域（河南、河北、山西、山东泰安、山东济宁、山东菏泽、安徽、江苏苏北区域）。根据我国癌症中心的最新数据，我国食管癌 5 年生存率为 30% 左右，但是，城市人口食管癌的 5 年生存率仅有 18%，远低于农村人口的 33.2%，而且还呈现出下降的趋势。

在病理类型上，我国食管癌以鳞状细胞癌为主，占 90% 以上，而美国和欧洲以腺癌为主，占 70% 左右。食管鳞癌和食管腺癌的诱因也不尽相同，吸烟和重度饮酒是引起食管鳞癌的重要因素；而对于食管腺癌，主要的危险因素包括胃食管反流和巴雷特食管（Barrett）。在发生部位上，食管腺癌多发生在食管下段，即胃食管结合部，而鳞癌多发生食管中上段。

二、病因学

食管癌的人群分布与年龄、性别、职业、种族、地理、生活环境、饮食生活习惯、遗传易感性等有一定关系。经已有调查资料显示，食管癌可能是多种因素所致的疾病。

1. 化学因素

亚硝胺。这类化合物及其前体分布很广，可在体内外形成，致癌性强。在高发区的膳食、饮水、酸菜甚至患者的唾液中，亚硝酸盐含量均远较低发区为高。

2. 生物因素

真菌。在某些高发区的粮食中，食管癌患者的上消化道中或切除的食管癌标本上，均能分离出多种真菌，其中某些真菌有致癌作用。有些真菌能促使亚硝胺及其前体的形成，更促进癌肿的发生。

3. 缺乏某些微量元素

钼、铁、锌、氟、硒等在粮食、蔬菜、饮水中含量偏低。

4. 缺乏维生素

缺乏维生素 A、维生素 B_2、维生素 C 以及动物蛋白、新鲜蔬菜、水果摄入不足，是食管癌高发区的一个共同特点。

5. 烟、酒、热食热饮、口腔不洁等因素

长期饮烈性酒，嗜好吸烟，食物过硬、过热，进食过快，引起慢性刺激、炎症、创伤或口腔不洁、龋齿等，均可能与食管癌的发生有关。吸烟和大量饮酒是鳞癌的主要危险因素。戒烟后鳞癌的发病风险会大大降低。而且，这些患者常有消化道以外的癌症病史，如头颈部癌及肺癌的病史。吸烟也是腺癌的一个确定的危险因素，但过度饮酒只是中度风险。与鳞癌不同，戒烟后腺癌的发病风险仍保持不变。

6. 遗传易感因素

包括有肿瘤家族史或者有食管癌的癌前疾病或癌前病变。

总之，引起食管癌的因素是复杂的、多方面的。有些可能是主导因素，有些可能是促进因素，也有些或许只是一些相关因素，因此食管癌的病因尚有待继续深入研究。

第二节　食管癌病理类型与分期

一、病理类型

按病理形态，临床上将食管癌分为 4 型。

1. 髓质型

管壁明显增厚并向腔内外扩展，使癌瘤的上下端边缘呈坡状隆起。多数累及食管周径的全部或绝大部分。切面呈灰白色，为均匀致密的实体肿块。

2. 缩窄型（即硬化型）

瘤体形成明显的环行狭窄，累及食管全部周径，较早出现阻塞。

3. 蕈伞型

瘤体呈卵圆形扁平肿块状，向腔内呈蘑菇样突起，故名蕈伞。隆起的边缘与其周围的黏膜境界清楚，瘤体表面多有浅表溃疡，其底部凹凸不平。

4. 溃疡型

瘤体的黏膜面呈深陷而边缘清楚的溃疡。溃疡的大小和外形不一，深入肌层，阻塞程度较轻。

二、分期

食管癌 TNM 分期与临床分期见表9-1。

表 9-1　食管癌的 TNM 分期与临床分期

T：原发肿瘤

T_X：原发肿瘤不能测定

T_0：无原发肿瘤证据

T_{is}：原位癌

T_1：肿瘤只侵及黏膜固有层和黏膜下层

T_2：肿瘤侵及肌层

T_3：肿瘤侵及食管纤维膜

T_4：肿瘤侵及邻近器官

N：区域淋巴结

    N_X：区域淋巴结不能测定

    N_0：无区域淋巴结转移

    N_1：区域淋巴结转移

M：远处转移

    M_X：远处转移不能测定

    M_0：无远处转移

    M_1：有远处转移

    胸上段食管癌

    M_{1a}：颈淋巴结转移

    M_{1b}：其他的远处转移

    胸中段食管癌

    M_{1a}：不应用

    M_{1b}：非区域淋巴结或其他的远处转移

    胸下段食管癌

    M_{1a}：腹腔动脉淋巴结转移

    M_{1b}：其他的远处转移

临床分期			
0 期	T_{is}	N_0	M_0
Ⅰ 期	T_1	N_0	M_0
ⅡA 期	T_2	N_0	M_0
ⅡB 期	T_3	N_0	M_0
	T_1	N_1	M_0
Ⅲ 期	T_2	N_1	M_0
	T_3	N_1	M_0
Ⅳ 期	T_4	任何 N	M_0
	任何 T	任何 N	M_1
ⅣA 期	任何 T	任何 N	M_{1a}
ⅣB	任何 T	任何 N	M_{1b}

注：食管癌的区域淋巴结定义，颈段食管癌：颈部淋巴结，包括锁骨上淋巴结；胸段食管癌：纵隔及胃周淋巴结，不包括腹腔动脉旁淋巴结。

第三节　食管癌的诊断与鉴别诊断

一、临床表现

食管癌早期时症状常不明显，但在吞咽粗硬食物时可能有不同程度的不适感觉，包括咽下食物哽噎感，胸骨后烧灼样、针刺样或牵拉摩擦样疼痛。食物通过缓慢，并有停滞感或异物感。哽噎停滞感常通过吞咽水后缓解消失。症状时轻时重，进展缓慢。

中晚期食管癌典型的症状为进行性咽下困难，先是难咽干的食物，继而半流食，最后水和唾液也不能咽下。常吐黏液样痰，为下咽的唾液和食管的分泌物。患者逐渐消瘦、脱水、无力。持续胸痛或背痛提示为晚期症状，癌已侵犯食管外组织。当癌肿梗阻所引起的炎症水肿暂时消退，或部分癌肿脱落后，梗阻症状可暂时减轻，常误认为病情好转。若癌肿侵犯喉返神经，可出现声音嘶哑；若压迫颈交感神经节，可产生 Horner 综合征；若侵入气管、支气管，可形成食管、气管或支气管炎，出现吞咽水或食物时剧烈呛咳，并发生呼吸系统感染。后者有时也可因食管梗阻致内容物反流入呼吸道而引起。最后出现恶病质。若有肝、脑等脏器转移，可出现黄疸、腹水、昏迷等体征。

体格检查时应特别注意锁骨上有无肿大淋巴结、肝有无肿块和有无腹水、胸腔积液等远处转移体征。

二、诊断

1. 高危因素

食管癌高发区，年龄在 40 岁以上，有肿瘤家族史或者有食管癌的癌前疾病或癌前病变者是食管癌的高危人群。

2. 症状

吞咽食物时有哽噎感、异物感、胸骨后疼痛，或明显的吞咽困难等，考虑有食管癌的可能，应进一步检查。

吞咽食物时有哽噎感、异物感、胸骨后疼痛一般是早期食管癌的症状，而出现明显的吞咽困难一般提示食管病变为进展期。

临床诊断为食管癌的患者出现胸痛、咳嗽、发热等，应考虑有食管穿孔的可能。

3. 体征

（1）大多数食管癌患者无明显相关阳性体征。

（2）临床诊断为食管癌的患者近期出现头痛、恶心或其他神经系统症状和体征，骨痛，肝肿大，皮下结节，颈部淋巴肿大等提示远处转移的可能。

4. 辅助检查

（1）血液生化检查：对于食管癌，目前无特异性血液生化检查。食管癌患者血液碱性磷酸酶或血钙升高考虑骨转移可能，血液碱性磷酸酶、谷草转氨酶、乳酸脱氢酶或胆红素升高考虑肝转移的可能。

（2）影像学检查。

1）食管造影检查：是可疑食管癌患者影像学诊断的首选，应尽可能采用低张双对比方法。对隐伏型等早期食管癌无明确食管造影阳性征象者应进行食管镜检查，对食管造影提示有外侵可能者应进行胸部 CT 检查。

2）CT 检查：胸部 CT 检查目前主要用于食管癌临床分期、确定治疗方案和治疗后随访，增强扫描有利于提高诊断准确率。CT 能够观察肿瘤外侵范围，T 分期的准确率较高，可以帮助临床判断肿瘤切除的可能性及制订放疗计划；对有远处转移者，可以避免不必要的探查术。

3）超声检查：主要用于发现腹部脏器、腹部及颈部淋巴结有无转移。

4）MRI 和 PET-CT：均不作为常规应用，需要时进一步检查。MRI 和 PET-CT 有助于鉴别放化疗后肿瘤未控、复发和瘢痕组织；PET 检查还能发现胸部以外更多的远处转移。

（3）内镜检查：是食管癌诊断中最重要的手段之一，对于食管癌的定性定位诊断和手术方案的选择有重要的作用，对拟行手术治疗的患者是必需的常规检查项目。此外，内镜检查前必须充分准备，建议应用去泡剂和去黏液剂，仔细观察各部位，采集图片，对可疑部位应用碘染色和放大技术进一步观察，进行指示性活检，这是提高早期食管癌检出率的关键。提高食管癌的发现率，是现阶段降低食管癌死亡率的重要手段之一。

三、鉴别诊断

食管癌的鉴别诊断，除病史、症状和体征外，在很大程度上有赖于 X 线和内窥镜检查，而最后的诊断需要经病理组织学诊断证实。食管癌需与以下疾病相鉴别。

1. 食管贲门失弛缓症

患者多见于年轻女性，病程长，症状时轻时重。食管钡餐检查可见食管下端呈光滑的漏斗形狭窄，应用解痉剂可使之扩张。

2. 食管良性狭窄

可由误吞腐蚀剂、食管灼伤、异物损伤、慢性溃疡等引起的瘢痕所致。病程较长，咽下困难发展至一定程度即不再加重。经详细询问病史和X线钡餐检查可以鉴别。

3. 食管良性肿瘤

主要为少见的平滑肌瘤，病程较长，咽下困难多为间歇性。X线钡餐检查可显示食管有圆形、卵圆形或分叶状的充盈缺损，边缘整齐，周围黏膜纹正常。

4. 癔球症

多见于青年女性，时有咽部球样异物感，进食时消失，常由精神因素诱发。本病实际上并无器质性食管病变，也不难与食管癌鉴别。

5. 缺铁性假膜性食管炎

多为女性，除咽下困难外，尚可有小细胞低色素性贫血、舌炎、胃酸缺乏和反甲等表现。

6. 食管周围器官病变

如纵隔肿瘤、主动脉瘤、甲状腺肿大、心脏增大等。除纵隔肿瘤侵入食管外，X线钡餐检查可显示食管有光滑的压迹，黏膜纹正常。

第四节　食管癌的治疗

食管癌的治疗需要各学科的专业知识，可分外科治疗、放射治疗、化学治疗和综合治疗。两种以上疗法同时或先后应用称为综合治疗。结果显示以综合治疗效果较好。

一、手术治疗

手术是治疗食管癌首选方法。若全身情况良好，有较好的心肺功能储备，无明显远处转移征象者，可考虑手术治疗。一般以颈段癌长度小于3 cm、胸上段癌长度小于4 cm、胸下段癌长度小于5 cm切除的机会较大。然而也有瘤体不太大但已与主要器官，如主动脉、气管等紧密粘连而不能切除者。对较大的鳞癌估计切除可能性不大而患者全身情况良好者，可先采用术前放疗，待瘤体缩小后再作手术。

手术禁忌证：①全身情况差，已呈恶病质；或有严重心、肺或肝、肾功能不全者。②病变侵犯范围大，已有明显外侵及穿孔征象，如已出现声音嘶哑或已有食管气管瘘者。③已有远处转移者。

（一）术前评估

在手术之前，对所有患者都应该评估其生理状况能否接受食管切除。在手术之前应该根据内镜超声、胸腹部CT和PET-CT进行临床分期，以评估可切除性。接受食管切除手术的患者应该生理状况较适宜，癌肿较局限可切除，位于胸段食管（距会咽超过5 cm）与腹内段的食管。颈段食管癌或胸段食管癌距会厌不超过5 cm者，应接受根治性放化疗。可切除的胸段食管癌（距会厌超过5 cm）或贲门癌，T_{is}或T_{1a}，定义为肿瘤侵犯黏膜但不侵犯黏膜下层，可考虑内镜黏膜切除术（EMR），其他烧灼技术，或在有经验的中心行食管切除术。位于黏膜下层或更深的肿瘤需手术治疗。$T_1 \sim T_3$，肿瘤可切除，即使有区域淋巴结转移（N_1）。T_4，肿瘤仅累及心包、胸膜或膈肌者是可切除的。可切除的ⅣA期：病变位于低位食管，腹腔淋巴结可切除且腹腔动脉、主动脉或其他器官未被累及。不可切除的食管癌：T_4，肿瘤累及心脏、大血管、气管或邻近器官，包括肝脏、胰腺、肺和脾脏，是不可切除的。不可切除的ⅣA期：癌肿位于低位食管，腹腔淋巴结不可切除且腹腔动脉、主动脉或其他器官包括肝脏、胰腺、肺和脾脏被累及。不可切除的ⅣB期：远处转移或非区域淋巴结转移。

（二）手术方式

手术方式取决于外科医生的经验和习惯以及患者的意愿。

食管癌根治术，是对食管癌进行手术切除的全称，包括肿瘤切除，肿瘤上下端足够长度的食管、受累组织器官的切除，胃切除和周围软组织、组淋巴结清扫，消化道重建等，以及术前、术中、术后的围术期处理。

　　手术径路常用左胸切口（图9-1）。中段食管癌切除术有用右胸切口（图9-2）者。联合切口有用胸腹联合切口者或左颈、胸、腹三切口者。手术方法应根据病变部位及患者具体情况而定。对肿瘤的根治性切除，应注意长度和广度。原则上应切除食管大部分。切除的长度应在距癌瘤上、下5~8 cm以上。切除的广度应包括肿瘤周围的纤维组织及所有淋巴结的清除（特别注意颈部、胸顶上纵隔、食管气管旁和隆突周围、腹内胃小弯、胃左动脉及腹主动脉周围等处）。有认为癌常沿黏膜下的纵长侵犯较广或癌灶有时可能呈多灶型出现，故宜做全食管切除术。

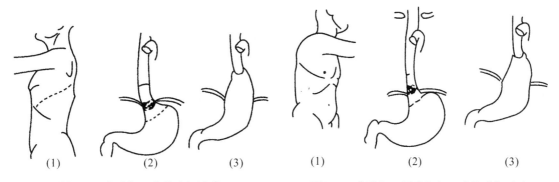

<table>
<tr><td>图9-1　左胸切口食管癌切除术</td><td>图9-2　右胸切口及腹部切口食管癌切除术</td></tr>
<tr><td>（1）左胸侧后切口；　（2）食管、胃切除范围；
（3）主动脉弓下食管胃吻合术</td><td>（1）右胸及腹部切口；　（2）食管胃切除范围；
（3）主动脉弓上食管胃吻合术</td></tr>
</table>

　　食管下段癌，与代食管器官吻合多在主动脉弓上；而食管中段癌或上段癌则应吻合在颈部。常用的代食管器官是胃，有时用结肠或空肠。常见的术后并发症是吻合口瘘和吻合口狭窄。

　　经食管裂孔钝性剥除食管癌作食管内翻拔脱术可用于心、肺功能差，患早期癌而不宜作开胸手术者。但此法可并发喉返神经麻痹及食管床大出血，应掌握适应证及止血技巧。现已逐渐发展对心肺功能差者有时可采用电视胸腔镜下辅助食管癌切除术。对晚期食管癌，不能根治或放射治疗、进食有困难者，可作姑息性减症手术，如食管腔内置管术、食管胃转流吻合术、食管结肠转流吻合术或胃造瘘术等。这些减症手术有可能发生并发症，应严格掌握适应证和手术技术。

　　电视胸腔镜（VATS）在食管癌诊断与治疗的应用：目前VATS行食管癌切除的主要术式有经右胸胸腔镜分离切除食管、腹腔镜游离胃、行颈部食管吻合。

　　国内外统计，食管癌的切除率为58%~92%，手术并发症发生率为6.3%~20.5%，切除术后5年和10年生存率分别为8%~30%和5.2%~24%。我国食管癌的临床外科治疗结果优于国际上的统计数字。特别近20年来在手术技术方面做了大量改进工作，出现了各种手术途径和很多种不同的切除技术和吻合技术，例如近年来用管状吻合器进行机械吻合日益广泛，缩短了手术时间，降低了并发症发生率。各种技术改进的目的在于减少近远期并发症，提高患者术后生活质量和远期生存率。经过长时间的随访显示，多种方法并无本质上的差别，只要按照操作规程，仔细操作，熟练掌握各种技术，均可取得良好效果。

（三）术后饮食

　　术后3~4d鼻胃管已经拔除，肛门已经有排气时，说明可以进食了，但此时最好不要进食。术后6~7d，可进流质饮食，注意少吃多餐。术后9~10d，进半流饮食，如稀饭等，也要坚持少吃多餐。一般在术后半个月，按照少吃多餐的原则吃多种食物，以半流食为主。术后2个月以后基本可以恢复普通饮食，每日3~4餐，宜选吃质软的食物。进食后不能马上躺下来，因贲门已经切除，容易导致食物或胃液反流，最好是散步40min后才躺下休息。饮食宜清淡、高营养易消化食物，避免进食刺激性食物，如生蒜、辣椒、胡椒等，戒除烟酒。饭后可喝少量开水或淡盐水，以冲淡食管内的食物和黏液，预防食管黏膜损伤和水肿。

（四）并发症

1. 吻合口瘘

颈部吻合口瘘对患者生命不造成威胁，经引流多能愈合；胸内吻合口瘘对患者造成极大威胁，死亡率甚高。胸内吻合口瘘多发生在术后 5～10d，患者呼吸困难及胸痛，X 线检查有液气胸征，口服碘水可见造影剂流出食管腔，应立即放置胸腔闭式引流、禁食，使用有效抗生素及支持治疗。吻合口瘘的发生原因与出现时间有一定关系。早期瘘（术后 3d 内）多与吻合技术、吻合部位与吻合方式有关。中期瘘多与患者年龄、全身因素、胃上提牵拉过分造成血运不良、术后围术期的处理、术后颈部切口及胸腔内局部感染有关。晚期瘘与患者年龄、全身因素有关。

一般保守治疗：禁食，胸腔闭式引流，充分引流（局部换药治疗），静脉应用广谱抗生素控制感染，有效的营养支持（静脉高营养，或空肠造瘘）及纠正水电解质紊乱。

手术治疗：吻合口瘘修补术和吻合口切除术。

手术适应证：①一般状况尚好，可以耐受二次手术。②症状出现时间短，胸内感染轻。③胸胃长度足够长，切出原吻合口后可再行高位吻合。④经保守治疗无效或症状突然加重。

手术方法：吻合口瘘修补术和吻合口切除术。

2. 肺部并发症

包括肺炎、肺不张、肺水肿和急性呼吸窘迫综合征等，以肺部感染较为多见，应引起高度重视；术后鼓励患者咳嗽、咳痰，加强呼吸道管理以减少术后肺部并发症的发生。

3. 乳糜胸

为术中胸导管损伤所致，多发生于术后 2～10d，患者觉胸闷、气急、心悸。胸腔积液乳糜试验阳性。一旦确诊，应放置胸腔闭式引流，密切观察引流量，引流量较少者，可给予低脂肪饮食，维持水、电解质平衡及补充营养，部分患者可愈合。对乳糜流量大的患者，应及时剖胸结扎乳糜管。

4. 胸胃排空障碍（胸胃梗阻）

（1）原因：①术中切除迷走神经主干及分支。②胃解剖位置变异。③胃泌素分泌减少。④术后胃肠减压不够充分。⑤食管裂孔回缩与周围组织粘连引起胃出口狭窄。

（2）诊断：拔除胃管后出现胸闷、气短、心悸、呼吸不畅、呼吸困难、呕吐，呕吐物多为棕绿色或咖啡色胃液，再次置入胃管后症状明显缓解，而再次拔除胃管后又出现上述症状。胸片可见胸胃明显扩张，并可见液平面。术侧呼吸运动减弱，呼吸音明显减弱或消失，可有振水音。胃肠造影或胃镜检查示胃扩张，蠕动减弱，但幽门部基本通畅。

（3）治疗：①保守治疗，禁食，胃肠减压，口服胃动力药，纠正电解质紊乱，保持酸碱平衡，补充微量元素及维生素，保持内环境稳定。加强营养，提供足够热量，可适量输注白蛋白、全血或血浆。一般经保守治疗后胸胃排空障碍即可好转。税跃平报道该院自 1983－2002 年以来发生术后胸胃排空障碍患者 9 例，经上述保守治疗总有效率 89%。②手术治疗，如果梗阻是机械因素引起，经保守治疗，症状未见好转，同时梗阻严重不能维持营养，可剖胸或剖腹后根据梗阻原因进行手术处理。

5. 吻合口出血

（1）原因：应激性溃疡；术中牵拉、挤压、挫伤胃黏膜；吻合口出血。

（2）诊断：贫血症状；术后经胃管可吸出咖啡色或淡红色血性液体，甚至呕血；黑便。

（3）治疗：①保守治疗，予抗酸药如甲氰咪呱或奥美拉唑；必要时补液，输血，应用止血药。②手术治疗，术后胃管吸出血性液体或胸腔引流出血性液体超过 150 mL/h 且连续 5h 无减少趋势或经大量输血而休克症状无明显改善或估计胸内有大量积血者，均应立即剖胸止血。

6. 吻合口狭窄

（1）原因：①手术因素，吻合口过小，食管与胃黏膜对合不整齐，缝线过密，打结过紧等。②术后吻合口感染，吻合口瘘。③术后进食较晚或进食流食或半流食时间过长。④吻合口恶性病变复发。初期症状多为进食梗阻感并进行性加重，患者营养状况较差，食管钡餐可见吻合口狭窄，同时吻合口上方食管代偿性扩张；吻合口可呈线型、"S"形、倒圆锥形。

（2）治疗：①扩张治疗，手术 1 个月以后方可进行。根据食管钡餐和食管镜获得的吻合口情况，采用不同型号的沙氏软质探条扩展器，在食管镜及引导钢丝的引导下对吻合口狭窄进行扩张。术后 1h 患者即可进普食。②保守治疗，输液，保持酸碱平衡，补充微量元素及维生素，保持内环境稳定。加强营养，提供足够热量，可适量输注白蛋白、全血或血浆；同时积极予扩张治疗。③手术治疗，扩张失败、吻合口狭窄严重不能维持营养同时可以耐受手术者可进行手术治疗。经胃腔内环行切除吻合瘢痕。贲门术后可行胃大弯顶端食管侧侧吻合术。如无法重建吻合口，则行空肠造瘘术。

7. 反流性食管炎

（1）原因：①贲门切除后失去正常括约功能。②胃正常生理功能受影响，使幽门痉挛。

（2）诊断：患者症状多为反酸，胸骨后疼痛，烧灼感。此外食管镜检查及活检，食管内滴酸试验，食管下端吸取反流液检查，消化道钡餐均是比较准确的诊断方法。

（3）治疗：①保守治疗，根据美国胃肠病学会建议，正确的生活指导对治疗很重要。建议患者进低脂、高蛋白饮食，少食多餐；避免进食过冷、过热食物，不吸烟，不饮浓茶、咖啡、烈酒，减肥。保持大便通畅。忌用抗乙酰胆碱药、茶碱、钙通道阻滞剂、安定、麻醉剂等。进餐 3h 后睡眠，睡眠时将床的头端垫高 15 ~ 20 cm。经过以上生活指导，有 25% 的患者可以减轻或缓解临床症状。②抑酸药物，包括质子泵抑制剂和 H_2 受体拮抗剂。抑酸药可以通过抑制胃酸，减轻胃酸对食管黏膜的刺激而缓解症状。③内镜治疗，近年来临床上采用内镜下抗反流手术进行反流性食管炎的治疗。这种方法又被称为胃底折叠术。通过内镜下缝合术在远端食管内制造一个折叠，将胃底缠绕食管而恢复食管下括约肌的功能。这种方法可以恢复食管下括约肌的功能，减轻胃灼热的严重程度和频率，减少反流，使反流性食管炎痊愈。④手术治疗，由于反流性食管炎是因为术后吻合口丧失括约功能所致，因此各种手术方式的核心都是重建吻合口部位的瓣膜功能。近年来出现的各种手术方式主要有食管—胃吻合包埋缝缩法、保留贲门附加 Nissen 式手术的食管切除术、食管置入术、胃壁肌瓣遮盖式胃—食管吻合术。

8. 声带麻痹

声音嘶哑、咳嗽无力、进水时呛咳是因为喉返神经损伤所致。大多数是暂时的，1 年后将自愈，且目前无特殊有效的治疗方法。

9. 其他并发症

有血胸、气胸及胸腔感染，根据病情进行相应的处理。

二、放射疗法

放疗（根治性、术前、术后、姑息性）是整个食管癌治疗的一部分。

1. 放射和手术综合治疗

可增加手术切除率，也能提高远期生存率。术前放疗后，休息 2 ~ 3 周再作手术较为合适。对术中切除不完全的残留癌组织处作金属标记，一般在术后 3 ~ 6 周开始术后放疗。

2. 单纯放射疗法

多用于颈段、胸上段食管癌，因手术难度大，手术并发症多，疗效常不满意；也可用于有手术禁忌证而病变食管不长，患者尚可耐受放疗者。

三、化学治疗

采用化疗与手术治疗相结合或与放疗、中医中药相结合的综合治疗，有时可提高疗效，或使食管癌患者症状缓解，存活期延长。但要定期检查血象，并注意药物反应。

第十章

胃癌

第一节　胃癌概述

一、发病情况

胃癌是全球常见的恶性肿瘤，约占胃恶性肿瘤的 95% 以上。预后相对较差，严重威胁人类健康。根据国际癌症研究机构的统计数据，2012 年全球胃癌新发病例约 95.1 万例，因胃癌死亡病例约 72.3 万例，分别位于恶性肿瘤发病率第 5 位、死亡率第 3 位。超过 70% 的胃癌新发病例在发展中国家，约 50% 的病例发生在亚洲东部，主要集中在中国。中国胃癌发病例数和死亡例数分别占全球的 42.6% 和 45.0%，在全球 183 个国家中位于发病率第 5 位、死亡率第 6 位。

国家癌症中心、全国肿瘤登记中心统计的 2014 年恶性肿瘤登记资料显示，2014 年，全国新确诊胃癌病例数 41 万例，约占全部癌症发病的 11%，发病率为 30/10 万。男性胃癌发病率远高于女性，约是女性的 2.4 倍。胃癌发病率随年龄的增长而增加，35 岁以下较低，35 岁以后快速上升，于 80~84 岁年龄组达到高峰，≥85 岁有所下降。2014 年，全国因胃癌死亡病例为 29.4 万人，死亡率为 21/10 万。我国胃癌的发病率在不同地区之间有很大差异，农村地区胃癌发病率和死亡率分别是城市地区的 1.3 倍和 1.4 倍。北方地区的甘肃、宁夏、青海及东北等地高发，湖南、广西、广东以及云南、贵州、四川发病率较低。

二、病因学

胃癌的发生是一个多步骤、多因素进行性发展的过程。在正常情况下，胃黏膜上皮细胞的增殖和凋亡之间保持动态平衡。这种平衡的维持有赖于癌基因、抑癌基因及一些生长因子的共同调控。多种因素会影响上述调控体系，共同参与胃癌的发生。到目前为止都没有十分准确的病因，但其发病主要和下面这些因素有关。

1. 环境和饮食因素

环境因素在胃癌发生中起重要作用。某些环境因素，如火山岩地带、高泥炭土壤、水土含硝酸盐过多、微量元素比例失调或化学污染可直接或间接经饮食途径参与胃癌的发生。流行病学研究提示，多吃新鲜水果和蔬菜、使用冰箱及正确贮藏食物，可降低胃癌的发生。经常食用霉变食品、咸菜、腌制烟熏食品，以及过多摄入食盐，可增加危险性。长期食用含硝酸盐较高的食物，硝酸盐在胃内被细菌还原成亚硝酸盐，再与胺结合生成致癌物亚硝胺。此外，慢性胃炎及胃部分切除者胃酸分泌减少有利于胃内细菌繁殖。老年人因泌酸腺体萎缩常有胃酸分泌不足，有利于细菌生长。胃内增加的细菌可促进亚硝酸盐类致癌物质产生，长期作用于胃黏膜将导致癌变。

2. 幽门螺杆菌感染

幽门螺杆菌（Hp）感染与胃癌的关系已引起关注。Hp 感染与胃癌有共同的流行病学特点，胃癌高发区人群 Hp 感染率高，Hp 抗体阳性人群发生胃癌的危险性高于阴性人群。1994 年 WHO 宣布 Hp 是人类胃癌的 I 类致癌原。

胃癌可能是 Hp 长期感染与其他因素共同作用的结果，其中 Hp 可能起先导作用。Hp 诱发胃癌的可能机制有：①Hp 导致的慢性炎症有可能成为一种内源性致突变原。②Hp 可以还原亚硝酸盐，N-亚硝基化合物是公认的致癌物。③Hp 的某些代谢产物促进上皮细胞变异。

3. 遗传因素

胃癌有明显的家族聚集倾向，家族发病率高于人群 2~3 倍。最著名的 Bonaparte 家族的例子很好地说明了遗传因素在胃癌发病中的作用，拿破仑、他的父亲和祖父都死于胃癌。浸润型胃癌有更高的家族发病倾向，提示该型与遗传因素有关。一般认为遗传素质使致癌物质对易感者更易致癌。

4. 癌前状态

胃癌的癌前状态分为癌前疾病和癌前病变，前者是指与胃癌相关的胃良性疾病，有发生胃癌的危险性，后者是指较易转变为癌组织的病理学变化。

（1）癌前疾病。

1）慢性萎缩性胃炎。

2）胃息肉：炎性息肉约占 80%，直径多在 2 cm 以下，癌变率低；腺瘤性息肉癌变的概率较高，特别是直径 >2 cm 的广基息肉。

3）胃溃疡：癌变多从溃疡边缘发生，多因溃疡边缘的炎症、糜烂、再生及异型性增生所致。

4）残胃炎：毕Ⅱ式胃切除术后，癌变常在术后 10~15 年发生。

（2）癌前病变。

1）肠型化生：肠化有小肠型和大肠型两种。大肠型化生又称为不完全肠化，其肠化细胞不含亮氨酸氨基肽酶和碱性磷酸酶，被吸收的致癌物质易在细胞内积聚，导致细胞异型性增生而发生癌变。

2）异型性增生：胃黏膜腺管结构及上皮细胞失去正常的状态出现异型性改变，组织学上介于良恶性之间。因此，对上述癌前病变应注意密切随访。

第二节 胃癌病理类型与分期

一、病理类型

（一）大体类型

根据胃癌大体形态，临床上可分为早期胃癌和进展期胃癌。

1. 早期胃癌（EGC）

凡是病变仅侵及胃黏膜或黏膜下层，不论病灶大小和有无淋巴结转移均称为早期胃癌。癌灶直径 5.1~10 mm 的早期胃癌称为小胃癌，约占早期胃癌的 15%，癌灶直径在 5 mm 以下的早期胃癌称为微小胃癌，约占早期胃癌的 10%，一点癌（或称为超微小胃癌）是指胃镜检查黏膜活检证实为癌，而在手术后切除的胃标本上未能找到癌的病例。直径大于 40 mm 的早期胃癌称为浅表广泛型早期胃癌，此型胃癌的定性诊断与病变范围的确定同等重要，因为容易造成手术切缘的癌残留。早期胃癌的肉眼形态可分为 3 型（表 10-1）。

表 10-1 早期胃癌肉眼分型

Ⅰ型	隆起型	
Ⅱ型	浅表型	Ⅱa 病变平坦
		Ⅱb 病变稍凹陷
		Ⅱc 病变稍隆起
Ⅲ型	凹陷型	
	混合型	Ⅱa + Ⅱc
		Ⅱc + Ⅱa

Ⅱc + Ⅲ

Ⅱc + Ⅱa + Ⅲ

Ⅲ + Ⅱa

Ⅲ + Ⅱc

2. 进展期胃癌（AGC）

又称中晚期胃癌，是指病变超过黏膜下层，侵犯肌层甚至更远处。进展期胃癌常有淋巴结转移、邻近组织器官的浸润或远隔脏器的转移，分期较晚。Borrmann 分型法将 AGC 分为 4 型。

（1）结节型或巨块型（Borrmann Ⅰ型）：较为少见，约为进展期胃癌的 6% ~ 8%。突入胃腔的癌肿外形呈结节状、巨块状、菌伞状或菜花状，也为隆起型进展期胃癌。癌肿具有明显的局限性。癌肿边界清楚，癌周胃壁浸润范围也较小，镜检观察，一般多在 10 mm 以内。

（2）溃疡局限型（Borrmann Ⅱ型）：本型占进展期胃癌的 30% ~ 40%。癌肿呈略隆起的溃疡型，癌周为环堤，呈局限型。癌肿基底与健胃界限也很清楚。镜检观察，癌周胃癌浸润范围不超过 20 mm。

（3）溃疡浸润型（Borrmann Ⅲ型）：此型最常见，占进展期胃癌的 45% ~ 48%。癌中心为溃疡，癌周环堤有明显的癌组织向周围浸润，环堤为边缘不清楚的斜坡状。环堤基底与健胃界限不清楚。

（4）弥漫浸润型（Borrmann Ⅳ型）：约占进展期胃癌的 15%。癌细胞与胃壁各层弥漫型浸润生长，胃壁增厚，不向胃腔内隆起也不形成溃疡。肿瘤组织与健胃界限不清楚，临床上很难确定，当肿瘤组织浸润累及全胃时，整个胃壁肥厚，胃腔缩小而僵硬，呈皮革状，称为皮革状胃癌（皮革胃）。本型胃癌恶性程度高，较早发生淋巴转移。

（5）不能分型的胃癌（Borrmann V 型）：少见。主要包括两种类型的肿瘤：其一为不能列入 Borrmann Ⅰ ~ Ⅳ型中的任何一型的胃癌，形态特征为癌肿向胃腔内突出，呈结节型，但其基底部有浸润，顶部可有浅表溃疡。另一种为类似早期胃癌的进展期胃癌，即在术前胃镜、术后大体标本观察时，均诊断为早期胃癌，但病理组织学检查确诊为进展期胃癌，另外极其罕见地向胃外生长的胃癌也应列入此型。

（二）组织学类型

在组织学上，有若干不同的分类方法，主要有以下几种。

1. 世界卫生组织分类（WHO）分类法

（1）乳头状腺癌。

（2）管状腺癌。

（3）低分化腺癌。

（4）黏液腺癌。

（5）印戒细胞癌。

（6）未分化癌。

（7）特殊型癌：包括类癌、腺鳞癌、鳞状细胞癌、小细胞癌等。目前我国胃癌的组织学分型多采用上述分类方法。

2. 芬兰 Lauren 分类法

（1）肠型胃癌（表 10-2）。

（2）弥漫性胃癌（表 10-2）。

（3）混合型胃癌。

表 10-2　肠型胃癌和弥漫性胃癌的比较

项目	肠型胃癌	弥漫性胃癌
组织发生学	肠上皮化生上皮	正常胃黏膜上皮
流行病学	胃癌高发区多见，与环境因素有关	胃癌低发区多见，与遗传因素有关
性别	男性多见	女性多见
年龄	多发于老年	多发于中青年
好发部位	胃窦、贲门	胃体
大体类型	结节型多见，其次为溃疡局限型和溃疡浸润型	溃疡浸润型多见，其次为结节型和溃疡局限型
浸润范围	局限	广泛
癌旁黏膜	广泛萎缩性胃炎伴肠上皮化生	无或小片萎缩性胃炎伴肠上皮化生
预后	较好	较差

二、分期

我国现在胃癌的分期标准主要参照 UICC、AJCC 及 JRS 共同通过的胃癌分期标准。这一分期标准主要特点是：强调肿瘤的浸润深度，转移淋巴结至原发癌边缘的距离，以及将 12、13、14、16 组等淋巴结转移（N_3、N_4）作为远处转移（M）。

1. T：肿瘤浸润深度

T_1：浸润至黏膜或黏膜下。

T_2：浸润至肌层或浆膜下。

T_3：穿透浆膜层。

T_4：侵及邻近结构或腔内扩展至食管、十二指肠。

2. N：淋巴结转移状况

N_0：无淋巴结转移。

N_1：距肿瘤边缘 3 cm 以内的淋巴结转移。

N_2：距肿瘤边缘 3 cm 以外的胃周淋巴结转移，包括胃左动脉、肝总动脉、脾动脉及腹腔动脉周围淋巴结转移。

3. M：远处转移的状况

M_0：无远处转移。

M_1：有远处转移，包括第 12、第 13、第 14、第 16 组淋巴结转移。

如原发肿瘤局限于黏膜层而未累及黏膜固有层者为原位癌，以 T_{is} 表示，当肿瘤为 $T_{is}N_0M_0$ 时即为原位癌，也可称为 0 期。

根据上述定义，临床各期划分如下：

Ⅰ期

Ⅰa：$T_1N_1M_0$。

Ⅰb：$T_2N_0M_0$、$T_1N_0M_0$。

Ⅱ期：$T_3N_0M_0$、$T_2N_1M_0$、$T_2N_0M_0$。

Ⅲ期

Ⅲa：$T_4N_0M_0$、$T_3N_1M_0$、$T_2N_2M_0$。

Ⅲb：$T_4N_1M_0$、$T_3N_2M_0$。

Ⅳ期：$T_4N_2M_0$、TNM_1。

第三节　胃癌的诊断与鉴别诊断

胃癌起病隐匿，早期诊断困难，待出现明显的临床症状再做出诊断时，大多已为进展期，胃癌的早期诊断是提高治疗效果的关键。因为早期胃癌无特异性临床症状，所以临床医师应高度重视患者的非特异性症状，对于以下症状应及早进行相关检查：慢性胃炎患者的症状近期内加重，40 岁以上无胃病史，近期内出现上腹疼痛不适、呕血、黑便、消瘦等症状，患有慢性萎缩性胃炎伴肠上皮化生、胃息肉、胃溃疡、糜烂性胃炎以及手术后残胃，尤其有胃癌家族史。

一、临床表现

1. 症状

早期胃癌多无症状，或者仅有一些非特异性的消化道症状，因此仅凭临床症状，诊断早期胃癌十分困难。

进展期胃癌最早出现的症状是上腹痛，常同时伴有食欲缺乏、厌食、体重减轻。腹痛可急可缓，开始仅为上腹饱胀不适，餐后更甚，继之有隐痛不适，偶呈节律性溃疡样疼痛，但这种疼痛不能被进食或服用抑酸药缓解。患者常有早饱感及软弱无力。早饱感或呕吐是胃壁受累的表现，皮革胃或部分梗阻时这种症状尤为突出。

胃癌发生并发症或转移时可出现一些特殊症状。贲门癌累及食管下段时可出现吞咽困难，并发幽门梗阻时可有恶心呕吐，溃疡型胃癌出血时可引起呕血或黑便，继之出现贫血。胃癌转移至肝可引起右上腹痛、黄疸和（或）发热，转移至肺可引起咳嗽、呃逆、咯血，累及胸膜可产生胸腔积液而发生呼吸困难，侵及胰腺时，可出现背部放射性疼痛。

2. 体征

早期胃癌无明显体征，进展期胃癌在上腹部可扪及肿块，有压痛。肿块多位于上腹偏右相当于胃窦处。如肿瘤转移至肝可使肝大及出现黄疸，甚至出现腹水。腹膜有转移时也可发生腹水，出现移动性浊音。侵犯门静脉或脾静脉时有脾肿大。有远处淋巴结转移时可扪及 Virchow 淋巴结，质硬不活动，肛门指检在直肠膀胱凹陷可扪及一板样肿块。一些胃癌患者可以出现伴癌综合征，包括反复发作的表浅性血栓静脉炎及过度色素沉着、黑棘皮病、皮肌炎、膜性肾病，累及感觉和运动通路的神经肌肉病变等。

二、辅助检查

（一）影像学检查

1. 胃钡餐造影

X 线征象主要有龛影、充盈缺损、黏膜皱襞的改变、蠕动异常及梗阻性改变。

2. 胃双重造影法

早期胃癌可见表面不光滑、边缘清晰，小的充盈缺损。龛影底部呈结节状，周边黏膜集中或仅表现为胃小区融合。

3. 胃癌的超声诊断

Yasudak 于 1995 年报道 641 例胃癌用超声内镜做术前检查的经验。经术后手术标本的病理检查复核，对浸润深度诊断的正确率为 79.6%。其中早期胃癌的诊断准确率达 84.9%，而对转移的区域淋巴结的检出率为 55%，认为应用超声内镜检查有助于决定对早期胃癌是否施行内镜下切除术。

4. 胃癌的 CT 诊断

胃癌在 CT 的表现与胃癌各型的大体病理形态改变基本上一致。与钡餐和胃镜相比较，CT 既能显示肿瘤腔内生长情况，又能显示肿瘤向腔外生长侵犯周围器官和远处转移的情况。胃癌的 CT 分期见表 10-3。

表 10-3　胃癌 CT 分期

分期	CT 表现
Ⅰ期	腔内肿块，胃壁增厚小于 1 cm，无转移
Ⅱ期	胃壁增厚超过 1 cm，无周围脏器侵犯和转移
Ⅲ期	胃壁增厚超过 1 cm，伴有邻近器官直接侵犯，但无远处转移
Ⅳ期	胃壁增厚伴远处转移，有或无邻近脏器侵犯

上述 CT 分期对胃癌术前手术切除性评估有重要的指导作用，凡 CT 发现有远处淋巴结转移和脏器转移或多脏器侵犯等，即 CT 认为不可切除，其可靠性大，可避免不必要的外科剖腹探查。

（二）内镜检查

1962 年日本内镜学会提示早期胃癌的概念，后被国际公认，其定义指癌组织浸润深度仅限于黏膜层或黏膜下层，而不论有无淋巴结转移，也不论癌灶面积大小。如符合上述条件伴癌灶直径 5.1 ~ 10 mm 称为小胃癌（SGC），直径小于 5 mm 者为微小胃癌（MGC）。原位癌是指癌灶仅限于腺管内，未突破腺管基底膜，如内镜活检证实为胃癌无误，但手术切除标本病理连续切片未发现癌为"一点癌"。内镜下胃癌最后诊断的确定有赖于病理诊断，因此内镜下取活检更为重要。

（三）生化免疫检查

常用的肿瘤标志物有 CEA、CA19-9、CA125、CA724，但经过多年的临床实践，证实上述标志物检查阳性常见于肿瘤较大或有远处转移的进展期胃癌，对早期胃癌的诊断阳性率 <5%，在可切除的病例中其阳性率也不超过 23%。

三、鉴别诊断

（一）与胃部良性疾病相鉴别

1. 胃溃疡

胃癌无特征性的症状和体征，特别是青年人胃癌常被误诊为胃溃疡或慢性胃炎。胃溃疡的某些典型 X 线表现可作为诊断依据，如龛影一般突出于腔外，直径在 2 cm 以内，其口部光滑整齐，周围黏膜呈辐射状，胃壁柔软可扩张等；而进展期溃疡型癌的龛影较大，且位于腔内，常伴有指压痕及裂隙破坏，局部胃壁僵硬，胃腔扩张性差等。但某些胼胝性溃疡易与溃疡型癌相混淆，这需要进一步作胃镜活检予以鉴别。

2. 胃息肉（胃腺瘤或腺瘤性息肉）

来源于胃黏膜上皮的良性肿瘤可发生于任何年龄，但以 60 ~ 70 岁多见。较小的腺瘤可无任何症状，较大者可引起上腹部饱胀不适、隐痛，恶心。腺瘤表面黏膜又可糜烂、溃疡出血而引起黑便，临床表现可酷似胃癌。X 线钡餐检查显示为 1 cm 左右直径，边界完整的圆形充盈缺损，带蒂腺瘤推压时可移动部位。胃腺瘤常与隆起型早期胃癌相混淆，宜胃镜活检予以确诊。

3. 胃平滑肌瘤

可发生于任何年龄，多见于 50 岁以下。其瘤体多单发，2 ~ 4 cm 大小，好发于胃窦及胃体部，呈圆形或椭圆形，患者常有上腹饱胀不适、隐痛或胀痛，当肿瘤增大供血不足而形成溃疡时也可出现间歇性呕血或黑便，约有 2% 可恶变成平滑肌肉瘤。胃镜检查可与胃癌相区别，但难以决定属平滑肌瘤抑或平滑肌肉瘤。

4. 胃巨大皱襞症

与浸润型胃癌相似，好发于胃上部大小弯处。良性巨大皱襞 X 线检查可见胃黏膜呈环状或弯曲改变，而浸润型胃癌黏膜多为直线形增粗。另外，巨大皱襞症常伴有低蛋白血症，而浸润型胃癌可见恶病质。

5. 肥厚性胃窦炎

多由幽门螺杆菌感染引起，可引起胃窦狭窄，蠕动消失，胃壁有伸展性；浸润型胃癌黏膜平坦或呈颗粒变形，胃壁僵硬，低张造影，两者区别较大。

6. 疣状胃炎

多发于青年，常合并十二指肠溃疡，与胃癌较好鉴别。

7. 胃黏膜脱垂

胃黏膜脱垂症是由于异常松弛的胃黏膜逆行进入食管或脱入十二指肠球部导致胃黏膜脱垂。通过 X 线钡餐检查可确诊，腹痛呈周期性、节律性，经胃镜检查较易区别。

（二）与其他胃部恶性肿瘤相鉴别

1. 原发性恶性淋巴瘤

占胃部恶性肿瘤的 0.5% ~8%。多见于青壮年，好发于胃窦、幽门前区及胃小弯。病变源于黏膜下层的淋巴组织可向周围扩展而累及胃壁全层，病灶部浆膜或黏膜常完整。临床表现有上腹部饱胀、疼痛、恶心、呕吐、黑便、胃纳减退、消瘦、乏力、贫血等非特异性症状，乙醇常可诱发胃淋巴瘤患者腹痛的发生，少许患者伴有全身皮肤瘙痒症。具特征性的改变为弥漫性胃黏膜皱襞不规则增厚，有不规则地图形多发性溃疡，溃疡边缘黏膜隆起增厚形成大皱襞；单发或多发的圆形充盈缺损，呈"鹅卵石样"改变。

2. 胃肉瘤

占胃恶性肿瘤的 0.25% ~3%，胃肉瘤的 20%，多见于老年，好发于胃底、胃体。瘤体一般较大，常在 10 cm 以上，呈球形或半球形，由于癌体巨大其中央部常因血供不足而形成溃疡。临床表现主要为上腹部疼痛、不适、恶心、呕吐、胃纳减退、消瘦、发热、上消化道出血，由于多数患者的瘤体巨大而在腹部可扪及肿物，局部有压痛。X 线钡餐检查可见黏膜下型胃平滑肌肉瘤，于胃腔内可见边缘整齐的球形充盈缺损，其中央常有典型的"脐样"龛影，浆膜下型者则仅见胃壁受压及推移征象；胃底平滑肌肉瘤在胃泡内空气的对比下，可见半弧形组织块影。胃镜检查时黏膜下型平滑肌肉瘤的表面黏膜呈半透明状，其周围黏膜可呈"桥形"皱襞；肿瘤向胃壁浸润时，其边界不清，可见溃疡及粗大之黏膜皱襞，胃壁僵硬，一般与胃癌不难鉴别。

此外，胃癌需与胃黏膜脱垂、胃类癌、胃底静脉瘤、假性淋巴瘤、异物肉芽肿等病变相鉴别。当上腹部摸到肿块时尚须与横结肠或胰腺肿块相区别，有肝转移者与原发性肝癌者相区别，鉴别诊断主要通过 X 线、钡餐造影、胃镜和活组织病理检查。

第四节　胃癌的治疗

一、手术治疗

（一）可手术切除的胃癌方法选择

目前治疗胃癌的手术方法有：内镜黏膜切除术（EMR），腹腔镜胃切除术，胃癌改良根治术 A 和 B（MG-A、MG-B）、标准胃癌根治术（D_2）、扩大胃癌根治术（D_3 或 D_4），对于各期的胃癌治疗应利用个体化治疗原则，遵循一定的程序，选择正确的手术方式方法（表 10-4 ~ 表 10-9）。

表 10-4　胃切除类型

术式	切除范围	淋巴结清扫范围
MG-A	小于 2/3	$D_1 + N_7$
MG-B	小于 2/3	$D_1 + N_{7,8a,9}$
标准根治术	大于或等于 2/3	D_2
扩大根治术	大于或等于 2/3 联合切除	D_2 或 D_3

表 10-5 Ⅰa 期胃癌的术式选择

浸润深度	组织学分型	大小	推荐术式
黏膜层（M）	分化好	小于 2 cm	EMR
	其他		
黏膜下层（SM）	分化好	小于 1.5 cm	MG-A
	其他		MG-B

表 10-6 Ⅰb 期胃癌（T_1N_1、T_2N_0）的治疗方案

浸润深度	大小	淋巴结	推荐术式
T_1（M、SM）	小于 2 cm	N_1	MG-B
	大于或等于 2.1 cm	N_1	标准根治术
T_2（MP、SS*）		N_0	标准根治术

注：* MP 为肌层，SS 为浆膜下层。

表 10-7 Ⅱ 期胃癌（T_1N_2、T_2N_1、T_3N_0）的治疗方案

浸润深度	淋巴结	推荐术式
T_1	N_2	标准根治术
T_2	N_1	标准根治术
T_3	N_0	标准根治术

表 10-8 Ⅲa 期胃癌（T_2N_2、T_3N_1、T_4N_0）的治疗方案

浸润深度	淋巴结	推荐术式
T_2	N_2	标准根治术
T_3	N_3	标准根治术
T_4	N_0	扩大根治术

表 10-9 Ⅲb 期治疗方案

浸润深度	淋巴结	推荐术式
T_3	N_2	标准胃癌根治术
T_4	N_1	扩大胃癌根治术

外科手术是治疗胃癌的主要手段，也是目前能治愈胃癌的唯一方法。因此，胃癌一经诊断，即应按照胃癌分期及个体化原则治疗方案，争取及早手术治疗。进展期胃癌复发率、转移率高，仍以手术为主，辅以化疗、放疗及免疫综合治疗。

（二）适应证

（1）经内镜、钡餐检查后确诊为胃癌。

（2）临床检查无锁骨上淋巴结肿大，无腹水，直肠指诊直肠膀胱（子宫）陷窝未触及肿物。

（3）无严重的心、肺、肝、肾功能不全，血清蛋白 35 g/L 以上。

（4）术前 BUS 及 CT 检查无肝脏或肺部等远处转移。

（5）剖腹手术探查未发现肝转移，无腹膜淋巴结弥漫性种植转移，肿瘤未侵犯胰腺、肠系膜上动脉，无腹主动脉旁淋巴结转移。

（三）禁忌证

（1）临床证实有远处转移，如锁骨上淋巴结转移，直肠指诊直肠膀胱（子宫）陷窝有肿物，BUS、CT 或胸片证实有肝或肺转移。

（2）剖腹手术探查发现腹壁已有弥漫性种植转移，肝脏有转移灶，肿瘤已侵犯胰腺实质或已累及

肠系膜上动脉，盆腔有肿物种植，腹主动脉旁已有淋巴结转移。

出现以上情况已为不可能行根治性切除范围，可酌情行姑息性手术，包括姑息性胃部切除术或姑息性胃空肠吻合术。

（四）术前准备

（1）纠正贫血、腹水和低蛋白血症，可酌情给予输血、血浆或人血蛋白，以及短期的静脉营养，改善营养状况。

（2）对伴有不全幽门梗阻者应禁食或仅进流质饮食，同时给予 3 ~ 5d 的洗胃。

（3）术前常规进行肠道清洁准备。

（4）术前 1d 常规进行上腹部及周围皮肤清洁准备。

（5）手术日晨放置鼻胃管。

（6）手术日晨静脉给予甲硝唑 0.5 g 和抗生素。

（五）常用的手术方式

1. 与胃癌手术治疗有关的概念

（1）胃周淋巴结清除的范围以 D 表示，如胃切除、第 1 站淋巴结（N_1）未完全被清除者为 D_0 胃切除术。第 1 站淋巴结（N_1）已被清除者为 D_1 胃切除术，第 2 站淋巴结（N_2）完全被清除者为 D_2 胃切除术，依次为 D_3 胃切除术和 D_4 胃切除术。

（2）胃癌手术的根治程度分为 A、B、C 3 级，A 级手术是指被清除的淋巴结站别需超越已有转移的淋巴结的站别，即 D > N，胃切除标本的手术切缘 1 cm 内无癌组织浸润。B 级手术是指被清除的淋巴结站别与已转移的淋巴结站别相同，即 D = N，手术切除 1 cm 内有癌细胞的浸润。C 级手术是指切除了部分原发灶和部分转移病灶，尚有肿瘤残留。

2. 早期胃癌的外科治疗

（1）胃镜下胃黏膜切除术（EMR）：施行该手术的前提条件是胃周淋巴结无转移。适用于分化较好的黏膜内癌，直径在 2 cm 以下，而且病灶表面无溃疡形成。尤其适合年老体弱不能耐受开腹手术或拒绝开腹手术的患者。

（2）胃局部切除术：适应证与胃镜下胃黏膜切除术相同，对于 EMR 切除术有困难或切除不彻底者更为适合。手术前需对病灶部位注射染料定位。

（3）胃大部切除术，D_1（或 D_{1+}）淋巴结清除术：对诊断为分化型胃黏膜内癌（隆起型癌直径 < 4 cm，凹陷型或隆起 + 凹陷型癌直径 < 2 cm），并且不伴有溃疡者，可行胃大部切除术，D_1 淋巴结清除术或 $D_1 + N_0$。

已侵犯黏膜下层的早期胃癌，其淋巴结转移率较高，合并有溃疡或瘢痕形成的黏膜内癌多为低分化型癌，如直径 > 2.0 cm，则不宜缩小手术切除范围。

3. 进展期胃癌的外科治疗

（1）根治性切除手术：彻底切除胃癌原发病灶，转移淋巴结及受侵犯的组织、脏器，包括根治性的胃次全切除术和根治性全胃切除术。近年来对胃的切除范围界定基本趋向一致，即胃切线离肿瘤肉眼边缘不少于 5 cm。远侧部胃癌应切除十二指肠第一段 3 ~ 4 cm，近侧部胃癌应切除食管下段 3 ~ 4 cm。淋巴结清扫方面，多数学者推荐 D_2。

近年来，多数学者主张，对脾门和脾动脉干淋巴结有明显转移或者肿瘤已侵及胰体尾和脾脏者，可行尾侧半胰和脾切除术，或保留胰腺的脾动脉和脾切除术。

对胃癌直接蔓延及肝脏或肝脏转移病灶局限在肝的一叶内的少数病灶或孤立病灶，胃周淋巴结尚可彻底清除，而且患者全身情况良好，可行胃癌根治性切除合并肝切除术。

对于 Borrmann Ⅱ、Ⅲ型胃癌，溃疡基底部侵入胰腺组织中，仅发生第Ⅰ、第Ⅱ站淋巴结转移或癌累及十二指肠第一段或出现转移淋巴结累及胰头，全身情况良好，可行胰头、十二指肠切除术。

左上腹脏器切除术主要应用于胃上、中部癌，其手术适应证为：胃浆膜受侵犯，肿瘤和胃周组织及脏器，以及大小网膜、横结肠系膜等处有少量播散者。其手术切除范围包括：全胃及周围淋巴结、横结肠及其系膜、胰体尾、脾脏以及部分食管、肝左叶、膈肌、左肾及左肾上腺。

（2）胃癌的姑息性手术：胃癌的姑息性切除术可有效解除疼痛、出血和梗阻等症状，减轻癌中毒与免疫负荷，使患者的精神状态好转，改善预后。姑息性手术包括两类：一类是切除原发病灶的各种短路手术，另一类是切除原发病灶的姑息性切除术。对于不能行根治性切除，但原发肿瘤切除不很困难，已发生胰脏播散或肝脏转移，全身状况尚可者，可行姑息性切除术。

4. 手术后的处理

（1）保持胃管通畅，持续引流，一般在术后 48 ~ 72h，肛门排气后可拔除。

（2）适量应用抗生素，防止伤口感染，术后 3 ~ 5d，复查血常规示白细胞不高，无腹痛，无发热，伤口无红肿、渗液等感染征象者，即可停用。

（3）腹腔引流管应根据引流液的多少，定时更换敷料保持局部清洁，引流管视引流量多少酌情拔除，一般在术后 1 周内拔除，若认定存在淋巴瘘则应持续放置。

（4）术后早期需用静脉输液维持营养，拔除胃管后可开始口服清淡的流质饮食，后改为流质至半流质饮食，一般在术后 5 ~ 7d 即可进半流质饮食。

（六）并发症

1. 术后胃出血

根治性胃大部分切除术后 24h 内，胃管内抽出少许黯红色或咖啡色胃液，一般不超过 300 mL，以后逐渐减少至自行停止，属正常现象。若术后不断自胃管吸出新鲜血液，尤其在 24h 后仍继续出血，均可定为术后胃出血，引起出血的原因绝大多数为吻合口出血或十二指肠残端出血。

处理：多采用非手术治疗止血，非手术治疗若不能止血或出血量大于 500 mL/h 时，应手术止血或行选择性血管造影，注入血管收缩剂或栓塞相关动脉止血。

2. 十二指肠残端破裂

十二指肠残端破裂原因：①胃癌患者贫血、体质差等原因致十二指肠残端愈合难。②胃空肠吻合口输入伴梗阻，使十二指肠内压力升高可致残端破裂，十二指肠残端破裂一般发生在术后 24 ~ 48h，应立即手术。若局部情况允许则进行残端再缝合，并在十二指肠腔内置"T"管引流加腹腔引流。若不允许再缝合则应经十二指肠残端放"T"管引流，并行空肠造瘘术。

3. 吻合口瘘

原因：患者贫血、低蛋白血症、营养差、手术时吻合口张力较大等，术后可能出现吻合口瘘，一般在术后 5 ~ 7d 出现。如腹腔引流管尚未拔除，可由引流管引流出胃内容物，有局限性腹膜炎现象，吞咽亚甲蓝可进一步证实。

处理：禁食，将腹腔引流管改为双套管冲洗吸引，用全肠外营养支持治疗，绝大多数病例经上述治疗后可在 3 ~ 4 周内愈合。

4. 术后呕吐

原因：①术后残胃蠕动无力或胃排空延迟。②术后输入段梗阻，输出段梗阻和吻合口梗阻。

处理：术后胃蠕动无力或胃排空延迟属功能性呕吐予禁食、胃肠减压、洗胃、维持水盐平衡、营养支持、使用促进胃动力药物，连用 1 ~ 2 周，耐心非手术治疗，一般均可治愈。术后梗阻所致的呕吐，一般都须再次手术治疗。

5. 倾倒综合征

（1）早期倾倒综合征发生在餐后 30min 以内，原因与胃的快速排空有关，食物快速进入十二指肠、空肠，刺激嗜铬细胞分泌血管活性膜物质，血管活性物质致全身无力、头晕、晕厥、面色苍白、大汗淋漓、心动过速、呼吸深大。

（2）晚期倾倒综合征发生在餐后 2 ~ 4h，原因是糖过快进入空肠，刺激胰岛素大量分泌致低血糖。

处理：早期倾倒综合征主要以饮食治疗为主，主要采用低糖饮食，少量多餐，食用脂肪、蛋白质含量较高的膳食，选用较干的饮食，极少数患者需手术治疗。手术可将毕Ⅱ式改为毕Ⅰ式或 Ronxeny 术式，晚期倾倒综合征治疗主要靠饮食控制，症状明显者可用"生长抑素"等改善症状。

6. 腹腔内残留感染

原因是术后放置引流不畅，引流拔除过早使部分渗液积存于局部，可能导致腹腔局部感染，表现为腹痛、腹部压痛、体温升高、白细胞升高。

处理：多次用 B 超扫描腹部，可能发现局部有积液的暗区，一旦确诊，可通过 B 超引导穿刺，证实后加以引流，全身抗感染。

7. 术后营养并发症

如体重减轻、贫血、腹泻与脂肪泻、骨病等。

处理：通过饮食调节及药物治疗均可改善上述并发症。

二、放射治疗

以往一直认为胃癌不适合放射治疗，理由是胃癌大多数为腺癌，而腺癌具有对放射不敏感及容易远处转移的特点，同时正常胃黏膜及周围重要器官难以耐受杀灭癌细胞的根治剂量，故对胃癌很少采用放射治疗。虽然随着放射生物学的进展和放射治疗设备技术的改进，人们对放射治疗胃癌的效果进行了重新评价，并逐步开展了术前、术中和术后放射治疗，收到了积极的效果，但迄今为止尚无研究证明放射治疗在胃癌治疗中的好处。胃癌放射治疗的目的仍只是姑息性和辅助性的。

（一）放射治疗在胃癌治疗中的应用

胃癌对放射治疗不敏感，在综合治疗中主要作为一种补救措施。尤其是对于中晚期胃癌的放射治疗具有一定的价值。提高手术切除率可行术前放射治疗，术中放射治疗有助于控制不能切除的癌灶或残留亚临床灶，术后放射治疗是姑息性切除术及术后残存癌灶的重要辅助肿瘤。

（二）放射治疗方法

1. 晚期胃癌

手术探查或姑息性手术，胃未切除者，设前、后二野加左侧野照射。

（1）野界。

上界：平 T_{10} 椎体（约相当于贲门上 2 cm）。

右侧界：过中线右侧 3 ~ 4 cm。

左侧界：胃大弯外 2 cm（包括脾门淋巴结）。

下界：L_2 ~ L_3 之界。

后界：椎体前缘。

前界：胃充盈影前 2 cm。

缩野追加的靶区：主要针对 GTV0。

（2）剂量：45 Gy/5 周，每次 1.8 Gy，每周 5 次；缩野追加 10 ~ 15 Gy。

2. 术前放射治疗

（1）适应证：适用于估计手术切除困难，而且病理组织学相对敏感的 II 期、III 期患者。

（2）设野：原则同上。

（3）剂量：35 ~ 40 Gy/4 周，放射治疗后 2 ~ 3 周手术为宜。

3. 术中放射治疗

（1）适应证：术中放射治疗是一种有效清除腹腔内手术野亚临床转移灶的方法，适用于 I 期以外的胃癌患者，其原发灶已被切除且无远处转移。

（2）设野：胃癌已被切除，尚未吻合前，在保护腹内重要脏器的情况下，对手术野进行一次大剂量照射。

（3）剂量：一次性用电子线照射 15 ~ 20 Gy。

4. 术后放射治疗

（1）适应证：术后病变残留或残端有癌的患者。

（2）设野：原则上应该参考术前情况（如 X 线钡餐、CT 及超声检查等），充分包括瘤床及相应淋巴引流区。应当在术中对残留病变区域留置银夹标志。

（3）剂量：50～60 Gy/（5～6）周，术后 3 周开始放射治疗。

（三）不良反应

放射性肾损伤，常规分次照射发生放射性肾病的 TD 5/5 为 20 Gy，表现为高血压肾病。放射性肾损伤目前尚无特效办法，主要是对症处理。临床上肾被放射治疗时至少要保护一侧全肾。其他较常见的并发症还有疼痛、出血和放射性肠炎等。采用高能 X 射线，各野每天照射，以及增加分割次数可进一步降低并发症发生率。

三、化学药物治疗

由于受诊断水平的局限，目前临床收治的大部分是进展期胃癌，单纯手术疗效甚微。作为肿瘤综合治疗的重要组成部分，化疗是除手术以外治疗胃癌重要的手段。20 世纪 50 年代初，国内已开始用氟尿嘧啶、亚硝胺等药物治疗晚期胃癌，取得了一定的成效。70 年代初，随着对细胞动力学理论研究的深入，进一步了解了各类抗癌药物对细胞增殖周期的不同作用，而且同一增殖群细胞并非处于相同的增殖周期，因为同时应用不同作用时相的抗癌药物可发生协同作用，增强疗效，同时减少了癌细胞耐药性的产生，联合化疗逐渐替代了单药化疗。

（一）单药化疗

氟尿嘧啶是单一药物治疗胃癌研究最多的一种药物，有效率在 20% 左右，主要不良反应有黏膜炎、腹泻、骨髓抑制、手足综合征（见于持续滴注）。丝裂霉素 C 是一种抗肿瘤抗生素，特别是在日本被广泛地应用于胃癌的治疗中，有效率 30%，主要毒性反应是延迟性、累积性骨髓抑制。阿霉素是一种蒽环类抗生素，是治疗胃癌的主要药物之一，该药单药有效率 17%，剂量限制性毒性是心肌损害。顺铂是近几年对胃癌治疗评价较高的药物之一，单药有效率 19%。奥沙利铂是第三代铂类抗癌药，细胞毒作用比顺铂更强，且与顺铂及卡铂无交叉耐药，于 20 世纪 90 年代末开始广泛应用于胃癌的治疗中。紫杉类药物作用靶点是微管，通过抑制微管的聚集与拆散的平衡，抑制癌细胞分裂，单药有效率在 20% 以上，近几年已较多地应用于晚期胃癌的治疗。对于胃癌一般公认的结果是，单一给药疗效较联合化疗差，毒性较轻，因此单一药物化疗主要适用于病症较轻或不适宜联合化疗者。目前常用单一药物有效率（表 10-10）一般在为 15%～20%，低于 10% 的药物不能参与联合方案。

表 10-10　常用单一药物有效率

药物	例数	有效率（%）	药物	例数	有效率（%）
氟尿嘧啶	46	21	表柔比星	80	19
卡莫氟（口服）	31	19	顺铂	139	19
替加氟（口服）	19	27	卡铂	41	5
氨甲蝶呤	28	11	紫杉醇	98	17
优福啶	188	23	多西紫杉醇	123	21
三甲曲沙	26	19	依立替康	66	23
Gemcitabini	25	24	拓扑替康	33	6
S-1	51	49	依托泊苷	25	12
丝裂霉素 C	211	30	阿霉素	41	17

（二）联合化疗

1. 辅助化疗

临床表明，即使是治愈性手术且无淋巴结转移的胃癌患者（T_3、N_0、M_0），至少50%的患者可能在1年内复发转移并死于本病。一旦有淋巴结转移，则疗效更差。因此，对于有潜在转移倾向的患者术后辅助化疗是必要的。辅助化疗是对已接受手术治疗可能治愈（如已将病灶整块切除，无肿瘤远处转移，手术切缘未见癌细胞）的患者的附加治疗，部分术后残留有大量癌细胞或切缘有癌细胞患者的术后治疗不应称为辅助性的。

胃癌辅助化疗的目的，主要是消除手术后存在的亚临床病灶。以巩固手术的目的，减少术后复发。早期胃癌根治术后原则上不需要化疗，有以下高危因素时要求辅助化疗：①病理类型恶性程度高。②病灶面积大于5 cm。③有淋巴结转移。④有脉管癌栓。⑤多发癌灶。⑥年轻患者（40岁以下）。对以上高危因素仅存在其中1项可考虑术后单药辅助化疗，有两项以上者，应行联合化疗，对癌灶侵犯肌层以下的进展期胃癌，术后应行联合化疗。

对于术后何时开始化疗，各国在执行起来差异很大。在一些肿瘤中心，尤其在日本，胃癌的化疗是在术后立即开始，而在美国一般在术后4~6周开始。从理论上讲，手术后应尽快开始辅助化疗，大量的临床研究表明，原发灶切除后，肿瘤转移标记指数增加了（意味着增加了细胞杀伤潜能）。因此，一些研究者强调，辅助性治疗应在术后立即开始，拖延至4~8周开始全身治疗，则可能使转移病变长成病灶，消除起来更加困难。目前我国专家建议一般手术后3周开始术后辅助化疗，连续4~6个周期。

临床常见的联合化疗方案有很多种，目前较为常用及临床受到广泛推荐的方案见表10-11。

表10-11　胃癌常用化疗方案

名称	药物名称	剂量	给药方式	实施计划
FAM 方案	MMC	10 mg/m^2	静脉推注	第1天
每4周重复	ADM	20 mg/m^2	静脉推注	第1天
	氟尿嘧啶	$300 \text{ mg/（m}^2 \cdot \text{d）}$	静脉滴注（6~8h）	第2~第6天
EAP 方案	VP-16	$120 \text{ mg/（m}^2 \cdot \text{d）}$	静脉滴注	第4~第6天
每4周重复	ADM	$20 \text{ mg/（m}^2 \cdot \text{d）}$	静脉推注	第1、第7天
	DDP	$40 \text{ mg/（m}^2 \cdot \text{d）}$	静脉滴注	第2、第8天
ELF 方案	VP-16	$120 \text{ mg/（m}^2 \cdot \text{d）}$	静脉滴注	第1~第3天
每4周重复	氟尿嘧啶	$500 \text{ mg/（m}^2 \cdot \text{d）}$	静脉滴注（6~8h）	第1~第4天
	DDP	$30 \text{ mg/（m}^2 \cdot \text{d）}$	静脉滴注	第5~第7天
MELF 方案	MMC	10 mg/m^2	静脉推注	第1天
每4周重复	VP-16	$120 \text{ mg/（m}^2 \cdot \text{d）}$	静脉滴注	第1~第3天
	CF	$200 \text{ mg/（m}^2 \cdot \text{d）}$	静脉滴注	第4~第8天
	氟尿嘧啶	$300 \text{ mg/（m}^2 \cdot \text{d）}$	静脉滴注（6~8h）	第4~第8天
LFP 方案	CF	$200 \text{ mg/（m}^2 \cdot \text{d）}$	静脉滴注	第1~第5天
每4周重复	氟尿嘧啶	$1\,000 \text{ mg/（m}^2 \cdot \text{d）}$	静脉滴注（持续）	第1~第5天
	DDP	$20 \text{ mg/（m}^2 \cdot \text{d）}$	静脉滴注	第1~第5天
UFTM 方案	UFT	3~4粒/次	口服，每日3次	第1~第42天
每6周重复	MMC	$10 \text{ mg/（m}^2 \cdot \text{d）}$	静脉推注	第1、第22天
LFEP 方案	CF	$200 \text{ mg/（m}^2 \cdot \text{d）}$	静脉滴注	第1~第3天
	氟尿嘧啶	$600 \text{ mg/（m}^2 \cdot \text{d）}$	静脉滴注（6~8h）	第1~第3天
	EPI	50 mg/m^2	静脉滴注	第1天
	DDP	$20 \text{ mg/（m}^2 \cdot \text{d）}$	静脉滴注	第1~第3天

名称	药物名称	剂量	给药方式	实施计划
FAMTX 方案	HD-MTX	1 500 mg/m²	静脉滴注	第 1 天
每 4 周重复	氟尿嘧啶	1 500 mg/m²	静脉滴注	第 1 天（MTX 后 1h）
	CF	15 mg/m²	口服，每日 4 次	第 1～第 2 天
	ADM	30 mg/m²	静脉推注	第 14 天
L-OHP（Oxaliplatin）+LVFU 方案	L-OHP	100 mg/m²	静脉滴注（2h）	第 1 天
每 2 周重复	CF	200 mg/（m²·d）	静脉滴注（2h）	第 1～第 2 天
	氯尿嘧啶	400 mg/（m²·d）	静脉滴注（2h）	第 1～第 2 天
	氯尿嘧啶	600 mg/（m²·d）	静脉滴注（22h）	第 1～第 2 天
LFH 方案	CF	200 mg/（m²·d）	静脉滴注（2h）	第 1～第 5 天
每 3 周重复	氟尿嘧啶	500 mg/（m²·d）	静脉滴注（6～8h）	第 1～第 5 天
	HCPT	10 mg/（m²·d）	静脉滴注（4h）	第 1～第 5 天
PTX+FP 方案	PTX	150 mg/m²	静脉滴注（3h）	第 1 天（常规预处理）
每 3 周重复	氟尿嘧啶	700 mg/（m²·d）	静脉滴注（6～8h）	第 1～第 5 天
	DDP	20 mg/（m²·d）	静脉滴注（2h）	第 1～第 5 天
Docetaxel+DDP 方案	Docetaxel	85 mg/m²	静脉滴注	第 1 天（常规预处理）
每 3 周重复	DDP	75 mg/m²	静脉滴注	第 1 天（注意水化处理）

2. 新辅助化疗

指对高危的胃癌患者在手术前进行联合化疗，其目的是降低临床分期，提高手术切除率。一般在手术前行 2～3 个周期的联合化疗，然后再行手术治疗。新辅助化疗对胃癌的治疗目前还未广泛开展，目前为止的临床资料显示，新辅助化疗并未增加手术的并发症和死亡率。由于术前对一些肿瘤的分期判定较困难，化疗效果只能估计分期降低。最新的研究结果表明，只要将化疗药物剂量仔细调整，其毒性是可以耐受的，且并未增加术后并发症的发生率和死亡率。

（三）特殊形式化疗

1. 腹腔内化疗

胃癌腹膜和肝脏转移十分常见，Kelsen 等报道，进展期胃癌根治术后有 50% 的患者 5 年内出现局部复发和（或）远处转移。常见的复发转移部位是切除部位、肝脏和腹膜表面。如果以上部位的复发减少或得到控制，胃癌患者的生存期和生存质量将得到改善。有动物模型试验研究表明，剖腹术后，腹膜肿瘤种植或腹腔内立即扩散的危险性增加了，因此，手术后发生腹膜种植和腹腔内播散的危险性很高，术后早期进行腹腔内化疗（IPCT）是合理的。

腹腔内化疗直接作用于上述复发和转移部位，使腹膜表面与腹腔内药物充分接触，药物对腹膜表面微小转移灶的缓解率达到 100%。从肿瘤细胞增殖动力学方面看，此时肿瘤负荷最小，瘤细胞增殖迅速，对化疗药物敏感性高。因此，腹腔内化疗对预防胃癌术后的腹腔内复发和转移有一定的疗效，而且能增加局部疗效而不影响全身治疗。

胃癌腹腔内化疗常用药物有氟尿嘧啶、MMC、DDP 和 ADM 等。Yu 等对 248 例患者术后进行前瞻性随机对照研究，试验组患者术后早期给予 MMC 和氟尿嘧啶腹腔灌注，对照组单做手术。结果显示，Ⅰ、Ⅱ期患者的 5 年生存率无显著差异，而Ⅲ期患者的 5 年生存率分别是 49.1% 和 18.4%，差异有显著性（$P = 0.011$）。因此认为，Ⅲ期胃癌术后行腹腔内化疗可明显改善生存期。

2. 持续性腹腔温热灌注化疗

在胃癌术后转移的诸多部位中，腹膜种植性转移约占 50%，而且是患者致死的直接因素。近 10 年来，许多国家开展了持续性腹腔内温热灌注化疗（CHPP），以期能降低胃癌的腹腔内转移率。常用药物为氟尿嘧啶、DDP、MMC 等。CHPP 是一种毒性小而又有效的治疗方法，凡是胃癌患者无重要脏器转移，且原发灶已切除，有下列情况之一者，均需作 CHPP 治疗。①肿瘤已侵犯至浆膜或浆膜外。②发现肉眼可见的腹膜种植较小或已被切除者。③术后腹膜转移伴有中少量腹水者。然而需要说明的是，CHPP 仅对小的腹膜癌灶有效。目前 CHPP 还有许多未解决的问题，如治疗方案的优化、疗程的确定、疗效的评价、给药装置和载体的改进等均需进一步探索。

四、免疫治疗

常用于胃癌的免疫治疗药物有云芝多糖肽（PSK）、OK432 香菇多糖等。PSK 是一种从草益菌属杂色菌中提取的多糖，其作用机制尚不完全清楚。PSK 单独应用效果不明显，但与化疗合用时可提高疗效。OK432 是 Su 株链球菌加热并经青霉素处理后菌体的冻干粉末，可增加 NK 细胞、自身肿瘤杀伤细胞（ATK）和粒细胞的活性，促进淋巴因子分泌。香菇多糖是由香菇子实体中分离并纯化的一种抗肿瘤多糖，能促进免疫活性细胞、淋巴因子分泌，与化疗合用可提高疗效，明显延长晚期无法切除或复发的胃癌患者的生存期，且生活质量也明显改善。

第十一章

结 直 肠 癌

第一节　结直肠癌概述

结直肠癌（CRC）又称大肠癌，是常见的消化道恶性肿瘤，包括结肠癌和直肠癌。近年来在全球范围内，结直肠癌的发病率和死亡率呈明显上升趋势，严重威胁人类健康，且发病年龄有所提前。

一、发病情况

全球最新的癌症流行数据是世界卫生组织（WHO）下属的国际癌症研究机构（IARC）公布的2012年全球肿瘤流行病统计数据（GLOBOCAN2012），全球范围内2012年结直肠癌估计新发病例136万，是位居第3位的恶性肿瘤；死亡69.4万例，在所有恶性肿瘤死亡顺位中排第4位。发病率在世界范围内有很大的地区差异，约55%的结直肠癌发生在发达国家，我国是结直肠癌的低发区，但发病率呈逐年上升趋势。近10年来，全球结直肠癌发病率和死亡率水平基本稳定，但占全球恶性肿瘤发病率、死亡率的比例有所增加。

2018年国家癌症中心发布的最新数据显示，2014年我国结直肠癌新发病例达到37万例，约占全世界的26%；发病率约为28/10万人，在所有的恶性肿瘤中排名第3，仅次于肺癌和胃癌。在死亡率方面，中国结直肠癌患者的死亡率约为13.13/10万人，占恶性肿瘤患者死亡总数的7.8%，排在第5位，

结直肠癌的发病，有明显的城市多于农村的特点，城市患者的死亡率也相对较高。男性结直肠癌的发病率高于女性。从发病年龄来看，结直肠癌在男性好发于45岁以上的人群，女性发病相对较晚，在60岁以上发病率才超过平均值。

二、病因学

结直肠癌的病因像其他癌瘤一样，至今尚未明了，但已注意到可能与下列因素有关。

1. 遗传因素

据估计大约20%的结直肠癌患者中，遗传因素可能起着首要作用。患结直肠癌的危险在普通人群为1/50，患者第一代亲患癌的危险增加3倍，为1/17，一代亲中如有两人患癌，则危险升至1/6。这种家族遗传性在结肠癌比直肠癌更为常见。

2. 饮食因素

一般认为高动物蛋白、高脂肪和低纤维饮食是结直肠癌高发的因素。进食脂肪多，胆汁分泌也多，随之胆酸分解物也多，肠内厌氧菌酶活性也增高，而致肠内致癌原、促癌原形成增加，导致结直肠癌发生。例如，厌氧的梭形芽孢杆菌可将脱氧胆酸转变为3-甲胆蒽，后者已证实为致癌物质。

3. 大肠非癌性疾患

如慢性溃疡性结肠炎、息肉病、腺瘤等。据估计3%～5%的溃疡性结肠炎发生结直肠癌。溃疡性结肠炎病史达20年时，发生癌变率为12.5%；30年时，达40%。有人认为，有15%～40%结肠癌起源于结肠多发性息肉，其癌前期病程为5～20年。腺瘤可以癌变，直径<1 cm者癌变率<2%，直径>3 cm者癌变率超过40%。家族性腺瘤性息肉病（FAP）患者25岁时恶变率为9.4%，30岁时为50%，

50 岁以前几乎 100% 恶变，中位恶变年龄为 36 岁。

克罗恩病（Crohn）可在整个消化道发生，发生部位多见于回肠末段和回盲部。结肠的克罗恩病约占所有病例的 40%，一般认为其癌变率比溃疡性结肠炎低，但远高于普通人群 4～20 倍。克罗恩病癌变，小肠占 25%，结肠占 70%，其他部位占 5%。

4. 环境因素

环境因素与结直肠癌有关，缺钼地区结直肠癌多，石棉工人结直肠癌也多。有文献报道宫颈癌患者在接受局部放射治疗后，可发生直肠或乙状结肠癌，癌变潜伏期一般在 10 年以上，癌变危险随放疗剂量增加而增加。又有研究显示曾接受胆囊切除术者有易患结肠癌倾向，大约比普通人群多 1.5 倍。

5. 生活方式

生活方式与患结直肠癌风险升高的关系已受到关注，缺乏体力活动、久坐的职业人员与从事高强度体力工作者的结肠癌发病率有显著差异。近年来认为超重和肥胖是结肠癌的危险因素。大便习惯、大便量、肠腔细菌与结直肠癌的关系也有人研究。

第二节　结直肠癌病理类型与分期

一、病理类型

1. 大体类型

癌瘤局限于大肠黏膜层及黏膜下层者称早期结直肠癌。早期结直肠癌一般无淋巴结转移，当癌瘤浸润至黏膜下层时，有 5%～10% 的病例出现局部淋巴结转移。我国大肠癌病理研究组反复研究确定如下分型。

（1）隆起型：凡肿瘤主体向肠腔内突出者均属本型。肿瘤呈结节状、息肉状、菜花状或蕈状。瘤体大，表面容易形成溃疡出血，继发感染和坏死。多发生于右半结肠和直肠壶腹部。侵袭性低，预后较好。镜下所见多为分化成熟的腺癌。

（2）溃疡型：凡肿瘤表面形成明显的较深溃疡者（溃疡一般深达或超过肌层）均属此型。根据溃疡之外形及生长情况又可分为局限性溃疡型和浸润性溃疡型。溃疡型最多见，占结直肠癌半数以上，特征是肿块有较深且较大的溃疡，外形如火山口，边缘坚硬隆起，底部不平、坏死，恶性度高，淋巴转移较早，镜下为低分化的腺癌。

（3）浸润型：肿瘤向肠壁各层弥漫浸润，使局部肠壁增厚，但表面常无明显溃疡或隆起。肿瘤常累及肠管全周，伴纤维组织异常增生，肠管周径明显缩小，形成环状狭窄，该处质膜面常可见到因纤维组织牵引而形成之缩窄环。故此，容易引起梗阻，近端肠管可极度扩张，易发生粪性结肠炎，引起典型的腹泻及便秘交替，此型最常见于乙状结肠及直肠上部，恶性度高，转移较早。镜下为分化极低的硬性腺癌。

2. 组织学类型

（1）大肠上皮性恶性肿瘤：①乳头状腺癌。②管状腺癌。③黏液腺癌。④印戒细胞癌。⑤未分化癌。⑥腺鳞癌。⑦鳞状细胞癌。⑧类癌。

（2）肛管恶性肿瘤：①鳞状细胞癌。②类基底细胞癌（一穴肛原癌）。③黏液表皮样癌。④腺癌。⑤未分化癌。⑥恶性黑色素瘤。

尽管分类繁多，结直肠癌以腺癌为主，占 90% 以上。

二、分期

（一）结直肠癌 Dukes 分类法

1. A 期

癌瘤浸润深度未穿出肌层，且无淋巴结转移。

2. B 期

癌瘤已穿出深肌层，并可侵入浆膜层、浆膜外或直肠周围组织，但无淋巴结转移。

3. C 期

癌瘤伴有淋巴结转移，又根据转移淋巴结部位不同分为 C_1 和 C_2 期。

C_1 期：癌瘤伴有肠旁及系膜淋巴结转移。

C_2 期：癌瘤伴有系膜动脉根部淋巴结转移。

4. D 期

癌瘤伴有远处器官转移，或因局部广泛浸润或淋巴结广泛转移而切除后无法治愈或无法切除者。

（二）结直肠癌 TNM 分类法

1. T：原发肿瘤

T_X：原发肿瘤无法评价。

T_0：原发肿瘤无证据。

T_{is}：肿瘤局限于上皮内或仅侵犯黏膜固有层。

T_1：肿瘤侵犯黏膜下层。

T_2：肿瘤侵犯固有肌层。

T_3：肿瘤穿透固有肌层到达浆膜下层，或侵犯腹膜外结肠或直肠周围组织。

T_4：肿瘤直接浸润其他器官或结构，和（或）穿透脏层腹膜。

T_{4a}：肿瘤穿透腹膜脏层。

T_{4b}：肿瘤直接侵犯或者粘连于其他器官或结构。

注意：①T_{is}包括肿瘤细胞局限于腺体基膜（上皮内）或黏膜固有层内（黏膜内），没有穿透黏膜肌层累及黏膜下层。②T_4的直接侵犯包括穿透浆膜侵犯其他肠段，并得到镜下诊断的证实（如盲肠癌侵犯乙状结肠），或者位于腹膜后或腹膜下肠管的肿瘤，穿破肠壁固有基层后直接侵犯其他的脏器或结构，如降结肠后壁的肿瘤侵犯左肾或侧腹壁，或者中下段直肠癌侵犯前列腺、精囊、宫颈或阴道。③肿瘤肉眼上与其他器官或结构粘连则分期为 T_{4b}。但是，若显微镜下该粘连处未见肿瘤存在则分期为 T_3。V 和 L 亚分期用于表明是否存在血管和淋巴管浸润，而 pN 则用以表示神经浸润（可以是部位特异性的）。

2. N：区域淋巴结

N_X：区域淋巴结状况无法评价。

N_0：无区域淋巴结转移。

N_1：有 1~3 枚区域淋巴结转移。

N_{1a}：有 1 枚区域淋巴结转移。

N_{1b}：有 2~3 枚区域淋巴结转移。

N_{1c}：浆膜下、肠系膜、无腹膜覆盖结肠/直肠周围组织内有肿瘤种植（TD），无区域淋巴结转移。

N_2：有 4 枚以上的区域淋巴结转移。

N_{2a}：4~6 枚区域淋巴结转移。

N_{2b}：7 枚及更多区域淋巴结转移。

注意：结肠或直肠周围组织中存在的肿瘤结节，组织学已没有残留的淋巴结结构成分，分类时如果该结节具备淋巴结的形态和光滑的轮廓，则应按 pN 分类为淋巴结转移。如果结节的轮廓是不规则的，则应按 T 分类，同时应标记为 V_1（显微镜下血管浸润），如果为肉眼下大体分类，则标记为 V_2，因为这强烈提示该现象预示着存在静脉浸润。

3. M：远处转移

M_X：远处转移无法评价。

M_0：无远处转移。

M_1：有远处转移。

M_{1a}：远处转移局限于单个器官或部位（如肝、肺、卵巢、非区域淋巴结）。

M_{1b}：远处转移分布于 1 个以上的器官/部位或腹膜转移。

（三）TNM 与 Dukes 分期

结肠癌 TNM 分期与 Dukes 分期的关系详见表 11-1。

表 11-1　结肠癌 TNM 分期与 Dukes 分期

期别	T	N	M	Dukes*	MAC*
0	T_{is}	N_0	M_0	A	A
I	T_1	N_0	M_0	A	A
	T_2	N_0	M_0	A	B_1
IIA	T_3	N_0	M_0	B	B_2
IIB	T_{4a}	N_0	M_0	B	B_2
IIC	T_{4b}	N_0	M_0	B	B_3
IIIA	$T_1 \sim T_2$	N_1/N_{1c}	M_0	C	C_1
	T_1	N_{2a}	M_0	C	C_1
IIIB	$T_3 \sim T_{4a}$	N_1/N_{1c}	M_0	C	C_2
	$T_2 \sim T_3$	N_{2a}	M_0	C	C_1/C_2
	$T_1 \sim T_2$	N_{2b}	M_0	C	C_1
IIIC	T_{4a}	N_{2a}	M_0	C	C_2
	$T_3 \sim T_{4a}$	N_{2b}	M_0	C	C_2
	T_{4b}	$N_1 \sim N_2$	M_0	C	C_3
IVA	任何 T	任何 N	M_{1a}	D	D
IVB	任何 T	任何 N	M_{1b}	D	D

注：*Dukes B 期包括预后较好（$T_3N_0M_0$）和预后较差（$T_4N_0M_0$）两类患者，Dukes C 期也同样（任何 TN_1M_0 和任何 TN_2M_0）。MAC 是改良 Astler-Coller 分期。

第三节　结直肠癌的诊断与鉴别诊断

一、临床表现

（一）症状

结直肠癌早期无明显症状，病情发展到一定程度才出现临床症状，主要有下列 5 方面的表现。

1. 肠刺激症状和排便习惯改变

便频、腹泻或便秘，有时便秘和腹泻交替，里急后重，肛门坠胀，并常有腹部隐痛。老年患者反应迟钝，对痛觉不敏感，有时癌瘤已发生穿孔、腹膜炎时才觉腹痛而就医。

2. 便血

肿瘤破溃出血，有时鲜红或较黯，一般出血量不多，间歇性出现。如肿瘤位置较高，血与粪便相混则呈果酱样大便。有时为黏液血便。

3. 肠梗阻

肠梗阻是结肠癌晚期的表现，左侧结肠梗阻多见。溃疡型或增生型结肠癌向肠壁四周蔓延浸润致肠腔狭窄引起的梗阻，常为慢性不完全性机械性肠梗阻，先出现腹胀、腹部不适，然后出现阵发性腹痛、肠鸣音亢进、便秘或粪便变细（铅笔状、羊粪状）以致排气排便停止。而急性肠梗阻多由浸润型结肠癌引起，由肿瘤引起肠套叠、肠梗阻的老年患者不少，故对老年人肠套叠须警惕结肠癌的可能。无论急性还是慢性肠梗阻，恶心呕吐症状均不明显，如有呕吐，则小肠（特别是高位小肠）可能已受肿瘤侵犯。

4. 腹部肿块

肿瘤长到一定程度，腹部即可扪及肿块，常以右半结肠癌多见。老年患者多消瘦，且腹壁较松弛，肿块易被扪及。肿块初期可推动，侵袭周围后固定。

5. 贫血、消瘦、发热、无力等全身中毒症状

由于肿瘤生长消耗体内营养，长期慢性出血引起患者贫血；肿瘤继发感染，引起发热和中毒症状。

由于左、右结肠在胚胎学、解剖学、生理功能和病理基础上都有所不同，因而二者发生肿瘤后的临床表现也不同。

左侧大肠的肠腔内容物经右半结肠吸收水分后，转为固定状态的粪便；左侧大肠的管腔较右侧狭小，且左半结肠癌瘤的病理类型以浸润型多见，易致肠管狭窄，大便通过困难，因此梗阻症状比右侧结直肠癌多见。左半结肠癌出血后，血液很快随大便一起排出体外，患者易觉察。右侧大肠管腔相对宽大，肠腔内容物为流体状态，不易产生肠梗阻。肿瘤出血后，血液与肠内容物混在一起，如出血量不多，患者不易觉察，长期慢性失血可导致贫血。右半结肠癌瘤的病理类型以隆起型多见，肿瘤在肠腔内生长形成临床体检可扪及的腹块。而且右侧结肠的吸收功能较强，肿瘤因缺血坏死并发感染时，细菌产生的毒素被吸收后，临床可出现中毒症状。

直肠癌的症状以便血和排便习惯改变（大便次数增多、里急后重、肛门坠胀等）多见。当肿瘤浸润肠壁引起直肠狭窄，可出现大便变形、变细，如病情继续发展，则可出现肠梗阻。

临床表现出现的频度，右侧结肠癌依次以腹部肿块、腹痛及贫血最为多见；左侧结肠癌依次以便血、腹痛及便频最为多见；直肠癌依次以便血、便频及大便变形多见。

左、右半结肠癌临床表现差异的成因，可归纳成表 11-2。

表 11-2　左、右半结肠癌临床表现差异的成因

项目	右半结肠	左半结肠
胚胎发生	中原肠	后原肠
血管供应	肠系膜上动脉	肠系膜下动脉
静脉回流	肠系膜上静脉→门静脉→右肝	肠系膜下静脉→脾静脉→门静脉→左肝
肠腔	大	小
内容物	稀、糜粥样	成形、干、块状
生理功能	吸收水及电解质为主	储存大便、排便
病理学	隆起型（肿块型）	浸润型（缩窄型）
	多见	多见
	常广泛溃烂、出血、感染	易引起梗阻
临床表现	腹块、全身症状	肠梗阻、便血
	腹胀、腹部隐痛等非特异性症状	肠刺激症状

（二）晚期表现

除了上述表现之外，医生还应该注意到肿瘤是全身性疾病，结直肠癌发展到后期引起相应的晚期症状。例如，肿瘤盆腔广泛浸润→腰、骶部疼痛，坐骨神经痛和闭孔神经痛；向前浸润阴道及膀胱黏膜→阴道流血或血尿，严重者可出现直肠阴道瘘、直肠膀胱瘘；双侧输尿管梗阻→尿闭、尿毒症；压迫尿道→尿潴留；腹腔积液、淋巴道阻塞或髂静脉受压→下肢、阴囊、阴唇水肿；肠穿孔→急性腹膜炎、腹部脓肿；远处转移如肝转移→肝大、黄疸、腹腔积液；肺转移→咳嗽、气促、血痰；脑转移→昏迷；骨转移→骨痛、跛行等。最后会引起恶病质、全身衰竭。

（三）体征

局部可以用直肠指检扪及、用乙状结肠镜或导光纤维结肠镜看到肠腔肿块，腹部也常扪及包块。全身检查可以发现贫血及转移征象，如锁骨上淋巴结肿大、肝肿块等。

二、诊断

1. 以临床病象为根据

结直肠癌的早期症状多不明显，易为患者或医生所忽视。一般报告直肠癌误诊率达 50% ~ 80%，多数误诊误治半年以上，有的竟达数年之久，以致失去治愈机会。因此，凡 20 岁以上有：①近期出现持续腹部不适、隐痛、气胀。②大便习惯改变、出现便秘或腹泻，或二者交替。③便血。④原因不明的贫血或体重减轻。⑤腹部肿块等，应考虑结直肠癌的可能，并进行下列检查。

2. 体格检查

（1）腹部视诊和触诊：检查有无肿块。右半结肠癌 90% 以上可扪及肿块。

（2）直肠指检：简单易行。我国 80% 以上的直肠癌做直肠指检可以发现，如采取左侧卧位可以扪及更高部位的癌瘤。检查时要了解肿块的位置、形态、大小，以及占肠周的范围，基底部活动度，肠腔有无狭窄，病灶有无侵犯邻近组织脏器。还须注意指套有无血染和大便性状，盆底有无结节。

3. 内镜检查

有 70% ~75% 结直肠癌位于距肛门缘 25 cm 以内，应用乙状结肠镜可以观察到病变，25 cm 以上的结肠可以用导光纤维结肠镜检查。在镜检时，可以照相、活检，以及刷检涂片做病理细胞学检查。

4. X 线检查

钡灌肠 X 线检查，对乙状结肠中段以上的癌瘤是必要的检查方法，可发现肿瘤部位有恒定不变的充盈缺损、黏膜破坏、肠壁僵硬、肠腔狭窄等改变，也可发现多发性结肠癌。此项检查阳性率可达 90%。钡剂排出后，再注入空气，双重对比检查法对于发现小的结肠癌和小的息肉有很大帮助。已有肠梗阻的不宜用钡灌肠，更不宜做钡餐检查。疑肠梗阻时，在立位或侧卧位 X 线摄片可见到不同的肠袢内有"阶梯状"液气平面的肠梗阻典型 X 线征，对诊断有重要价值。

5. B 超检查

1 cm 以上的肝脏转移灶可经 B 超检查发现，应列为术前及术后随访的一项常规检查，术中超声对发现不能扪及的肝实质内转移灶，指导手术切除很有价值。

超声造影对肝内转移灶及区域淋巴结转移的诊断也有一定价值。

腔内超声能清楚显示肠壁 5 层结构及周围组织器官，对直肠癌浸润肠壁的深度、范围、扩散方向及毗邻脏器受累程度等方面具有特殊的价值。直肠癌超声图像为边界不规则的低回声或相对低回声区，对检查直肠癌浸润深度的正确诊断率为 88.8%，对早期癌的正确诊断率为 80%，而肛门指诊检查的正确诊断率仅为 52.8%。直肠癌的超声分期以 T_2、T_3、T_4 的分辨率较高，对 T_1 期及区域淋巴结转移的诊断仍有一定困难。

6. CT 扫描、磁共振（MRI）和 CT 仿真结肠镜技术

前二者均难鉴别良性与恶性，它们的最大优势在于显示邻近组织受累情况、淋巴结或远处脏器有无转移，因此有助于临床分期和手术估计。三种检查发现盆腔肿块的敏感性高，对诊断直肠癌术后复发有一定的价值。当诊断不明时，可在 CT 或 B 超引导下做细针吸取细胞学及穿刺活检诊断。

新近发展的 CT 仿真结肠镜技术（CTVC）是一种令人鼓舞的新技术，它将 CT 技术和先进的影像软件技术相结合，产生出结肠的三维（3D）和二维（2D）图像。3D 图像以薄层螺旋 CT 扫描数据为资源，采用特殊的计算机软件对结直肠内表面具有相同像素值的部分进行立体重建，以模拟结肠镜检查效果的方式显示其腔内结构。2D 图像是将结直肠沿纵轴切开后，从横轴面、矢状面、冠状面观察的外部图像。3D 内部图像和 2D 外部图像相结合，互相补充，在检测结直肠病变方面发挥着巨大的作用。

7. 正电子发射断层摄影（PET）和正电子发射计算机断层摄影（PECT）

PET 和 PECT 显像也能检出结直肠癌的原发灶，而且灵敏度很高，但全身显像主要在于能同时检出转移灶，全面了解病变的累及范围，进行准确的临床分期，为临床选用合理的治疗方案提供科学依据。另外，结直肠癌术后局部常出现复发灶，对于较小的复发灶，B超、CT或MRI难以与术后纤维瘢痕形成相鉴别，而PET显示复发的肿瘤组织的葡萄糖代谢率明显高于纤维瘢痕组织。同时还可以全面了解全身的转移情况。

8. 肿瘤标志物检查

糖抗原19-9（CA19-9）和癌胚抗原（CEA），二者不是结直肠癌的特异性抗原，不能用作早期诊断。CA19-9和CEA联合检测的敏感性明显高于单项检测。对估计预后、监察疗效和术后转移复发方面有一定价值，如治疗前CA19-9或CEA水平较高，治疗后下降，说明治疗有效，反之无效。手术后患者的CA19-9或CEA水平升高，预示有复发或转移的可能，应做进一步检查，明确诊断。

结直肠癌肝转移者，胆汁中CEA水平显著升高，是外周血清含量的3.4~80.0倍。对怀疑有肝转移者，抽取胆囊胆汁标本测定CEA有助诊断。

9. 大便隐血试验（FOBT）

大便隐血试验有免疫法和化学法。免疫法的敏感性和特异性均高于化学法。而快速、简便、经济则是化学法的优点。有报道试剂中加入犬粪上清液可消除免疫大便隐血试验中的带现象（假阴性），从而提高结直肠癌的真阳性检出率。

10. 细胞学检查

结直肠癌脱落细胞学检查多采用肠镜直视下刷取及直肠肛门处肿瘤指检涂片法做直接涂片，必要时可将刷取物及指套用盐水洗脱后，离心沉淀涂片。

三、鉴别诊断

1. 阑尾炎

盲肠癌常有右下腹疼痛及右下腹肿块，且常发热，易误诊为阑尾炎或阑尾脓肿，误诊率达25%。结合病史和钡灌肠X线检查常可诊断。若不能鉴别时，应以手术探查为宜。

2. 消化道溃疡、胆囊炎

右半结肠癌特别是肝曲结肠、横结肠癌引起上腹部不适或疼痛、发热、大便隐血试验阳性、右上腹块等，有时误诊为溃疡病、胆囊炎，但结合病史及X线检查，诊断不难。

3. 结肠结核、痢疾

左半结肠或直肠癌常有黏液血便或脓血便，大便频或腹泻，常误诊为结肠炎，通过乙状结肠镜检查和细致的体检鉴别诊断并不难。

4. 痔

内痔的症状是无痛性出血，可能是大便带血，也可能是肛门滴血或线状流血。直肠癌患者也有便血，但就诊时常有肛门直肠刺激症状。二者鉴别极为容易，肛门直肠指检或直肠镜检查便见分晓。

5. 肛瘘

肛瘘一般先有肛旁脓肿，以局部疼痛开始，脓肿破溃后成瘘，症状缓解，无直肠癌或肛管癌的排便习惯和大便性质改变。

第四节　结直肠癌的治疗

一、手术治疗

直到目前为止，结直肠癌的最有效治疗手段是手术切除。

结直肠癌的主要治疗方法是施行根治性切除术，其他方式疗效极微。不能做根治术者也应争取做姑息性切除术或减症手术。

（一）禁忌证

（1）全身情况不良，虽经术前治疗未能矫正者。

（2）有严重心肺肝肾疾患，不能耐受手术。

（3）已有多处远处转移，但如仅有孤立性肺、肝、骨等转移，而原发灶又能切除时，仍可做切除术，术后2~3周施行肝叶、肺叶切除或截骨手术，或同时将原发灶和继发灶切除。

（二）术前处理

（1）处理伴发病。

（2）纠正水、电解质紊乱和贫血。

（3）控制饮食。

（4）肠道准备：有报道用全肠道灌洗效果较好，术前不限制饮食，不需口服抗生素，仅在手术开始时肌内注射或静脉推注抗生素1次。

（5）阴道准备：已婚的女性直肠癌患者同时做阴道准备，术前2d每日用1‰的新洁尔灭冲洗阴道。

（三）术式选择

临床往往根据癌瘤部位、病变浸润及转移范围、是否伴有肠梗阻等，同时结合患者全身情况决定手术方式和切除范围。Ⅰ、Ⅱ、Ⅲ期患者应做彻底的根治性手术。Ⅵ期患者应争取姑息切除病灶（包括原发和转移灶），无法切除者可考虑做肠吻合术或结肠造瘘手术。无梗阻或仅有轻度不完全梗阻者，可做Ⅰ期切除手术，有明显梗阻或病情不允许做Ⅰ期切除时可考虑分期手术。

伴有梗阻的结肠癌，治疗时注意：急性完全性梗阻病例，应在短期内完成术前准备，尽快手术解除梗阻。至于手术一期或分期完成，则应按患者具体情况而定。决定分期手术者，先做结肠造瘘，造瘘部位应在梗阻部位的近侧并尽量靠近肿瘤处，以便二期根治性手术时一并将造瘘肠段切除。

1. 根治性手术

基本原则：①距离肿瘤至少5~10cm连同原发灶、肠系膜及区域淋巴结一并切除。②防止癌细胞扩散和局部种植，先在肿瘤的上、下端用布带结扎肠管，再在根部结扎静脉、动脉，然后切除。术中操作应轻柔，应用锐性分离，少用钝性分离，尽量做到不直接接触肿瘤。③在根治癌瘤基础上，尽可能保留功能（包括肛门功能、排尿功能和性功能）。

（1）结肠癌根治术：德国医生Bokey Hohenberger 2009年提出一种新的结肠癌规范治疗手术即完整结肠系膜切除（CME），要求直视下沿脏壁层筋膜间隙锐性分离，保持脏层筋膜的完整性，根据充分暴露营养血管后结扎切除，将切除范围内的结肠系膜完整切除。根据肿瘤的部位选择术式：①右半结肠切除术，适用于右半结肠癌肿（包括盲肠、升结肠及肝曲癌）。②横结肠切除术，适用于横结肠中段肿瘤。③左半结肠切除术，适用于结肠脾曲及降结肠肿瘤。④乙状结肠切除术，适用于乙状结肠中、下段的癌肿。

（2）直肠癌根治术：全直肠系膜切除术（TME）是英国医生Bill Heald在1982年提出的。经过20多年的实践，证明TME可有效降低中、下段直肠癌局部复发率至3%~7%，且可提高生存率。与传统手术方式比较，TME更强调直视下沿直肠周围间隙锐性分离，完整切除直肠系膜，保护骨盆神经丛。因此，TME已作为中、下段直肠癌的标准手术原则。TME的手术原则是：①直视下在骶前间隙中进行锐性分离。②保持盆筋膜脏层的完整无损。③肿瘤远端直肠系膜的切除不得少于5cm，肠管切除至少距肿瘤远端2cm。凡不能达到上述要求者，均不能称作直肠系膜全切除。

根据直肠肿瘤的部位，选用不同术式：①直肠肛管完全切除及永久性人工肛门手术，直肠肛管经腹、会阴联合切除术（Mile's手术）适用于肛管腺癌及肛提肌受侵的直肠下段癌（癌灶下缘距肛门缘5cm以下者）。②保留排便控制功能的直肠切除术，保肛手术应遵循根治术的原则，既不降低5年生存率，也不增加局部复发率，又可提高患者的生活质量。常用的保肛手术术式包括低位前切除术（经腹直肠切除术，Dixon术）、结肠肛管吻合术（Park术）、经肛门切除术。

关于直肠癌根治术就保留肛门与否尚有很多争论，也有很多改进方式，但尚不够满意。

为了提高根治术疗效，医学家们采取了很多措施，如扩大手术范围，不触摸隔离技术，第二次查看，术前、术中、术后化疗和放疗等。较好的是 Rousselot 提出的 5-Fu 肠腔化疗，简单易行，且有一定的效果。具体步骤是：剖腹探查术中决定可做根治性切除术，在结肠癌远、近端约距离瘤缘 8～10 cm 用布带环扎肠管，如为直肠癌，预先缝闭肛门，术中结扎乙状结肠中下段肠管。然后用 5-Fu30 mg/kg 体重，注入癌瘤所在大肠腔内（图 11-1），30min 后才结扎、切断供应癌瘤肠段的动静脉。随后按常规手术步骤完成手术。术后第 1、第 2 天每天静脉注射 5-Fu 10 mg/kg 体重。有报道此方法可以提高Ⅲ期结直肠癌根治术的疗效。

近年腹腔镜、经肛门显微手术、机器人手术等微创外科技术广泛用于结直肠癌外科治疗，取得与传统开腹手术相当的临床疗效，显示广阔应用前景。

2. 姑息性手术

虽不能根治也应争取切除病灶，以利于化疗等其他治疗和改善症状。

3. 减症手术

短路（捷径）手术、结肠造瘘术等可以解除肠梗阻，结扎髂内动脉可以减少直肠癌出血。

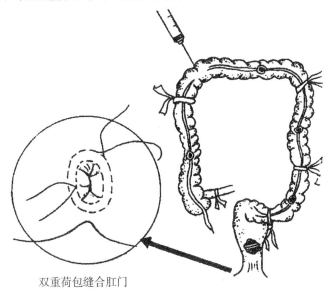

双重荷包缝合肛门

图 11-1　结直肠癌肠腔化疗

（四）手术疗效

结肠癌根治术 5 年生存率为 70% 左右，直肠癌为 50% 左右。但早期效果较好，晚期效果较差。Ⅰ期手术术后 5 年生存率 90% 以上，Ⅱ期和Ⅲ期仅 60% 和 40%。中山大学附属肿瘤医院近年资料，结肠癌根治术 5 年和 10 年生存率分别为 77.0% 和 71.0%，直肠癌分别为 79.0% 和 58.0%。

二、化学药物治疗

化疗多用于手术中、术后辅助治疗，也常用于不能手术的晚期患者。常用抗癌药物有氟尿嘧啶（5-Fu）、希罗达、奥沙利铂、伊立替康、西妥昔单抗、帕尼单抗和贝伐单抗等。西妥昔单抗、帕尼单抗和贝伐单抗是分子靶点新药，均属单克隆抗体。西妥昔单抗、帕尼单抗均通过竞争性结合表皮生长因子受体（EGFR），抑制酪氨酸激酶活化发挥抗肿瘤作用。而贝伐珠单抗则通过结合并中和血管上皮生长因子（VEGF）的活性，产生抗血管生成作用。EGFR 的表达程度与西妥昔单抗的疗效并不呈正比；肿瘤组织 $K\text{-}ras$ 基因突变的晚期结直肠癌应用西妥昔单抗非但没有增加联合化疗的疗效，反而降低其疗效，仅野生型 $K\text{-}ras$ 基因表达的晚期结直肠癌应用西妥昔单抗获益。

临床上治疗结直肠癌多数是联合化疗或添加调节剂。联合化疗可使约 15% 不可切除肝转移癌转化为可切除，从而提高这部分患者的 5 年生存率。5-Fu + 醛氢叶酸（CF）方案，是目前较新和较有效的治疗方案，加入奥沙利铂或伊立替康到 5-Fu/CF 后，疗效有所提高，生存也有改善。因此，目前推荐二者（奥沙利铂＋5-Fu/CF 即 FOLFOX 方案、伊立替康＋5-Fu/CF 即 FOLFIRI 方案）均可用于晚期结直肠癌一线治疗。希罗达因有口服方便、疗效类似于 5-Fu/CF 方案而骨髓毒性较小的特点，近年来应用希罗达取代 5-Fu/CF 与奥沙利铂合用（XELOX 或 CAPOX）或与伊立替康合用（XELIRI 或 CAPIRI）方案治疗晚期结直肠癌。上述方案治疗晚期结直肠癌的有效率为 46% ~57.1% 不等。

一般而言，高危 II 期（T_4、检出的淋巴结数目 <12 枚、组织学分化差、淋巴管/血管侵犯、肠梗阻、神经侵犯、肠穿孔）及 III 期患者需要术后辅助治疗，FOLFOX 或 XELOX 是常用辅助化疗方案。而在结直肠癌辅助治疗中，FOLFIRI 方案已经多个临床试验证实，并不增加 5-Fu/CF 疗效；此外联合靶向药物也不能增加辅助化疗疗效，因此不推荐贝伐单抗、西妥昔单抗、帕尼单抗或伊立替康用于 II 期或 III 期患者的辅助化疗。

三、放射治疗

局部复发是直肠癌术后死亡的主要原因之一。虽然近年来全直肠系膜切除（TME）的开展，局部复发率有所降低，但仅靠此难以达到更好的疗效。放射治疗可用于直肠癌根治术前、术后或术中治疗，以加强局部控制，减少局部复发率和提高生存率。单纯放疗 5 年生存率仅 5% ~10%。多个临床试验证明，分期在 II、III 期（T_3、T_4 或 N_1、N_2）的直肠癌术前联合放化疗能提高切除率及局部控制率，常用化疗方案为 FOLFOX 或 XELOX，放疗剂量 40 ~60Gy/4 ~6 周，疗程结束后 6 ~8 周手术。中山大学附属肿瘤医院资料显示，直肠癌术前放化疗的完全缓解（CR）率为 35.6%。对 I 期（$T_1N_0M_0$）及 IV 期有远处转移，如肝转移直肠癌，则不宜做术前放疗。对于术后局部复发和远处转移（如骨、肝、肺、脑转移），也可选择性地采用放疗，以求缓解症状（如疼痛等），延长寿命。

四、热疗联合化疗（热化疗）或放疗（热放疗）

可用于治疗不能切除的晚期或复发性直肠癌。有关研究显示，42℃高温联合化疗或放疗有明显协同作用，治疗后残存的癌细胞生长缓慢、分裂指数减少及繁殖能力下降，患者骶尾部疼痛减轻，病灶发展控制。

五、生物治疗

结直肠癌的生物治疗尚处于探索阶段，临床上应用包括：①细胞因子如 IFN、TNF、IL-2、淋巴因子激活的杀伤细胞（LAK）等。②单克隆抗体，如西妥昔单抗等。③免疫效应细胞，如肿瘤浸润淋巴细胞（TIL）、LAK、细胞因子诱导的杀伤细胞（CIK）、细胞毒淋巴细胞（CTL）、NK 细胞等。④免疫刺激剂，如卡介苗、OK-432、蛋白质疫苗、肿瘤细胞疫苗、树突细胞疫苗等。⑤基因药物，如 *p53* 基因、E1-B 缺陷腺病毒等。上述方法治疗结直肠癌的疗效不肯定，基因疗法也还处于实验研究阶段。已有人成功用野生型 *p53* 基因在体外转染结直肠癌细胞株，使其生长明显受抑制，显示了 *p53* 抗癌基因在结直肠癌治疗中的潜在价值。

六、中医中药

根据患者具体情况，辨证施治。首选的中草药有苦参、白花蛇舌草、半枝莲、凤尾草、藤梨根、拓木、羊蹄草；次选的有诃子、红藤、败酱草、薏米、白术、野葡萄藤。常用的方剂为生熟三黄汤加减。

七、综合治疗

综合治疗是指以手术为主，辅以放疗、化疗、中医中药或免疫治疗，可望提高疗效，有的病例可以考虑应用冷冻、热化疗、电凝等方法。

参考文献

[1] 毕新刚，韩仁强，周金意，等．2009 年中国前列腺癌发病和死亡分析．中国肿瘤，2013，22（6）:417-422.

[2] 李德爱，孙伟．肿瘤内科治疗药物的安全应用［M］．北京：人民卫生出版社，2011.

[3] 伯洛克．都希山主译．现代肿瘤外科治疗学［M］．北京：人民卫生出版社，2011.

[4] 张保宁．乳腺肿瘤［M］．北京：人民卫生出版社，2013.

[5] 詹启敏．恶性肿瘤侵袭与转移［M］．合肥：安徽科学技术出版社，2011.

[6] 王兆华，宋玲琴，付烊，等．新编肿瘤诊治对策［M］．北京：科学技术文献出版社，2014.

[7] 李少林，周琦．实用临床肿瘤学［M］.7 版．北京：科学出版社，2014.

[8] 李岳．实用肿瘤治疗学［M］．北京：科学技术文献出版社，2009.

[9] 李志锋，周仁辉，杨柏球，等．实用肿瘤治疗学［M］．北京：科学技术文献出版社，2008.

[10] 蒋国梁，叶定伟，李进．常见恶性肿瘤的多学科综合诊断和治疗［M］．上海：复旦大学出版社，2011.

[11] 茅国新，徐小红，周勤．临床肿瘤内科学［M］．北京：科学出版社，2015.

[12] 潘晓华，杜力成，李加美．乳腺肿瘤诊断进展［M］．上海：第二军医大学出版社，2014.

[13] 刘琦．妇科肿瘤诊疗新进展［M］．北京：人民军医出版社，2011.

[14] 张泽天，徐光伟．肿瘤学［M］.2 版．天津：天津科学技术出版社，2015.

[15] 张一心，孙礼侠．临床肿瘤外科学［M］．北京：科学出版社，2015.

[16] 程蕾，许亚萍，毛伟敏．恶性胸膜间皮瘤靶向治疗进展［J］．国际肿瘤学杂志，2014.

[17] 王佳玉，王臻，牛晓辉．肢体软组织肉瘤临床诊疗专家共识［J］．临床肿瘤学杂志，2014.

[18] 储大同．当代肿瘤内科治疗方案评价［M］.3 版．北京：北京大学出版社，2010.

[19] 詹文华．胃癌外科学［M］．北京：人民卫生出版社，2014.

[20] 梁健．肿瘤治疗与进展［M］．北京：人民军医出版社，2013.

[21] 徐瑞华，姜文奇，管忠震．临床肿瘤内科学［M］．北京：人民卫生出版社，2014.

[22] 曾益新．肿瘤学［M］.3 版．北京：人民卫生出版社，2012.

[23] 万德森．临床肿瘤学［M］.3 版．北京：科学出版社，2010.

[24] 唐劲天，郭亚军，顾晋，等．临床肿瘤学概论［M］．北京：清华大学出版社，2011.

[25] 王冠军，郝捷．肿瘤学概论［M］．北京：人民卫生出版社，2013.

[26] 陈清江，张明智，王军辉．恶性淋巴瘤分子靶向治疗［J］．现代预防医学，2015，27（15）：2923-2935.